westermann

Gabriele Haß, Manfred Scherer, Gabriele Streit

Kommunizieren und Interagieren

in der Pflege

1. Auflage

Bestellnummer 44200

Materialien für Lehrerinnen und Lehrer

Lösungen: 978-3-427-44204-2
Lösungen Download: 978-3-427-44202-8

BiBox westermann inkl. E-Book

Lehrerlizenz BiBox Dauerlizenz: 978-3-427-44212-7
Kollegiumslizenz BiBox Dauerlizenz: 978-3-427-44214-1

Materialien für Schülerinnen und Schüler

BiBox westermann inkl. E-Book

Schülerlizenz BiBox Schuljahr: 978-3-427-44208-0

westermann GRUPPE

Druck und Bindung: Westermann Druck GmbH, Braunschweig

ISBN 978-3-427-44200-4

Vorwort

„Kommunikation ist Pflege und Pflege ist Kommunikation.“ Diese Gleichung beschreibt den Stellenwert der Kommunikation im pflegerischen Alltag. Über Gespräche zwischen Pflegepersonal und zu pflegenden Personen werden Beziehungen aufgebaut. Angemessen und verständigungsorientiert in pflegenden Handlungen zu kommunizieren und zu interagieren sind Kernkompetenzen des Pflegeberufes. Aber auch andere Kommunikations- und Interaktionssituationen, sei es mit Angehörigen und Bezugspersonen, im multiprofessionellen Team oder bei der schriftlichen Dokumentation, sind von den Pflegepersonen zu gestalten. Das Einüben von Lern- und Arbeitstechniken im Kapitel 1 ist Voraussetzung für den Erfolg der Ausbildung. Diese Lern- und Arbeitstechniken sind Basiskompetenzen für selbstorganisiertes und lebenslanges Lernen.

Die Kapitel 2 bis 4 „Grundlagen der Kommunikation“, „Grundlagen der Gesprächsführung“ sowie „Pflegeprozesse kommunikativ begleiten und gestalten“ behandeln die für die Kommunikation und Interaktion in der Pflege wesentlichen Inhalte. Das Kapitel 6 „Normen der deutschen Standardsprache“ bietet (nicht muttersprachlichen) Auszubildenden die Möglichkeit, wichtige Grundlagen der deutschen Sprache zu vertiefen, aber auch Rechtschreibung und Grammatik aufzufrischen. Lesen und Vorlesen von literarischen Texten (Kapitel 5) sind kommunikative Angebote zu sinnstiftenden Aktivitäten und zur kulturellen Teilhabe in der Pflege.

Das Lehr- und Lernbuch „Kommunizieren und Interagieren in der Pflege“ orientiert sich an den Vorgaben, Grundsätzen und Prinzipien der Rahmenlehrpläne und Rahmenausbildungspläne für die Pflegeausbildung. Dem trägt auch die Struktur des Lehr- und Lernbuches Rechnung (s. Übersicht auf Seite 4).

Erschließungsfragen helfen, Themen, Inhalte und Informationen zu erfassen.

In **Selbstreflexionen** werden persönliche Erfahrungen und Einstellungen kritisch aufgegriffen.

§ Auf **rechtliche und institutionelle Aspekte und Kontextbedingungen** wird hingewiesen.

Wichtige Fähigkeiten und Fertigkeiten werden in **Übungsaufgaben** arbeitsorientiert vertieft.

Arbeitsverbundenem Lernen wird durch die **Lernaufgaben für die Praxis** Rechnung getragen.

Die Kapitel beginnen häufig mit einer typischen **(Pflege-)Situation/Lernsituation** als Handlungsanlass aus der Praxis und werden alle durch **HANDLUNGSIMPULSE** abgeschlossen, die konkrete und komplexe Anregungen für handlungsorientiertes Arbeiten und Projekte bieten.

Die Texte im Buch sind prinzipiell geschlechtergerecht formuliert. Zur besseren Lesbarkeit wird zuweilen auf die gleichzeitige Verwendung männlicher und weiblicher Sprachformen verzichtet. Es wird das generische Maskulinum verwendet, wobei alle Geschlechter gleichermaßen gemeint sind.

Wir wünschen Ihnen viel Erfolg und Freude bei Ihrer beruflichen Ausbildung in der Pflege.

Das Autorenteam

Übersicht über die Struktur des Lehr- und Lernbuches

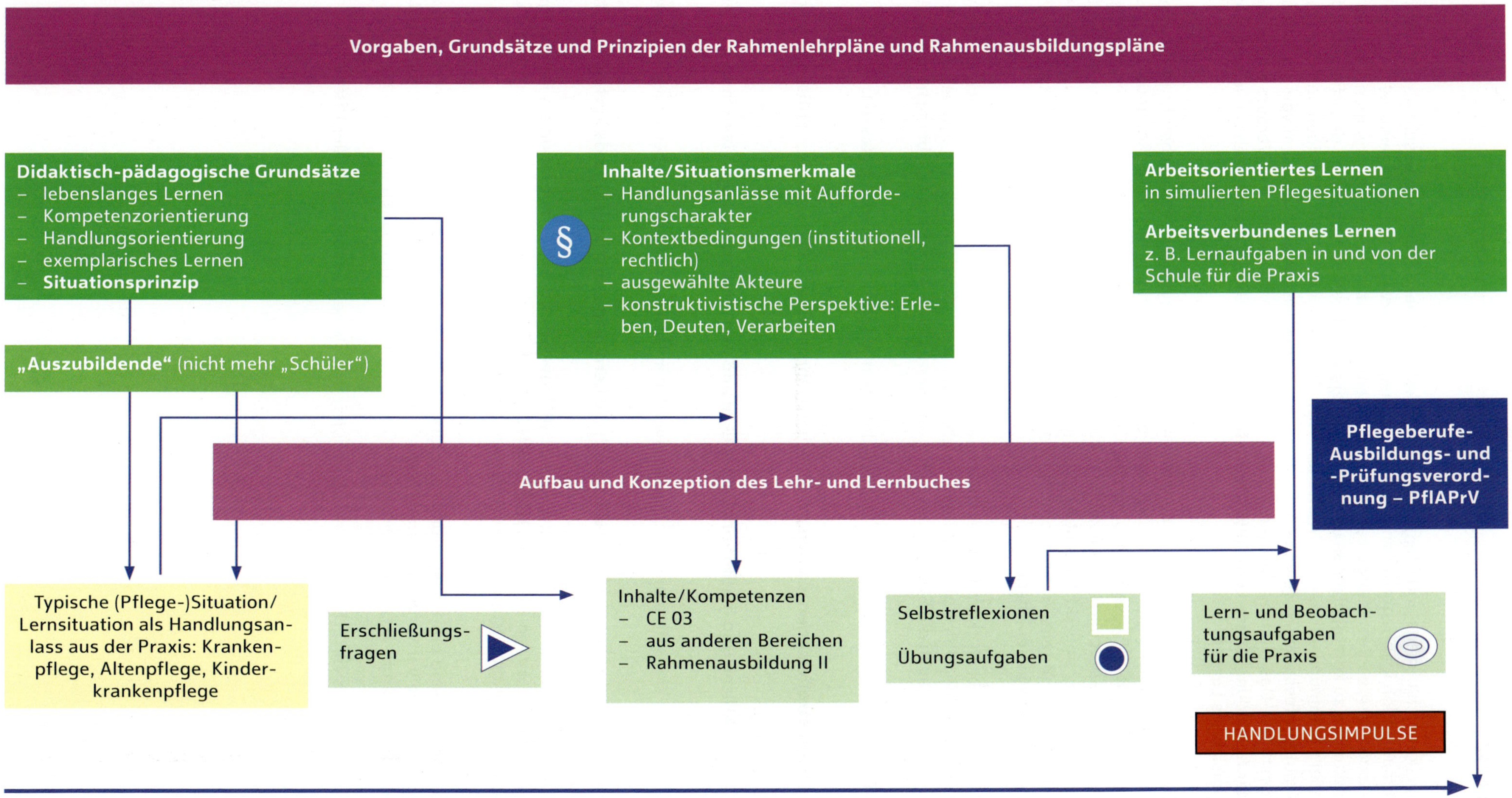

Inhaltsverzeichnis

1 Lern- und Arbeitstechniken

2 Grundlagen der Kommunikation

3 Grundsätze der Gesprächsführung

4 Pflegeprozesse kommunikativ begleiten und gestalten

5 Lesen und Vorlesen als Angebot zur sinnstiftenden Aktivität und kulturellen Teilhabe

6 Normen der deutschen Standardsprache

1 Lern- und Arbeitstechniken

1.1 Lernen mit Methode

Yara (19) hat gerade mit ihrer Ausbildung als Pflegefachfrau in der Senioreneinrichtung „Trifels“ begonnen. Sie lebt seit fünf Jahren in Deutschland. Yara freut sich auf die Ausbildung, hat aber doch auch Selbstzweifel, ob sie das schaffen wird. Sie sieht bei sich vor allem noch sprachliche Defizite und Probleme im schriftlichen Ausdruck. Ob sie beim Lernen mithalten kann?

Jan (18) sieht seiner Ausbildung als Pflegefachmann im Städtischen Krankenhaus gelassen entgegen. Obwohl er nicht immer motiviert war, hat er bisher die Schule gut gemeistert und denkt, dass dies auch in der Ausbildung so sein wird. Aber die Frage, ob er auch den Anforderungen in der Praxis und im Team gewachsen sein wird, beschäftigt ihn. Jan befürchtet zudem, dass er seine Freizeitaktivitäten einschränken muss.

Lena (29) freut sich auf die Ausbildung im Kinder- und Jugendklinikum Südwest. Sie hat bereits eine Ausbildung als Einzelhandelskauffrau gemacht und schult jetzt zur Pflegefachfrau um. Lenas größte Sorge ist, ob sie Familie und Ausbildung vereinbaren kann. Sie ist in der Lerngruppe eine der ältesten Auszubildenden. Die Schulzeit liegt zehn Jahre zurück. Wird ihr das Lernen jetzt schwerer fallen?

1. Wodurch wird das Lernen beeinflusst?
2. Wie lernen Sie am besten?

Vorbildung, Alter und Herkunft, der schulische Werdegang sowie die Lern- und Prüfungserfahrungen sind bei den Auszubildenden als Pflegefachfrau und Pflegefachmann sehr verschieden. Gerade Lernvoraussetzungen und Lernbedingungen sind bei jeder und jedem Lernenden anders. Lernen fällt nicht immer leicht. Lernen muss selbst organisiert und individuell gestaltet werden, um die Stärken zu nutzen und die Schwächen zu kompensieren. Dazu ist zunächst eine kritische Analyse und Reflexion der persönlichen Lernsituation notwendig.

1. Testen Sie sich selbst: Was fällt Ihnen beim Lernen eher schwer, was eher leicht?

		fällt mir eher schwer	fällt mir eher leicht
1.	Lernstoff zu behalten	❑	❑
2.	Schnell zu lesen und dennoch den Inhalt zu verstehen	❑	❑
3.	Sachtexte mit Fachbegriffen zu verstehen	❑	❑
4.	Skizzen und Tabellen zu erklären	❑	❑
5.	Inhalte übersichtlich zusammenzufassen	❑	❑
6.	Arbeitshefte übersichtlich zu führen	❑	❑
7.	Definitionen zu verstehen und zu behalten	❑	❑
8.	Theoretisches Wissen praktisch anzuwenden	❑	❑
9.	Praktische Erfahrungen in den Fachunterricht einfließen zu lassen	❑	❑
10.	Im Unterricht aufmerksam zu sein und aktiv mitzuarbeiten	❑	❑
11.	Mich auf eine Sache zu konzentrieren	❑	❑
12.	Zu üben und zu wiederholen	❑	❑
13.	Arbeitsaufträge regelmäßig zu erledigen	❑	❑
14.	Mit anderen zusammenzuarbeiten und zu lernen	❑	❑
15.	Wichtige Termine einzuhalten	❑	❑
16.	Leistungsfeststellungen und Prüfungen gut vorzubereiten	❑	❑
17.	In Prüfungen das Gelernte auch zu zeigen	❑	❑
18.	Während Leistungsfeststellungen und Prüfungen ruhig zu bleiben	❑	❑

	fällt mir eher schwer	fällt mir eher leicht
19. Meine Gedanken schriftlich auszudrücken	❑	❑
20. Vor anderen frei zu sprechen	❑	❑
21. Verständnisfragen zu stellen	❑	❑
22. Meine Meinung offen und klar zu sagen	❑	❑

2. Ergänzen Sie die Aussagen durch „weil"-Sätze, z. B. „Arbeitsaufträge regelmäßig zu erledigen, fällt mir eher schwer, weil meine Familie mich sehr in Anspruch nimmt."
3. Vergleichen Sie Ihre Testergebnisse. Welche Lernschwierigkeiten überwiegen?

Lernen lässt sich auf verschiedenen Wegen. Jeder Mensch hat seine eigenen Wege, auf denen er am besten lernt. Wer z. B. beim Zuhören nicht alles versteht, muss deshalb nicht weniger lernfähig sein als die anderen. Vielleicht liegen die Stärken mehr im praktischen Lernen.

Grundsätzlich lassen sich drei Lernwege unterscheiden:

- Lernen durch Hören,
- Lernen durch Sehen,
- Lernen durch Handeln.

Wenn Sie erfolgreich lernen wollen, müssen Sie sich selbst beobachten, um festzustellen, welcher Lerntyp Sie vorwiegend sind.

Wir behalten etwa 20 % von dem, was wir hören, 35 % von dem, was wir sehen oder lesen, und zwischen 70 % und 90 % von dem, was wir selbst sagen und tun.

Auditiver Lerntyp Lernen durch Hören	**Visueller Lerntyp** Lernen durch Sehen	**Kinästhetischer Lerntyp** Lernen durch Handeln
■ wiederholt laut, um sich etwas besser zu merken	■ behält sich Inhalte gut nach mehrmaligem Durchlesen	■ schreibt wichtige Inhalte ein paarmal auf, um sie sich zu merken
■ hat es lieber, wenn im Unterricht laut vorgelesen wird	■ kann sich durch Skizzen und Schaubilder etwas besser merken als durch Schreiben	■ macht sich gerne Stichwortzettel für Leistungsfeststellungen und Prüfungen
■ erfasst Texte durch leises oder inneres Sprechen	■ markiert Texte farbig, um sie besser zu verstehen	■ erfasst Texte durch Herausschreiben von Stichwörtern
■ erinnert sich bei Klassenarbeiten oder Prüfungen durch leises oder inneres Sprechen	■ erinnert sich in Klassenarbeiten oder Prüfungen an einzelne Seiten oder Tafelbilder	■ gestaltet lieber Plakate, Zeichnungen oder Schaubilder als Texte zu schreiben
■ schätzt es, wenn referiert und doziert wird	■ merkt sich schwierige Zusammenhänge durch Bilder	■ arbeitet lieber bei Projektarbeiten mit und in Gruppen
■ lernt leichter, wenn eine Kollegin oder ein Kollege etwas erklärt	■ gestaltet die Arbeitsunterlagen übersichtlich	■ versteht theoretische Zusammenhänge besser an Fallbeispielen
■ erkennt schon an der Stimme, was mit anderen Menschen los ist	■ schaut sich gerne Erklär- und Lernvideos an	■ kann nur schwer lang sitzen
■ hört zur Entspannung gerne Musik	■ beurteilt Menschen nach dem ersten äußeren Eindruck	■ treibt gerne Sport
■ liebt das Geräusch von Regentropfen	■ beobachtet gerne andere Menschen	■ ist lieber im fachpraktischen Einsatz in der Einrichtung als im Unterricht
■ telefoniert sehr gerne	■ geht gerne ins Kino	■ isst gerne und gut

1. Finden Sie mithilfe der in der Tabelle genannten Merkmale heraus, welcher Lerntyp Sie überwiegend sind.
2. Zeigen Sie an der Pflegeausbildung auf, wie sich verschiedene Lernwege sinnvoll ergänzen.

3. „Lernen mit allen Sinnen hat den größten Nutzen." Machen Sie Verbesserungsvorschläge für die Gestaltung Ihres Unterrichts, um Lernerfolge zu steigern.
4. Zeigen Sie an den folgenden pflegerischen Maßnahmen auf, welche der drei Lernwege berücksichtigt und im Vordergrund stehen:
   a) Dekubitusprophylaxe: Positionswechsel
   b) Ganzkörperwäsche im Bett

Im Unterricht	Bei der Praxisanleitung	Beim selbstständigen Pflegehandeln

1.2 Lernmotivation

„Viel zu theoretisch. Das kann ich in der Praxis nie gebrauchen."
„Das habe ich noch nie verstanden. Das ist halt zu schwierig für mich."
„Diese Inhalte interessieren mich nicht."
„Jetzt verstehe ich überhaupt nichts mehr. Am liebsten würde ich alles hinwerfen."

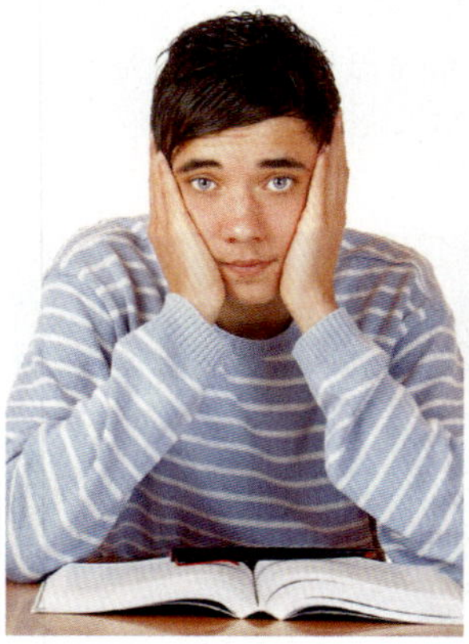
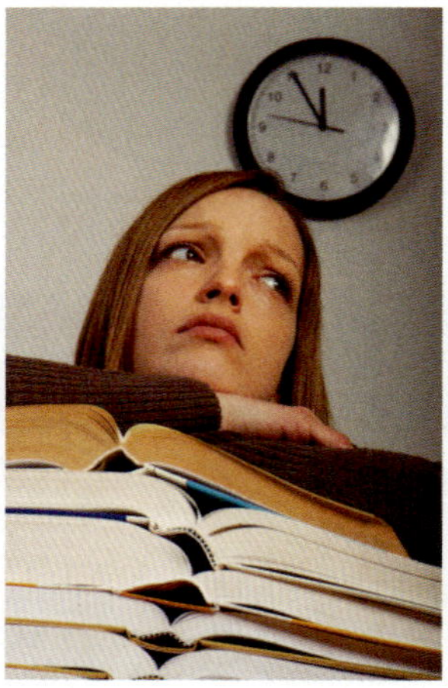
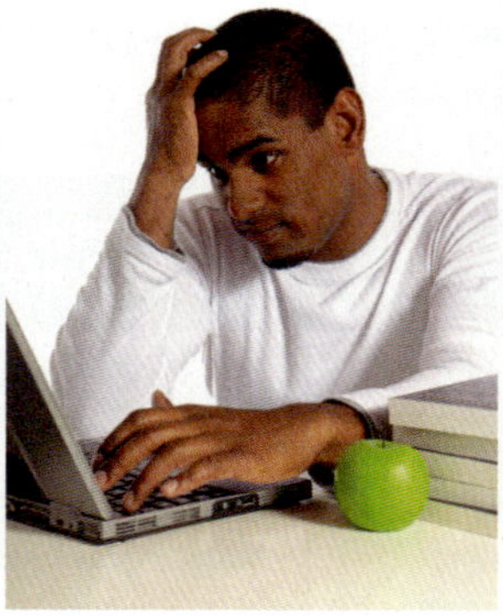
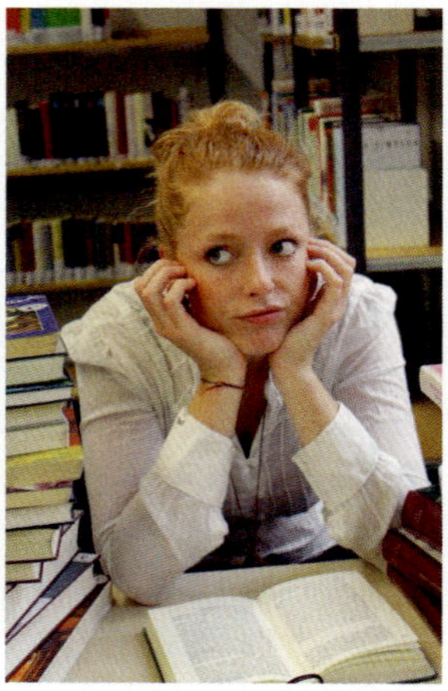

1. In welchen Situationen hatten Sie ähnliche oder gleiche Gedanken?
2. Schildern Sie, wie Sie darauf reagiert haben.

Wie sinnvoll eine Aufgabe oder Tätigkeit erscheint und wie wahrscheinlich ein Erfolg eingeschätzt wird, ist entscheidend für die Bereitschaft zu lernen. Diese Bereitschaft wird auch als **Motivation** bezeichnet. Je mehr eine Arbeit interessiert und je besser die Erfolgsaussichten sind, umso größer ist die Motivation. Motivation ist aber nicht etwas, was man hat oder nicht hat, sondern Motivation lässt sich positiv beeinflussen.

Sich motivieren bedeutet:

- sich Ziele setzen,
- sich Erfolgserlebnisse verschaffen,
- sich Mut machen und positiv denken,
- das eigene Interesse wecken.

Sich Ziele setzen

Die grundlegende Bedingung für erfolgreiches Lernen ist: zu wissen, was man will, und dafür die Verantwortung zu übernehmen. Wer sich bewusst für eine Aufgabe entscheidet, entscheidet sich auch, etwas leisten zu wollen.

- Machen Sie sich die äußeren Erwartungen und Ziele klar (der Einrichtung der praktischen Ausbildung, der Pflegeschule, der Familie).

- Setzen Sie sich klare, realistische und messbare Ziele:
  langfristige Ziele („Ich will in drei Jahren die Abschlussprüfung bestehen") sowie
  kurzfristige Ziele („Ich will bis nächsten Mittwoch die Präsentation fertiggestellt haben").
- Kontrollieren Sie, ob Sie Ihre kurzfristigen Ziele einhalten. Wenn Sie Ziele nicht erreichen, suchen Sie nach Gründen und entwickeln Sie Gegenmaßnahmen.

Das **SMART-Modell** kann als Anleitung dienen, Ziele zu beschreiben. Hier ein Beispiel für eine Zielbeschreibung:

S	**Spezifisch:** klar und konkret formuliert	*Um meine Gesundheit zu erhalten und zu fördern, will ich mich mehr bewegen.*
M	**Messbar:** an Fakten und Größen ablesbar	*Dazu will ich täglich mindestens 10 000 Schritte zurücklegen.*
A	**Attraktiv:** Ziel soll erstrebenswert sein	*Dies werde ich mit meiner Fitnessuhr kontrollieren und aufzeichnen.*
R	**Realistisch:** machbar und nicht übertrieben	*Dazu gehe ich 20 Minuten an der frischen Luft im Park spazieren.*
T	**Termingerecht:** zeitlich bindend mit einem fixen Datum	*Ich möchte dies vier Wochen durchhalten.*

Sich Erfolgserlebnisse verschaffen

Erfolgserlebnisse motivieren. Voraussetzung hierfür sind realistisch gesteckte Ziele. Mehrere kleinere Teilziele verschaffen regelmäßige Erfolgserlebnisse.

- Wenn Sie ein Ziel erreicht haben, genießen Sie den Erfolg und gönnen Sie sich eine angemessene Belohnung.
- Erledigen Sie eine schwierige und unangenehme Aufgabe zwischen zwei leichteren und angenehmeren.
- Erklären Sie Erfolge nicht mit Zufällen, sondern mit Ihren eigenen Anstrengungen.

Sich Mut machen und positiv denken

Positive Gedanken helfen, eine Aufgabe mit Mut und Ausdauer anzugehen. Gedanken wie „Ich darf keinen Fehler machen" oder „Das lerne ich nie" sind für das Lernen hinderlich.

- Setzen Sie gegen negative Stör-Gedanken positive Gegengedanken (z. B. statt „Ich kann das nicht" besser „Ich probiere das noch einmal").
- Erledigen Sie Aufgaben rechtzeitig oder sogar vor dem festgelegten Termin.
- Lassen Sie sich durch Misserfolge nicht entmutigen. Setzen Sie sich neue Ziele.
- Bringen Sie „widrige Umstände" in der Ausbildung zur Sprache.
- Lernen Sie mit Partnern oder in der Gruppe und helfen Sie sich gegenseitig.

Das eigene Interesse wecken

Wir lernen nur, was wir lernen wollen. Denn wer freiwillig und aus eigenem Interesse eine Aufgabe angeht, lernt leichter und besser. Wer nur aufgrund von Zwang und Druck lernt, hat Mühe und weniger Erfolg beim Lernen.

- Suchen Sie auch bei unliebsamen Tätigkeiten nach interessanten Aspekten. Denken Sie daran: Während einer Ausbildung müssen Inhalte und Tätigkeiten erlernt werden, die möglicherweise zunächst wenig sinnvoll erscheinen, später aber wichtig werden und deren Kenntnisse sich auszahlen.
- Suchen Sie Anknüpfungspunkte zwischen neuen und bekannten Lerninhalten und Tätigkeiten.
- Suchen Sie nach Anwendungsmöglichkeiten für den Lernstoff.
- Seien Sie neugierig.

1. Notieren Sie Ihr Ausbildungsziel sowie zwei kurzfristige Zwischenziele.
2. Notieren Sie Ihre Ängste und Befürchtungen hinsichtlich Ihrer Ausbildung auf einem Zettel.
   Sprechen Sie in Ihrer Lerngruppe über die Ängste und suchen Sie nach Gegenmaßnahmen.
3. Sammeln Sie Ideen, wie Sie sich bei Erfolgen selbst belohnen.
4. Formulieren Sie zu den folgenden „Stör-Gedanken" positive Gegengedanken:
   a) „Ich habe Angst vor der Prüfung."
   b) „Ist der Unterricht wieder langweilig."

SICH **M**UT MACHEN
P**O**SITIV DENKEN
IN**T**ERESSE ENTWICKELN
INITIATIVE ERGREIFEN
VERKNÜPFUNGEN VON INHALTEN
P**A**RTNERARBEIT NUTZEN
S**T**ÖRGEDANKEN BEARBEITEN
Z**I**ELE SETZEN
BEL**O**HNUNG GENIESSEN
NEUGIERIG SEIN

c) „Das wird wieder eine Fünf."
d) „Ich habe einfach keine Lust mehr."
e) „Mir gelingt wieder überhaupt nichts."
f) „Ich darf keinen Fehler machen."
g) „Ich werde in der Zeit nicht fertig."

5. Erkunden Sie Ihre Gedanken und Gefühle bei Arbeiten und Prüfungen.
   a) Ergänzen Sie die folgenden Sätze:
      - Am Abend vor der Prüfung ...
      - Zu Beginn der Prüfung ...
      - Während der Prüfung ...
      - Wenn ich in Zeitnot komme ...
      - Wenn ich die Prüfungsarbeit zurückbekomme ...
   b) Formulieren Sie aus Ihren Antworten ein positives Selbstgespräch, das für die Prüfung Mut machen soll.

6. Nennen Sie konkrete Lerninhalte in Ihrer Ausbildung, die Sie nicht mögen. Notieren Sie drei Argumente, weshalb diese Lerninhalte Sie doch interessieren sollten.

7. Vertreten Sie Ihre Meinung zum Unterricht und zu Ihrer Ausbildung.
   a) Sammeln Sie in Ihrer Lerngruppe negative Punkte.
   b) Stellen Sie jedem negativen Punkt einen positiven Sachverhalt gegenüber.
   c) Initiieren Sie eine Lerngruppen-Konferenz, auf der Sie mit den Lernbegleitern Lösungs- und Verbesserungsstrategien diskutieren.

8. Übung zur Selbstmotivation: Locker hinstellen. 1. Beim Ausrufen „Ich kann das!" mit beiden Händen auf die Oberschenkel schlagen. 2. Beim Ausrufen „Ich mach das!" beide Arme nach vorne, dabei eine Faust mit Daumen nach oben machen. 3. Beim Ausrufen „Ich schaff das!" beide Arme, die Hände öffnend nach oben strecken.

1.3 Zeitmanagement und Konzentration

Julia (21) ist im Stress. In drei Wochen beginnt die schriftliche Abschlussprüfung zur Pflegefachfrau. Eine ihrer drei Aufsichtsarbeiten betrifft die Analyse von Kommunikations-, Interaktions- und Beratungsprozessen in der Pflegepraxis. Jacek (22), der auch die Prüfung zum Pflegefachmann absolviert, erklärt Julia, dass er eine To-do-Liste mit klaren Zielen und Zeitvorgaben angelegt hat, um sich zielgerichtet und konzentriert vorzubereiten. Bei den gesetzten Zielen empfiehlt Jacek, sich an das SMART-Modell zu halten. Julia will die Vorschläge von Jacek aufgreifen.

1. Warum hat Julia „Stress"?
2. Welche Tipps gibt Jacek?

„Was du heute kannst besorgen, das verschiebe nicht auf morgen." – „Zeit ist Geld."

Diese Sprichwörter spiegeln die Bedeutung einer effektiven Zeitplanung wider. Zeitmanagement unterstützt ein stressfreies Lernen und Arbeiten und sichert private Freiräume. Vor allem für die Pflegeberufe ist eine individuelle Zeitplanung unumgänglich, da ein großer Teil des Zeitbudgets durch die Dienstpläne terminiert ist. Wechselnde Dienstzeiten, Früh-, Spät- oder Nachtschichten, Arbeit an Sonn- und Feiertagen sind mit den privaten Terminen in Einklang zu bringen. Wenn Sie Ihre Zeit bewusst einteilen und organisieren, werden Sie Zeit gewinnen für Dinge, die Ihnen wichtig sind und die Sie gerne tun.

1. Wofür fehlt es Ihnen an Zeit?
2. Wofür nehmen Sie sich auf jeden Fall Zeit?

Um die Zeitplanung optimieren zu können, sollten Sie zunächst Ihren gesamten Tagesablauf über eine Woche protokollieren. Dazu können Sie eine Tagebuch-App oder folgendes Tagesprotokoll verwenden:

Uhrzeit (von: bis:)	Dauer (Minuten)	Tätigkeit	zu viel Zeit	zu wenig Zeit

Stellen Sie sich bei der Auswertung Ihrer Tagesprotokolle folgende Fragen:

- Ist der Zeitaufwand für die Tätigkeiten immer gerechtfertigt?
- Stimmt das Verhältnis von privaten, beruflichen und schulischen Terminen?
- Stimmen Ihre Prioritäten mit dem tatsächlichen Tagesablauf überein?
- Welchen eigenen und fremden „Zeitdieben“ sollten Sie das Handwerk legen?
- Wo gibt es mögliche Zeit-Freiräume, die Sie besser nutzen könnten?
- An welchen Tagen fühlten Sie sich gestresst und woran lag dies?

„Zeit ist kostbar.“ – Tipps zum Zeitmanagement

1. Termine und Aufgaben prinzipiell schriftlich notieren

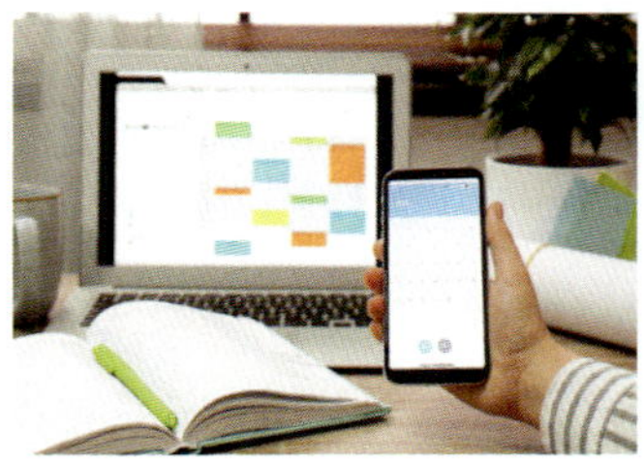

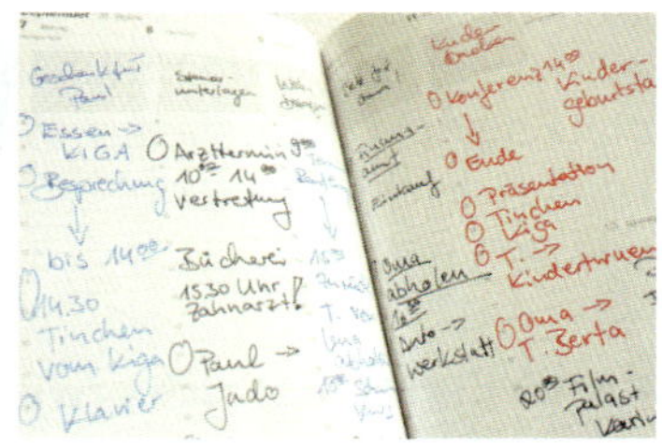

- Neben den beruflichen auch immer die privaten Termine notieren.
- Nicht alle Zeit verplanen, sondern Pufferzeiten und klare Zeitspannen vorsehen sowie Entspannungsfreiräume einkalkulieren.
- Für das Lernen feste Zeitpunkte und klare Zeitspannen bestimmen, die auch Ihre Familie sowie Ihre Bekannten und Freunde akzeptieren.
- Längerfristige Termine (z. B. für Referate, Lernaufgaben, Prüfungen oder Praxisbegleitung) rechtzeitig einplanen und in Teilaufgaben untergliedern.
- Erledigte Termine bewusst abhaken.

2. Prioritäten setzen

Trennen Sie Wichtiges vom Unwichtigen und ordnen Sie das Wichtige nach dem Gesichtspunkt der Dringlichkeit. Dabei kann das sogenannte „Eisenhower-Prinzip“ hilfreich sein:

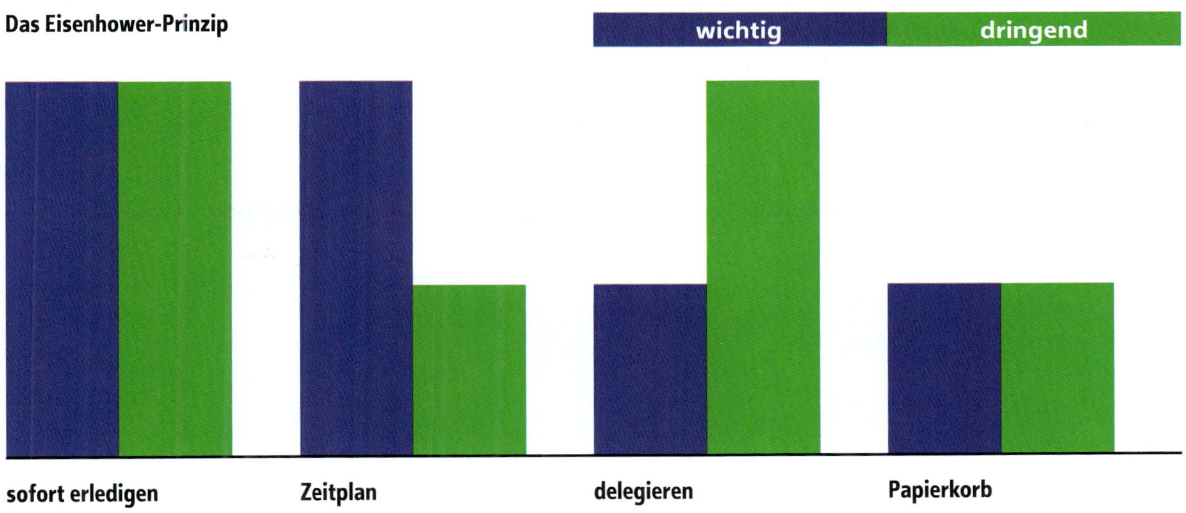

3. Das Neinsagen lernen

So können Sie das Neinsagen lernen:

- Prüfen Sie den Wunsch oder das Anliegen.
- Wenn Sie das Begehren innerlich ablehnen, warten Sie nicht, sagen Sie sofort „Nein!“.
- Fühlen Sie sich überrumpelt: Bitten Sie um Bedenkzeit.
- Müssen Sie sich sofort entscheiden, zählen Sie innerlich ruhig bis zehn (denken, überlegen, den Sachverhalt wiederholen, Pause, dann: „Nein!“).
- Begründen Sie kurz und sachlich die Ablehnung (keine Rechtfertigungen, keine Ausreden, keine Notlügen).
- Empfehlen Sie eine Alternative: „Nein, aber ich schlage vor, ...“.

1. Was ist mir bei der Pflege von Menschen besonders wichtig? Fertigen Sie eine Prioritätenliste an.
2. Wenden Sie das Eisenhower-Prinzip an, indem Sie im Tagesablauf in der pflegerischen Praxis nach Wichtigkeit und Dringlichkeit die Aufgaben und Tätigkeiten überprüfen und einordnen.

3. Ergänzen Sie: „Nein zu sagen fällt mir schwer, weil ...“
4. Spielen Sie im Rollenspiel folgende Situation:
Ihre Praxisanleiterin fragt Sie heute (Freitag), ob Sie am Wochenende kurzfristig die Frühschicht übernehmen könnten, da zwei Kolleginnen wegen Krankheit ausfallen. Sie hätten an diesem Wochenende normalerweise keinen Dienst.

„Ordnung ist das halbe Leben.“

Bezogen auf die Gestaltung des Arbeitsplatzes heißt das, dass dieser optimal gestaltet sein sollte. Was dies bedeutet, ist allerdings häufig von der individuellen Lernbiografie geprägt. Manche lernen besser bei leiser Musik, andere brauchen einen aufgeräumten Schreibtisch. Sie sollten deshalb Ihren Arbeitsplatz so gestalten, dass dies Ihren Lernbedingungen zugute kommt. Dies gilt sowohl für zu Hause als auch für die Schule und den Betrieb.

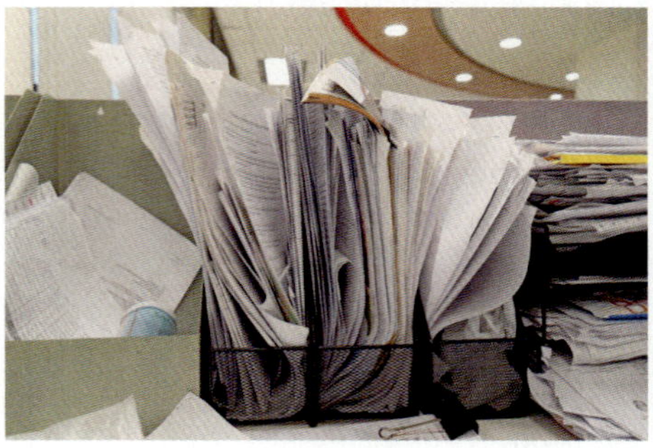

Als förderlich hat sich erwiesen,

- immer am gleichen Platz zu lernen,
- nur die benötigten Arbeitsmittel bereitzulegen,
- Störquellen bewusst auszuschalten.

5. Erarbeiten Sie Vorschläge, wie Ihr Klassen- oder Seminarraum besser gestaltet werden kann.
6. Aus eigener Erfahrung wissen Sie, dass Unterricht häufig gestört wird.
a) Notieren Sie zwei oder drei Störfaktoren, die den Unterricht negativ beeinflussen.
b) Tragen Sie in Arbeitsgruppen die Störfaktoren zusammen, diskutieren Sie diese und halten Sie Ihre Ergebnisse auf einem Plakat fest.
c) Erarbeiten und beschließen Sie in Ihrer Lerngruppe Verhaltensregeln, um Störungen des Unterrichts möglichst zu vermeiden.

„Konzentriere dich.“

Das Lernen und die Gedächtnisleistungen werden insbesondere durch folgende Faktoren beeinflusst:

- Fitness,
- Kreativität,
- Lern- und Arbeitsmethoden,
- Motivation,
- Zeitmanagement,
- Konzentration.

Konzentration umfasst neben der Aufmerksamkeit auch Disziplin, Ausdauer und Merkfähigkeit. Voraussetzung hierfür ist u. a. auch eine körperliche Fitness. Durch gezielte Konzentrations- und Entspannungsübungen lassen sich die Aufmerksamkeit und Ausdauer steigern.

3. Überlegen Sie, ob Sie für Ihre körperliche Fitness genügend tun. Entwickeln Sie ein individuelles Fitnessprogramm nach dem SMART-Modell.

7. Probieren Sie in Ihrer Lerngruppe verschiedene Übungen zur Konzentration und Entspannung aus und sprechen Sie über deren Wirkung:
a) Schließen Sie für zwei Minuten die Augen und achten Sie nur auf den eigenen Atem.
b) Schließen Sie die Augen und hören Sie entspannende Musik.
c) Schließen Sie die Augen, ertasten Sie einen Gegenstand und beschreiben Sie ihn anschließend möglichst genau.
d) Notieren Sie auf einem Zettel innerhalb einer Minute alles, was Ihnen zu der folgenden Frage einfällt: Was kann ich mit einem Bleistift machen?
8. Übung zur Konzentration: Stellen Sie sich eine liegende „8“ vor. Schreiben Sie diese „8“ mit Augen und Kopf nach.

1.4 Mnemotechniken

„Eselsbrücken bauen“

Geschichten, Bilder oder Farben sind oft leichter zu merken als bloße Informationen und Fakten. Dies lässt sich für das Lernen nutzen, indem Lerninhalte mit einfachen Gedankenstützen oder vertrauten Arbeitsabläufen verbunden werden. Zudem werden gleichzeitig die rechte und linke Gehirnseite aktiviert. Inhalte des begrifflichen Denkens, die man gemeinhin der linken Hirnhälfte zuordnet, werden assoziativ mit Bildinhalten der rechten Hälfte verknüpft.

Berichten Sie, welche Eselsbrücken Sie sich bauen, um sich Zahlen, Daten und Fakten besser merken zu können.

Lernen heißt, Neues mit bereits Bekanntem zu verknüpfen. Deshalb sollten Sie beim Lernen nach Anknüpfungspunkten suchen und sich fragen: „An was erinnert mich der neue Stoff?“, „Welche anderen Dinge haben mit den Inhalten zu tun?“. Durch stetiges Verknüpfen wird sozusagen das Netz des Gehirns immer feiner. Mit anderen Worten: Je mehr Sie lernen, desto leichter fällt es Ihnen.

Es gibt eine Reihe von verschiedenen Techniken, Methoden und Systemen, die Merkfähigkeit zu steigern. Hier sollen nur einige kurz vorgestellt werden. Im Buchhandel und im Internet findet sich zu den sogenannten „Mnemotechniken“ eine große Auswahl an Fachliteratur.

Verknüpfungstechniken

Am Hals baumelt Vogelfutter

Mit der richtigen Eselsbrücke wird jeder zum Gedächtniskünstler

Um sich eine Liste von Begriffen zu merken, baut man sich ein System geistiger Briefkästen. Körperstelle (Fuß, Knie, Stirn) oder auffällige Orte im Saal (Lampe, Kopierer, Pinnwand) werden zu Fächern, in denen man mithilfe kühner Assoziationen einzelne Wörter verstaut. [...] Man merkt sich als Nummer 1 die Zehe, und greift sich an die Zehe. Nummer 2 das Knie. Griff ans Knie. 3. Oberschenkel, 4. Gesäß, 5. Taille, 6. Brust, 7. Schulter, 8. Hals, 9. Nase, 10. Stirn.

Wer die Liste der Körperteile im Kopf hat, der verinnerlicht die samstägliche Einkaufsliste locker in 60 Sekunden, indem er die Produkte der Reihe nach den Körperteilen zuordnet. Und das geht so: Man stellt sich vor, die Zehe bestehe aus Brot. [...] Das Knie wird mit Senf eingerieben. Den Oberschenkel umwickle ich mit Toilettenpapier, In der Gesäßtasche steckt ein Fisch. Die Taille riecht nach Rasierwasser. Auf der Brust fühle ich Wattestäbchen. Auf der Schulter stehen Kinderschuhe. Um den Hals baumelt eine Tüte Vogelfutter. Auf der Nase balanciere ich Käse. Und an der Stirn klebt roter Nagellack.

Wer nun die Körperteile der Reihe nach betrachtet, hat schon die ersten Erfolgserlebnisse. Besteht die Zehe da nicht aus ... Brot? und am Knie? ... Aha! Der Senf. Wer die Dinge am Körper sehen kann, gewöhnt sich die Untugend ab, Einkaufslisten zu schreiben.

Mit dem Aufwand von zehn Stunden können sich die meisten Menschen 100 „Briefkästen“ bauen, die fast beliebig oft mit neuen Inhalten gefüllt werden können. Mnemotechnik (von Griechisch mneme: „Gedächtnis“) nennen sich solche Lernmethoden.

Willmann, Urs: „Am Hals baumelt Vogelfutter“, DIE ZEIT 12/2000, S. 73 (Auszug)

1. Bauen Sie sich 20 „Briefkästen", die Sie mit Inhalten aus der Pädiatrie, der Anatomie oder der Geriatrie füllen.
2. Lesen Sie die Texte in Kapitel 1.7. Verknüpfen Sie die Inhalte („Herz-Kreislauf-System") mit einer erfundenen Geschichte wie beispielsweise: „Ein Schiff transportiert über Flüsse bestimmte Ladungen, löscht sie und nimmt auf dem Rückweg andere Ladungen auf."
3. Verknüpfen Sie komplizierte Begriffe und Fakten aus dem Bereich „Spezifische Erkrankungen", indem Sie aus den Anfangsbuchstaben der Begriffe ein neues Wort bilden, z. B. „GRÜSS" für die Kardinalsymptome der Entzündung: **G**estörte Funktion, **R**ötung, **Ü**berwärmung, **S**chwellung, **S**chmerz.
4. Suchen Sie bei einem wichtigen Thema Ihres Unterrichts nach verwandten Themen. Formulieren Sie „Vergleichssätze", z. B. „Das ist ja, wie wenn ...".

Mindmapping

Skizzen helfen, Lerninhalte zusammenzufassen, zu merken und zu wiederholen. Eine Gedächtnislandkarte, die sogenannte „Mindmap", unterstützt die Bewältigung komplexer Themen. Mindmapping basiert auf einer Technik, die spanische Mönche im 16. Jahrhundert erfunden haben. Stichwörter werden zu baumartigen Strukturen zusammengefügt. Eine Mindmap ist leicht anzufertigen: Das Thema wird in einem Kreis in der Mitte eines Blattes notiert. Von diesem Kreis gehen jetzt Äste und Zweige ab, die das Thema in seine einzelnen Bereiche aufgliedern. Zudem können Zweigverbindungen die Zusammenhänge verdeutlichen. Die Struktur der Gedankenskizze erinnert an einen Baum von oben aus gesehen.

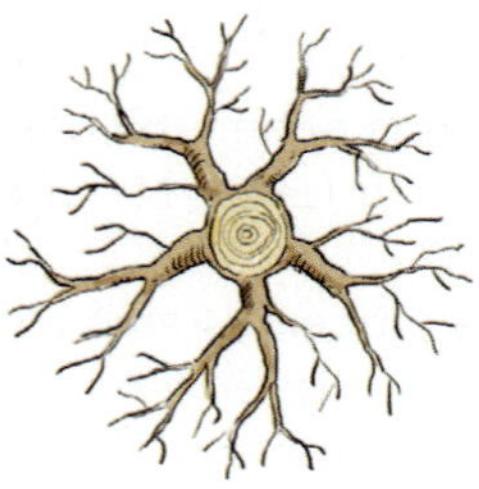

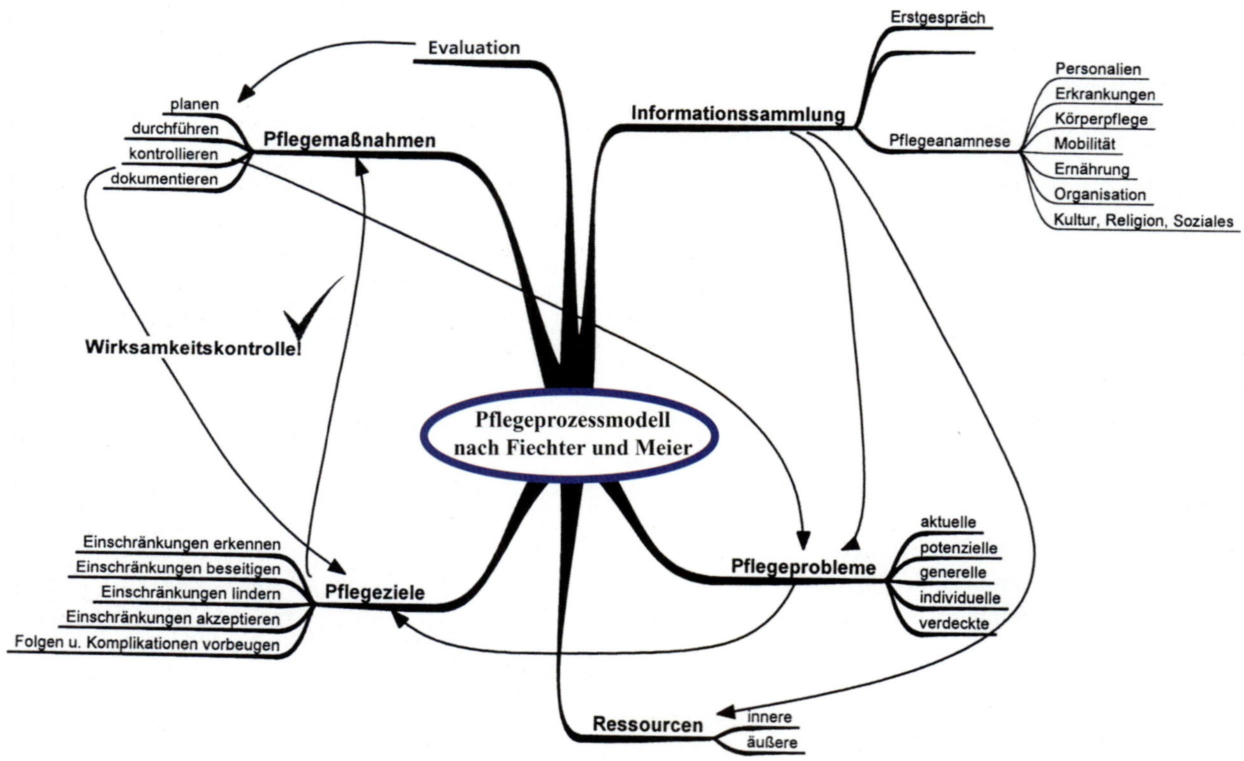

Mindmapping eignet sich auch als kreative Methode, um Probleme zu skizzieren und zu neuen Lösungsansätzen zu gelangen.

5. Halten Sie mithilfe der obigen Mindmap einen Kurzvortrag zum Thema „Pflegeprozessmodell nach Fiechter und Meier".
6. Erstellen Sie eine Mindmap zu einem ausgewählten Fachthema.
7. Fassen Sie den Lernbereich „Lern- und Arbeitstechniken" in einer Mindmap zusammen, indem Sie die Einflussfaktoren als Äste Ihrer Gedankenskizze wählen.
8. Sie wollen mit Ihrer Lerngruppe eine Studienfahrt (z. B. zur Pflege-Messe oder zum Hygiene-Museum) machen. Benutzen Sie die Methode des Mindmapping, um die Studienfahrt zu organisieren und zu gestalten.
9. Zum Anfertigen von Mindmaps gibt es mittlerweile unterschiedliche Software für den Computereinsatz. Machen Sie sich sachkundig.

1.5 Lebenslanges, kompetenzorientiertes Lernen

Die Auszubildende zur Pflegefachfrau Christina hat schon öfter von älteren Pflegekräften solche oder ähnliche Bemerkungen zu hören bekommen:
„Wir haben das schon immer so gemacht, warum sollten wir das ändern?"
„Die Theorie ist das eine, die Pflegepraxis das andere."

Halbwertzeit des Wissens: die Verdoppelung des Wissens

- alle fünf Minuten eine neue medizinische Erkenntnis
- jede Minute eine neue chemische Formel

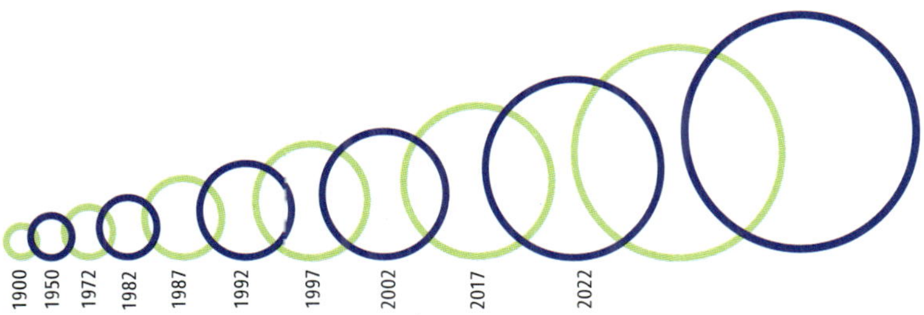

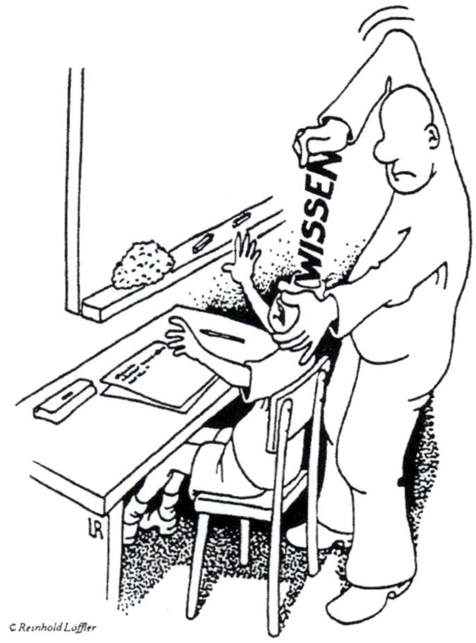

1. Erläutern Sie, was unter der „Halbwertzeit des Wissens" zu verstehen ist.
2. Welche Problematik wird mit der Karikatur und der grafischen Darstellung deutlich?
3. Welche Konsequenzen ergeben sich hieraus für das Lernen und den Beruf?
4. Nennen Sie Fähigkeiten, die neben dem fachlichen Wissen immer wichtiger werden.

Berufliches Fachwissen und Kenntnisse unterliegen einem steten Wandel. Die berufliche Handlungsfähigkeit hängt also entscheidend davon ab, ob man in der Lage ist, sich selbstständig weiterzubilden und neues berufliches Wissen anzueignen. Hierzu ist es wichtig, Methoden und Schlüsselqualifikationen zu erlernen und einzuüben, die ein **lebenslanges Lernen** ermöglichen. Neben der Fachkompetenz sind also Methoden- und Sozialkompetenzen von entscheidender Bedeutung. Dabei spielen Team- und Kommunikationsfähigkeit gerade im Pflegebereich eine wichtige Rolle.

Lebenslanges Lernen (auch „Lebenbegleitendes Lernen") ist nicht nur im Beruf, sondern auch im Alltag wichtig, da sich die Anforderungen und Bedingungen in allen Lebensbereichen immer schneller verändern.

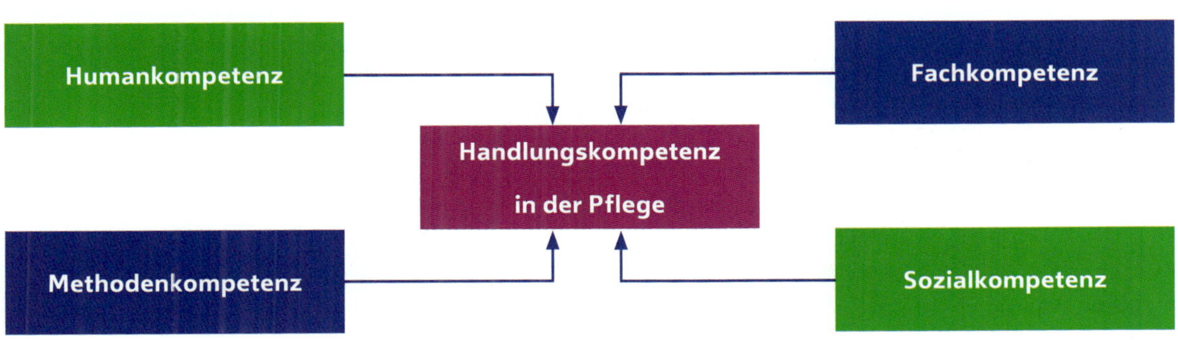

Viele methodische, soziale und sprachliche Fähigkeiten und Techniken sind Gegenstand der Ausbildung in der Pflege und damit auch von „Kommunizieren und Interagieren in der Pflege". Hierzu zählen z. B.:

- Informationen erarbeiten und verstehen,
- Nachschlagewerke und Lexika benutzen,
- im Internet kritisch recherchieren,
- das Protokollieren und Berichten,
- das Argumentieren und Diskutieren,
- Inhalte gliedern und zusammenfassen,
- Ergebnisse dokumentieren,
- Ergebnisse visualisieren und präsentieren,
- das freie Sprechen und Vortragen,
- Gespräche führen,
- planen und Probleme lösen,
- Verantwortung übernehmen,
- mit anderen zusammenarbeiten,
- kreativ und flexibel sein,
- selbstständig arbeiten,
- Empathie zeigen.

§ 135a SGB V: Verpflichtung der Leistungserbringer zur Qualitätssicherung
(1) Die Leistungserbringer sind zur Sicherung und Weiterentwicklung der Qualität der von ihnen erbrachten Leistungen verpflichtet. Die Leistungen müssen dem jeweiligen Stand der wissenschaftlichen Erkenntnisse entsprechen und in der fachlich gebotenen Qualität erbracht werden.

Gleiches gilt für die zugelassenen Pflegeeinrichtungen. Sie sind dazu verpflichtet, die Maßnahmen der Qualitätssicherung sowie ein Qualitätsmanagement nach Maßgabe der Vereinbarungen nach § 113 SGB XI durchzuführen, Expertenstandards nach § 113a SGB XI anzuwenden sowie bei Qualitätsprüfungen nach § 114 SGB XI mitzuwirken (§ 112 SGB XI).

Auch in den Landeswohn- und Teilhabegesetzen (Heimrecht) werden die Einrichtungen zum aktuellen wissenschaftlichen Stand fachlicher Erkenntnisse verpflichtet. Hier ein Beispiel aus dem **LWTG des Landes Rheinland-Pfalz**:

(4) Die Träger der Einrichtungen der Altenhilfe, der Pflege und der Eingliederungshilfe für Menschen mit Behinderungen sind für eine dem allgemein anerkannten Stand fachlicher Erkenntnisse entsprechende Sicherstellung und Weiterentwicklung der Qualität aller Leistungsbereiche ihrer Einrichtungen verantwortlich.

Patricia E. Benner hat 1994 in ihrem Werk „Stufen zur Pflegekompetenz“ ein Stufenmodell zum Kompetenzerwerb in der Pflege beschrieben. Sie unterscheidet nach dem fachlichen Niveau fünf Typen vom Anfänger bis zum Experten:

5. Pflegeexperte: erkennt vielschichtige Problemstellung, erfasst die Situation intuitiv und handelt adäquat	*Übernimmt beratende Aufgaben und reflektiert sein Handeln kritisch*
4. Erfahrener Pflegender: nimmt die Pflegesituation als Ganzes wahr, hat ausreichende Erfahrungen, um spontan reagieren zu können	*Benötigt neue Aufgaben- und Verantwortungsbereiche*
3. Kompetent Pflegender: kann Prioritäten setzen, plant bewusst und reflektiert sein Handeln, ihm fehlt es noch an Schnelligkeit und Flexibilität	*Benötigt Übungsphasen zur Ausbildung von Routinen, um situationsbezogen und personenorientiert zu pflegen*
2. Fortgeschrittener Anfänger: hat erste Berufserfahrung, situative Faktoren werden bewusster, Verknüpfung von Theorie und Praxis	*Benötigt Unterstützung beim Setzen von Prioritäten, um Wichtiges von Unwichtigem zu unterscheiden*
1. Anfänger: hat keine oder sehr wenig Erfahrung	*Benötigt klare Regeln und konkrete Anweisungen*

Vgl. Benner, Patricia: Stufen zur Pflegekompetenz. From Novice to Expert. Aus dem Amerikanischen übersetzt von Martin Wengenroth und bearbeitet von Dr. Diana Staudacher, 3. Aufl., Bern, Hogrefe, 2017, S. 63 ff.

1. Bewerten Sie das Stufenmodell vor dem Hintergrund der Halbwertszeit des Wissens.
2. „Ich habe ausgelernt.“ Nehmen Sie kritisch Stellung zu dieser Aussage.

1. Verschaffen Sie sich einen Überblick über die Fort- und Weiterbildungsmaßnahmen in Ihrer Einrichtung.
2. Informieren Sie sich über die gültigen nationalen Expertenstandards in der Pflege.

1.6 Team- und Gruppenarbeit

Multiprofessionelles Team

Die besondere Bedeutung der Geriatrie liegt in der teamintegrierten Behandlung der Patienten. Das Vorhandensein verschiedener Erkrankungen mit den daraus resultierenden körperlichen, geistigen und seelischen Beeinträchtigungen sowie die sozialen Umstände machen den Patienten in der Behandlung einzigartig und komplex.

Um diesen Herausforderungen gerecht zu werden, ist eine Zusammenarbeit mehrerer Professionen nötig, die als geriatrisches multiprofessionelles Team bezeichnet wird. Zu dem Team gehören Ärzte, Pflegefachpersonal, Physiotherapeuten, Ergotherapeuten, Logopäden, Psychologen, Sozialarbeiter, Ernährungs- und Diabetesberater. Gemeinsam mit den Patienten entwickelt das Team einen individuellen Behandlungsplan und evaluiert die erreichten Fortschritte in einer wöchentlichen Teambesprechung. Ein weiterer wichtiger Aspekt der teamintegrierten Patientenbetreuung ist die zeitnahe Einbeziehung der Angehörigen in Belange der Entlassplanung.

DRK Krankenhaus Chemnitz-Rabenstein: Multiprofessionelles Team, abgerufen unter: https://rab.drk-khs.de/kliniken/geriatrie/multiprofessionelles-team/ [27.07.2020]

Beschreiben Sie, wie sich Ihr professionelles Team zusammensetzt. Welche Erfahrungen haben Sie im Team gemacht?

1. Welche Voraussetzungen sind notwendig, um in einer Gruppe oder einem Team arbeiten zu können?
2. Welche Vorteile bietet die Arbeit in Gruppen?
3. Wo liegen die „Schwachpunkte“ und Risiken?

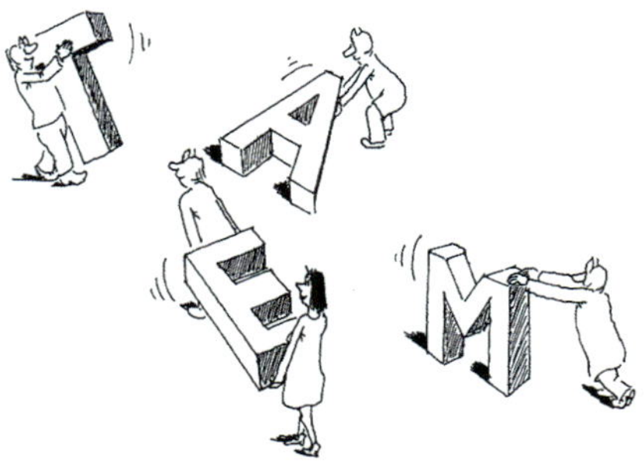

Wo Mitarbeiterinnen und Mitarbeiter an einer gemeinsamen Zielsetzung arbeiten, ist Teamarbeit eine wichtige Voraussetzung für den Erfolg. Arbeiten in multiprofessionellen Teams ist in der Pflege unerlässlich und stellt an die Teammitglieder Anforderungen, die bereits in Ausbildung und Schule eingeübt werden sollten. Zudem lässt sich in Gruppen effizient lernen.

Verhaltensregeln für eine erfolgreiche Gruppenarbeit:

- Aufgabenstellung der Gruppe klären
- Rollen verteilen:
  - Gruppenleiter/-in
  - Gruppenschreiber/-in
  - Gruppensprecher/-in
  - Zeitnehmer/-in
- Gesprächsregeln einhalten, z. B.
  - Jeder darf seine Meinung sagen.
  - Das Gesagte bleibt im Raum.
  - Gut zuhören und andere ausreden lassen
  - Auf Beiträge anderer eingehen
- Mehrheitsentscheidungen akzeptieren, aber ggf. Minderheitsmeinungen dokumentieren
- Sich für die Qualität der Arbeit verantwortlich fühlen
- Ergebnisorientiert arbeiten
- Ergebnisse dokumentieren und visualisieren

Aufgaben der Gruppenleiterin/des Gruppenleiters:

- erteilt das Wort, achtet auf die Reihenfolge der Wortmeldungen,
- achtet auf die Einhaltung der Gesprächsregeln,
- fordert Gruppenmitglieder zu Beiträgen auf,
- sorgt dafür, dass alle beim Thema bleiben,
- fasst (Teil-)Ergebnisse zusammen.

Aufgaben der Gruppenschreiberin/ des Gruppenschreibers:

- protokolliert alle wichtigen Beiträge und Ergebnisse,
- macht auf Unklarheiten aufmerksam.

Aufgabe der Gruppensprecherin/ des Gruppensprechers:

- präsentiert das Ergebnis der Gruppenarbeit.

Aufgabe der Zeitnehmerin/des Zeitnehmers:

- achtet auf die Einhaltung des Zeitrahmens.

Erfahrungen aus der Pflegepraxis haben gezeigt: Gelingt die Entwicklung von Teams, so führt dieser Prozess u. a. zu:

- höherer geistiger Flexibilität, besserem analytischen und logischen Denken,
- kreativerer Problemlösung und Denken in Zusammenhängen,
- höherem Kostenbewusstsein,
- höherem Verantwortungsgefühl und größerer Sorgfalt,
- mehr Ausdauer und Leistungsbereitschaft,
- verbesserter Lernbereitschaft, Eigeninitiative, Selbstreflexion und stärkerem Selbstbewusstsein,
- höherer Kooperationsfähigkeit sowie besserer Kommunikations- und Konfliktfähigkeit,
- einer stärkeren internen und externen Kunden-/Bewohner-/Patientenorientierung.

Der International Council of Nurses (ICN) für Pflegende umfasst vier Grundelemente, die den Standard ethischer Verhaltensweise bestimmen. Im vierten Grundelement heißt es:

4. Pflegende und ihre Kolleginnen
Die Pflegende sorgt für eine gute [...] Zusammenarbeit mit ihren Kolleginnen und mit den Mitarbeitenden anderer Bereiche.
Die Pflegende greift zum Schutz des Einzelnen, der Familie und der sozialen Gemeinschaft ein, wenn deren Wohl durch eine Pflegende oder eine andere Person gefährdet ist.

International Council of Nurses (ICN): ICN-Ethikkodex für Pflegende, 2012, dt. Übersetzung des DBfK (2013), abgerufen unter: www.wege-zur-pflege.de/fileadmin/daten/Pflege_Charta/Schulungsmaterial/Modul_5/Weiterfu%CC%88hrende_Materialien/M5-ICN-Ethikkodex-DBfK.pdf, S. 3 [27.07.2020]

1. Teamarbeit ist sowohl in arbeitsgleichen Gruppen als auch in arbeitsteiligen Gruppen möglich. Erläutern Sie diese Aussage.
2. Diskutieren Sie über das vierte Grundelement des ICN und seine Umsetzung in der Praxis.

1.7 Lernen im Doppelkreis

Eine interessante Form des gemeinsamen Arbeitens bietet die Methode des Doppelkreises. Was wir selbst sagen und vortragen können, behalten wir am besten. Hierzu bietet der Doppelkreis eine gute Möglichkeit. Dazu werden ein Außen- und ein Innenkreis gebildet. Die Mitglieder des Innenkreises tragen den Lernstoff den gegenübersitzenden Partnern vor. Erst nach dem Vortrag dürfen die Mitglieder des Außenkreises Fragen stellen oder korrigieren. Auf Anweisung der Leitung bewegen sich die Lernenden des Innenkreises im Uhrzeigersinn zwei Plätze weiter. Jetzt ist der Außenkreis an der Reihe, den Lernstoff vorzutragen. Man ist also einmal Lehrende/-r und ein anderes Mal Lernende/-r.

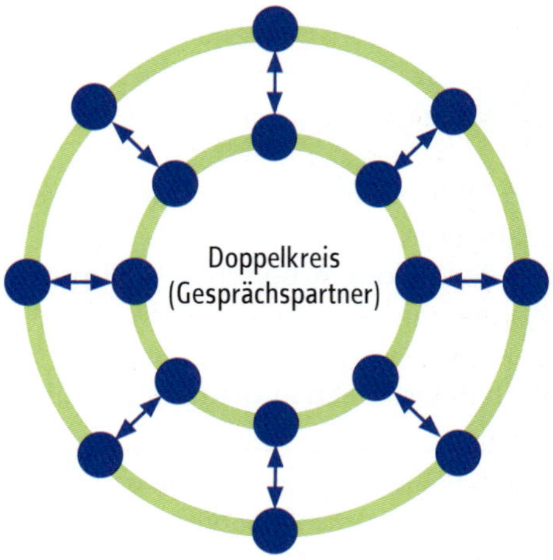

1. Das menschliche Herz-Kreislauf-System besteht aus zwei großen Abschnitten: dem Körperkreislauf und dem Lungenkreislauf.
   Bilden Sie zwei Lerngruppen A und B.
   Die Mitglieder der A-Gruppe lesen und bearbeiten den Text A, die Mitglieder der B-Gruppe den Text B. Machen Sie sich Notizen oder erstellen Sie eine Mindmap.

Das Herz-Kreislauf-System

Text A
Der Körperkreislauf wird über die größte Schlagader, die Aorta, versorgt. Das Blut dieser Arterie stammt aus der linken Herzkammer (Ventrikel). Die Arterien verzweigen sich in den verschiedenen Körperregionen zu immer kleineren Ästen, den Arteriolen, und schließlich in die Haargefäße, die Kapillaren. In den arteriellen Gefäßen werden Sauerstoff und Nährstoffe zu den Zellen der Organe transportiert. Das sauerstoffreiche Blut der Arterien hat eine hellrote Farbe. Die zum Herzen zurückführenden Gefäße, die Venen, dienen dem Abtransport der Stoffwechselendprodukte Kohlendioxid und Wasser. In den größten Körpervenen, der oberen und unteren Hohlvene, wird das sauerstoffarme, dunkelrote Blut dem rechten Vorhof des Herzens zugeführt.

Text B
Das sauerstoffarme, dunkelrote Blut wird aus dem rechten Vorhof der rechten Hauptkammer (Ventrikel) zugeleitet und von dort aus durch die Lungenschlagader und die zwei Lungenarterien in die Lungen transportiert. In den Lungenbläschen (Alveolen) nimmt das Blut Sauerstoff auf und gibt Kohlendioxid ab. Venolen und Venen vereinigen sich zu vier großen Lungenvenen, die das sauerstoffreiche, hellrote Blut zum linken Vorhof bringen.

2. Bilden Sie einen Doppelkreis (Mitglieder der A-Gruppe außen) und informieren Sie sich gegenseitig mithilfe Ihrer Notizen über die Inhalte Ihres Textes.
3. Der Doppelkreis eignet sich auch, um Emotionen, Befindlichkeiten und Erfahrungen auszutauschen. Dazu übernehmen die Kreispartner verschiedene Rollen.

Zum Thema „Kommunikation mit einem Aphasiker“ schlüpfen die Innenkreis-Mitglieder in die Rolle eines Aphasikers. Die Mitglieder des Außenkreises versuchen mit den Aphasikern (ca. drei Minuten) über ein beliebiges Thema zu kommunizieren.
Nach dem Rollentausch werden die Erfahrungen gesammelt und ausgewertet.

1.8 Aktiv lesen

Lesen ist eine wichtige Kulturtechnik. Effektives Lesen will geübt sein.

Testen Sie sich selbst:
1. Lesen Sie den Text in Kapitel 1.11. Stoppen Sie die Zeit, die Sie hierfür benötigen.
2. Versuchen Sie die wesentlichen Inhalte des Textes mit eigenen Worten wiederzugeben.

Testauswertung:
Der durchschnittliche Leser schafft je nach Text etwa 150 bis 250 Wörter pro Minute. Geübte Leser bringen es auf die doppelte Anzahl an Wörtern. An der folgenden Skala können Sie Ihr Lesetempo einschätzen, indem Sie Ihre Zeit mit den angegebenen Werten vergleichen:

Lesezeit für den Text in Aufgabe 3	> 5 Minuten	< 5 Minuten	< 4 Minuten	< 3 Minuten
Lesetempo	mäßig	befriedigend	gut	sehr gut

Anders als literarische Texte müssen Sachtexte nicht immer Wort für Wort gelesen werden. Es lassen sich verschiedene Lesetechniken unterscheiden.
Häufig genügt das **diagonale Lesen**. Dabei soll ein schneller Gesamtüberblick über ein Sachbuch oder einen Text gewonnen werden. Erste Informationen hierfür bieten:
- das Titelblatt,
- das Inhaltsverzeichnis,
- die Kapitelüberschriften,
- Zusammenfassungen,
- das Stichwortverzeichnis,
- eine stichprobenartige Lektüre.

Der Text wird im Stile eines Slaloms erfasst. Dabei wird das Sehvermögen genutzt: Der Blick geht vom Anfang einer oder mehrerer Zeilen jeweils diagonal zum Ende der folgenden Zeile bzw. Zeilen und von dort wieder zum Anfang der nächsten Zeile bzw. Zeilen.

> Gegenstand der Zwischenprüfung nach § 6 Absatz 5 des Pflegeberufegesetzes ist die Ermittlung des Ausbildungsstandes zum Ende des zweiten Ausbildungsdrittels. Die Zwischenprüfung erstreckt sich auf die in Anlage 1 zur Vermittlung im ersten und zweiten Ausbildungsdrittel aufgeführten Kompetenzen. Die Ausbildung kann unabhängig vom Ergebnis der Zwischenprüfung fortgesetzt werden. Soweit nach dem Ergebnis der Zwischenprüfung die Erreichung des Ausbildungsziels gefährdet ist, prüfen der Träger der praktischen Ausbildung und die Pflegeschule gemeinsam mit der oder dem Auszubildenden, welche Maßnahmen im Rahmen der Ausbildung zur Sicherung des Ausbildungserfolgs erforderlich sind, und ergreifen diese. Das Nähere zur Zwischenprüfung regeln die Länder.

Diese Lesetechnik lässt sich beim Lesen der Tageszeitung, die in Spalten gesetzt ist, einüben.

Zum genaueren Erfassen von Inhalten eignet sich das **kursorische Lesen**. Hierbei wird der Sachtext „überflogen“ und die Aufmerksamkeit auf die wesentlichen Inhalte gerichtet. Worauf ist beim kursorischen Lesen eines Sachtextes zu achten?
- Kursorisches Lesen erfordert die volle Konzentration.
- Beim Überfliegen des Textes ist Wichtiges vom Unwichtigen zu trennen. Dazu ist nach wichtigen Begriffen, Abbildungen, Daten und Zahlen zu suchen.
- Hierbei sollte besonders auf Hervorhebungen, Marginalien und Abschnittanfänge geachtet werden.
- Eigene Markierungen im Text und am Textrand erleichtern die Orientierung.
- „Querlesen“ ist nur dann effektiv, wenn der Gedankengang des Textes im Auge behalten wird: Achten Sie darauf, den „roten Faden“ eines Textes nicht zu verlieren!

Intensives Lesen ist bei Sachtexten oft nur bei einzelnen Textabschnitten erforderlich. Dabei geht es zumeist um das Erfassen schwieriger Sachverhalte.

1. Üben Sie das aktive und schnelle Lesen, indem Sie einen Text am PC-Monitor lesen und dabei den Text schnell „scrollen“ (den Text nach oben ablaufen lassen).
2. Auch beim Zeitunglesen werden die meisten Artikel nur überflogen. Lesen Sie die Regionalseiten Ihrer Tageszeitung „kursiv“ und berichten Sie darüber.
3. Trainieren Sie Ihre Augen, indem Sie den folgenden Text ohne Interpunktion und ohne Großschreibung lesen:

§5pflegeberufeausbildungsundprüfungsverordnungpraxisbegleitungdiepflegeschulestelltdurchihrelehrkräftefürdiezeitderpraktischenausbildungdiepraxisbegleitungindeneinrichtungenderpraktischenausbildungingangemessenemumfangsicheraufgabederlehrkräfteistesdieauszubildendeninsbesonderefachlichzubetreuenundzubeurteilensowiediepraxisanleiterinnenoderdiepraxisanleiterzuunterstützenhierzuisteineregelmäßigepersönlicheanwesenheitderlehrkräfteindeneinrichtungenzugewährleistenimrahmenderpraxisbegleitungsollfürjedeauszubildendeoderfürjedenauszubildendendahermindestenseinbesucheinerlehrkraftjeorientierungseinsatzpflichteinsatzundvertiefungseinsatzinderjeweiligeneinrichtungerfolgen

1.9 Informationen beschaffen

Die Auszubildende in der Pflege Sabine soll ein Referat für den Rechtskunde-Unterricht ausarbeiten. Das Thema lautet: „Die rechtliche Betreuung". Mithilfe einer Mindmap sucht sie nach möglichen Informationsquellen:

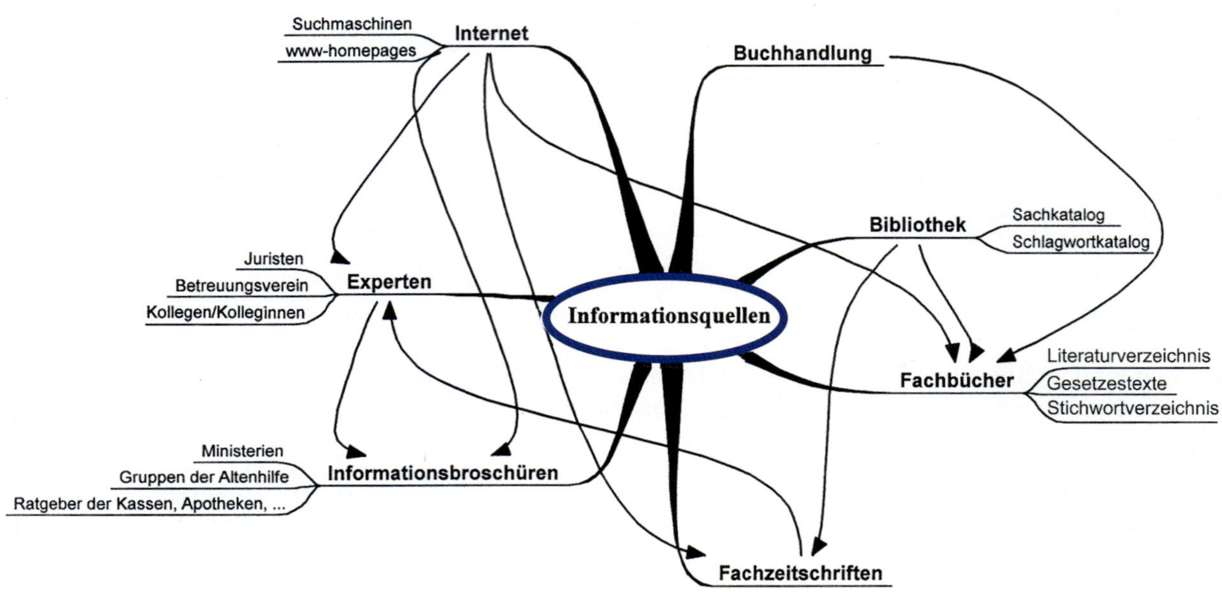

1. Machen Sie Vorschläge über weitere Informationsquellen.
2. Welche der Informationsquellen halten Sie für die ergiebigsten?
3. In welcher Reihenfolge sollte Sabine die Informationsquellen auswerten?

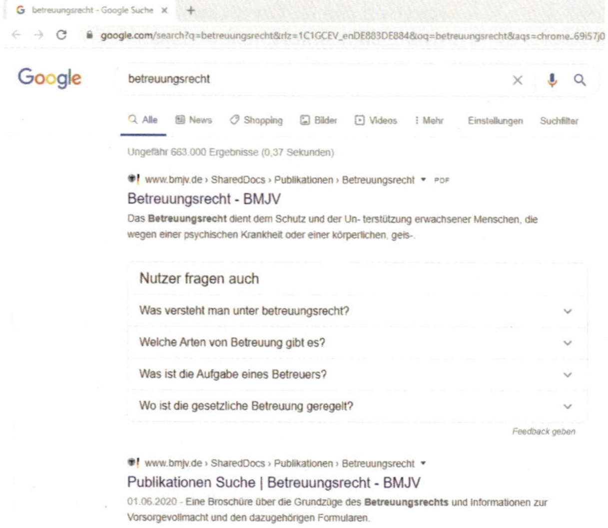

Google und das Google-Logo sind eingetragene Marken von Google Inc., Verwendung mit Genehmigung.

Suchmaschinen im Internet helfen, Informationen zu einem Thema oder Problem zu finden. Allerdings ist die Menge der angezeigten Ergebnisse oft so groß, dass nur eine gezielte Recherche zu den gewünschten Informationen führt. Durch zusätzliche Stichwörter kann die Suche effizienter werden.

Wichtig ist auch, dass seriöse Quellen und Informationen genutzt werden, um keine falschen Fakten (Fake News) aufzunehmen und weiterzuverbreiten.

1. Zum Suchbegriff „Betreuungsrecht" hat Sabine unzählige Ergebnisse gefunden. Machen Sie Vorschläge für eine gezielte Recherche.
2. Führen Sie eine Internet-Recherche durch: „Welche Weiterbildungsmöglichkeiten gibt es in Ihrem Berufsfeld?"
3. Welche Informationsquellen würden Sie benutzen, um
   a) den Begriff „Obstipation" zu erläutern?
   b) einen Kurzvortrag über „Interaktive Wundverbände" vorzubereiten?
   c) ein Referat über das Thema „Grundimmunisierung bei Säuglingen und Kleinkindern" auszuarbeiten?

1.10 Exzerpte und Stichwortzettel anfertigen

Die verschiedenen Informationsquellen, ob Fachbücher, Lexika, Zeitschriften, elektronische Datenbanken, Internet oder Prospekte, bieten zuweilen eine unübersehbare Informationsflut. Für ein Referat oder einen Kurzvortrag gilt es nun, die wesentlichen Informationen herauszufiltern und festzuhalten. Dieser Vorgang wird auch als **Exzerpieren** bezeichnet.

Besonders wichtige Informationen sollten wortwörtlich notiert werden. Werden solche Texte in Hausarbeiten oder Referaten verwendet, müssen sie als Zitate gekennzeichnet werden. Aus diesem Grunde ist es notwendig, die Quelle zu notieren, um später in der Hausarbeit oder im Referat auf sie verweisen zu können (vgl. Kapitel 1.13). Dies gilt auch für nicht wörtliche Exzerpte.

Aus den Exzerpten lassen sich dann die Informationen weiter strukturieren und verdichten. Stichwortzettel eignen sich neben Mindmaps (vgl. Kapitel 1.4) als Gedächtnis- und Strukturskizze. Vor allem beim freien Vortrag und Referieren ist ihr Einsatz von Vorteil (vgl. Kapitel 1.19 und 1.20).

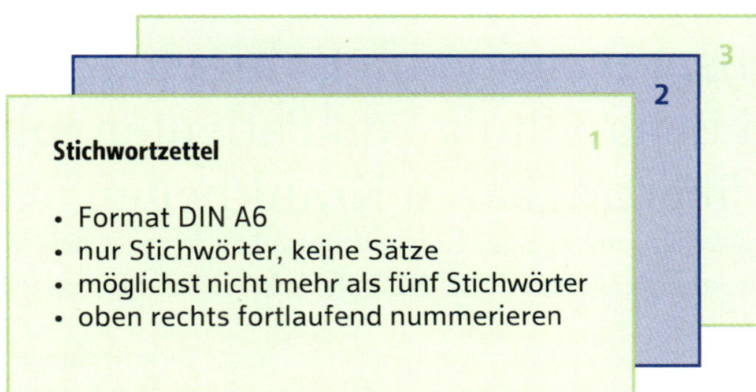

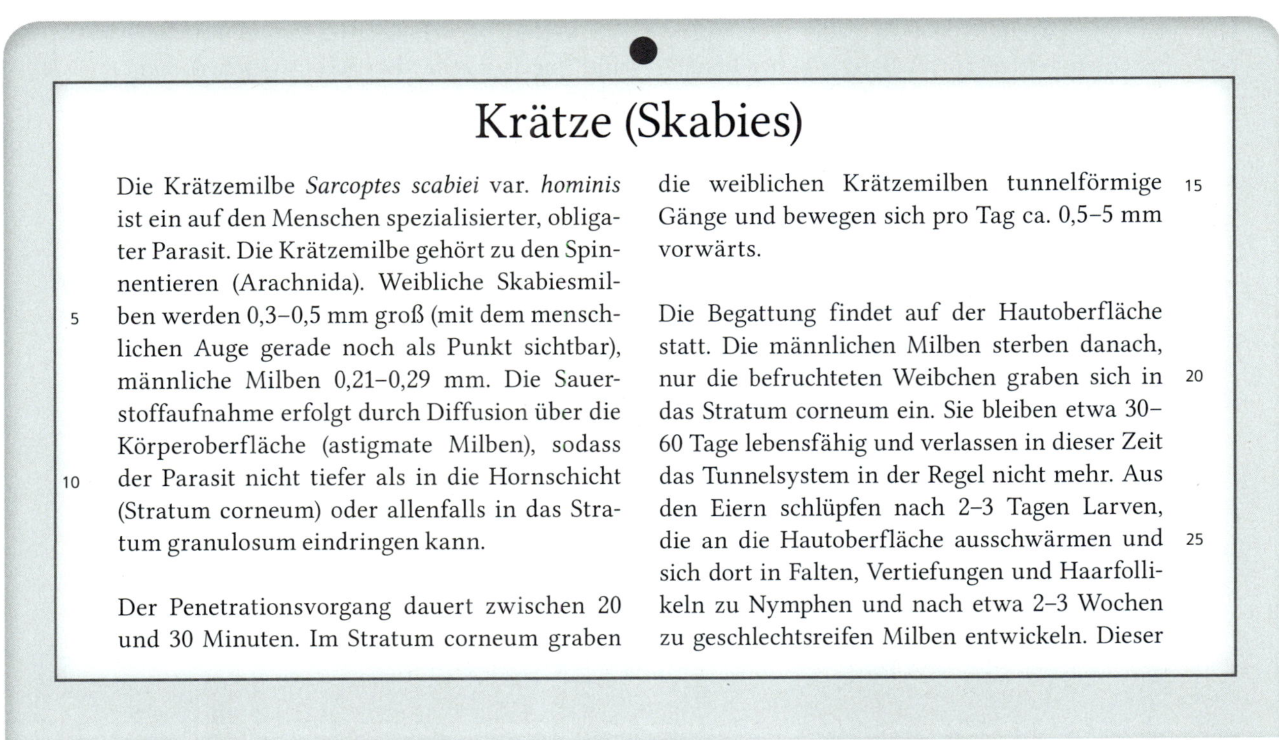

Krätze (Skabies)

Die Krätzemilbe *Sarcoptes scabiei* var. *hominis* ist ein auf den Menschen spezialisierter, obligater Parasit. Die Krätzemilbe gehört zu den Spinnentieren (Arachnida). Weibliche Skabiesmilben werden 0,3–0,5 mm groß (mit dem menschlichen Auge gerade noch als Punkt sichtbar), männliche Milben 0,21–0,29 mm. Die Sauerstoffaufnahme erfolgt durch Diffusion über die Körperoberfläche (astigmate Milben), sodass der Parasit nicht tiefer als in die Hornschicht (Stratum corneum) oder allenfalls in das Stratum granulosum eindringen kann.

Der Penetrationsvorgang dauert zwischen 20 und 30 Minuten. Im Stratum corneum graben die weiblichen Krätzemilben tunnelförmige Gänge und bewegen sich pro Tag ca. 0,5–5 mm vorwärts.

Die Begattung findet auf der Hautoberfläche statt. Die männlichen Milben sterben danach, nur die befruchteten Weibchen graben sich in das Stratum corneum ein. Sie bleiben etwa 30–60 Tage lebensfähig und verlassen in dieser Zeit das Tunnelsystem in der Regel nicht mehr. Aus den Eiern schlüpfen nach 2–3 Tagen Larven, die an die Hautoberfläche ausschwärmen und sich dort in Falten, Vertiefungen und Haarfollikeln zu Nymphen und nach etwa 2–3 Wochen zu geschlechtsreifen Milben entwickeln. Dieser

Zeitraum ist wichtig für die Behandlung mit Substanzen, die nicht ovizid sind und – per se oder unter bestimmten Bedingungen – nicht genügend in der Haut gespeichert werden. Die Infektiosität von Skabiesmilben ist umso geringer, je länger sie von ihrem Wirt getrennt sind. [...]

Ausbrüche in Einrichtungen treten dort auf, wo Personen über längere Zeit zusammenleben, betreut oder medizinisch versorgt werden, und in denen enger Haut-zu-Haut- Kontakt üblich ist. Hierzu zählen Kindergärten, Einrichtungen für Behinderte, Obdachlosenasyle, Gefängnisse, Altersheime und Krankenhäuser.

Skabies (Krätze), in: Epidemiologisches Bulletin 27/2016, hrsg. vom Robert Koch-Institut, 11.07.2016, S. 1 f., abgerufen unter: www.rki.de/DE/Content/Infekt/EpidBull/Archiv/2016/Ausgaben/27_16.pdf?__blob=publicationFile [24.04.2020]

1. Klären Sie die Fachbegriffe.
2. Fertigen Sie ein Exzerpt (Textauszug) an und machen Sie sich Stichwortzettel.
3. Halten Sie mithilfe Ihrer Stichwortzettel einen Kurzvortrag.
4. Visualisieren Sie Ihren Kurzvortrag, indem Sie die Entwicklung der Milben grafisch darstellen.

1.11 Sachtexte analysieren

Infektionsprävention im Rahmen der Pflege und Behandlung von Patienten mit übertragbaren Krankheiten

Empfehlung der Kommission für Krankenhaushygiene und Infektionsprävention (KRINKO) beim Robert Koch-Institut

Maßnahmen zur Vermeidung der Weiterverbreitung übertragbarer Krankheiten dienen sowohl dem Schutz anderer Patienten als auch der Beschäftigten oder Besucher. Bei jedem Patienten besteht, unabhängig von der Kenntnis des Infektionsstatus, die Notwendigkeit zur Umsetzung solcher Maßnahmen. [...]

Die meisten Krankheitserreger können über kontaminierte Hände übertragen werden. Die nicht desinfizierten Hände der Beschäftigten und ggf. der Patienten sind ein wichtiges Übertragungsvehikel der meisten Krankheitserreger von einem Patienten auf den anderen. Die Händedesinfektion dient daher nicht nur dem Schutz der Beschäftigten, sondern sie ist eine der wichtigsten Maßnahmen zur Verhütung von nosokomialen Infektionen. Indikationen für die Händedesinfektion entstehen vor und nach direktem Kontakt mit dem Patienten, vor aseptischen Tätigkeiten, nach Kontamination (Kontakt mit Blut, Sekreten oder Exkreten), nach Kontakt mit der Patientenumgebung, sowie nach Ablegen von Einmalhandschuhen. [...]

Die persönliche Schutzausrüstung (PSA) bildet eine mechanische Barriere zwischen dem Träger und seiner Umgebung. Daher dient ihr Einsatz nicht nur dem Schutz des Personals sondern auch dazu (bei sachgerechter Anwendung und Entsorgung), die Weiterverbreitung von Krankheitserregern zu verhindern. [...]

Nicht-sterile Einmalhandschuhe werden zur Vermeidung der Kontamination der Hände des Personals verwendet, wenn direkter Kontakt mit Blut, Sekreten, Exkreten, Schleimhäuten, oder nicht intakter Haut zu erwarten ist. Hierzu gehört auch der Handkontakt zu Geräten, Instrumenten oder Oberflächen, die sichtbar oder wahrscheinlich mit bestimmten Krankheitserregern kontaminiert sind. Einmalhandschuhe haben sich als effektiv erwiesen, die Übertragung von Erregern, die durch Kontakt weiterverbreitet werden, zu reduzieren. Einmalhandschuhe stellen aber nur eine relative und keine absolute Barriere für Krankheitserreger dar. Das Tragen von Einmalhandschuhen ersetzt nicht die Notwendigkeit zur Händedesinfektion. Nach Ablegen der Einmalhandschuhe ist stets eine Händedesinfektion erforderlich, da es durch Leckagen und beim Prozess des Ablegens der Handschuhe zur Kontamination der Hände kommen kann. Einmalhandschuhe werden somit nicht anstelle, sondern zusätzlich zur Händedesinfektion eingesetzt. [...]

Patientenbezogene Schürzen oder Schutzkittel werden über und zusätzlich zur Bereichs-/Arbeitskleidung getragen, wenn im Kontakt zu einem Patienten oder zu seiner unmittelbaren Umgebung eine Kontamination der Kleidung mit Infektionserregern wahrscheinlich ist. [...]

Im Rahmen des Schutzes der Patienten kann ein Mund-Nasen-Schutz während bestimmter aseptischer Prozeduren den Patienten vor Mikroorganismen aus dem Mund-Rachen-Raum der Beschäftigten schützen, die beim Sprechen und Husten abgegeben werden. [...]

Oberflächen in der Patientenumgebung müssen so behandelt werden, dass von ihnen kein Infektionsrisiko ausgehen kann. Dafür hat es sich als sinnvoll erwiesen, die Flächen in der Umgebung des Patienten nach dem möglichen Übertragungsrisiko zu klassifizieren und laufende Desinfektions- und Reinigungsmaßnahmen entsprechend im Hygieneplan festzulegen. Flächen, die als Risikoflächen mit häufigem Hand- oder Hautkontakt klassifiziert sind, müssen mindestens einmal täglich, bei sichtbarer Kontamination sofort, desinfizierend aufbereitet werden. Bei diesen Flächen ist die sogenannte „Sichtreinigung“, d. h. die alleinige Beseitigung sichtbarer Verschmutzungen, nicht ausreichend. [...]

Jeder Patient muss im Krankenhaus ein aufbereitetes, desinfiziertes Bett erhalten, welches mit desinfizierten Inletts (Bettdecke und Kopfkissen), bezogen mit sauberer Wäsche versehen ist. Nach Risikobewertung kann ggf. auf die desinfizierende Aufbereitung der Inletts zwischen zwei Patienten verzichtet werden. Untersuchungen zur notwendigen Frequenz des Wäschewechsels liegen nicht vor. Die Wäsche muss bei sichtbarer Verschmutzung sofort gewechselt werden, ansonsten hat sich ein mindestens einmal wöchentlicher Wechsel der Bettwäsche bewährt. [...]

Bundesgesundheitsblatt 10/2015, 58:1151–1170, DOI 10.1007/s00103-015-2234 online publiziert: 28.09.2015, Berlin, Heidelberg, Springer-Verlag, 2015, S. 1151 ff. abgerufen unter: www.rki.de/DE/Content/Infekt/Krankenhaushygiene/Kommission/Downloads/Infektionspraev_Pflege_Diagnostik_Therapie.pdf?__blob=publicationFile [24.04.2020]

Um Sachverhalte genau zu erfassen und ausführlich zu erklären, ist es erforderlich, Sachtexte intensiv durchzuarbeiten. Die Textarbeit und Analyse erfolgt in mehreren Arbeitsschritten:

1. Schritt: Den Text mit Bleistift oder Textmarker lesen:
- Wichtige Aussagen unterstreichen,
- unbekannte Wörter markieren und am Textrand mit ? anmerken,
- Begriffserklärungen und Definitionen am Rand vermerken (Def.),
- auf wichtige Beispiele am Textrand hinweisen (Bsp.),
- unklare und unverständliche Textstellen kennzeichnen,
- Zusammenhänge mit eigenen Zeichen verdeutlichen: ! =→ ↔ →

2. Schritt: Unbekannte Wörter klären:
- Wörterbücher und Lexika zu Hilfe nehmen.

3. Schritt: Den Text gliedern:
- Einzelne Abschnitte schlagwortartig oder in Überschriften zusammenfassen,
- ggf. durch ein Gliederungsschema (1.1–1.2) oder eine Strukturskizze Zusammenhänge verdeutlichen.

4. Schritt: Den Inhalt des Textes wiedergeben:
- Den Basissatz (Autor, Textsorte, Titel, Thema, Quelle) formulieren,
- eine strukturierte Inhaltsangabe verfassen.

1. Lesen Sie den Text „Infektionsprävention im Rahmen der Pflege und Behandlung von Patienten mit übertragbaren Krankheiten“ mit dem Bleistift oder Marker.
2. Erklären Sie die Wörter, die Sie mit einem Fragezeichen versehen haben, z. B. Kontamination, nosokomial, Sekrete, Exkrete.
3. Gliedern Sie den Text, indem Sie den Inhalt der einzelnen Abschnitte schlagwortartig am Rand notieren, z. B. (I) Ziele der Infektionsprävention.
4. Geben Sie den Text mündlich wieder. Benutzen Sie dazu Ihre Gliederung als Stichwortzettel.
5. Weisen Sie nach, dass der Text nach
   a) Inhalt und Aufbau,
   b) sprachlicher Gestaltung ein Sachtext ist.
6. Verfassen Sie zur abgebildeten Grafik einen kurzen erläuternden Text.

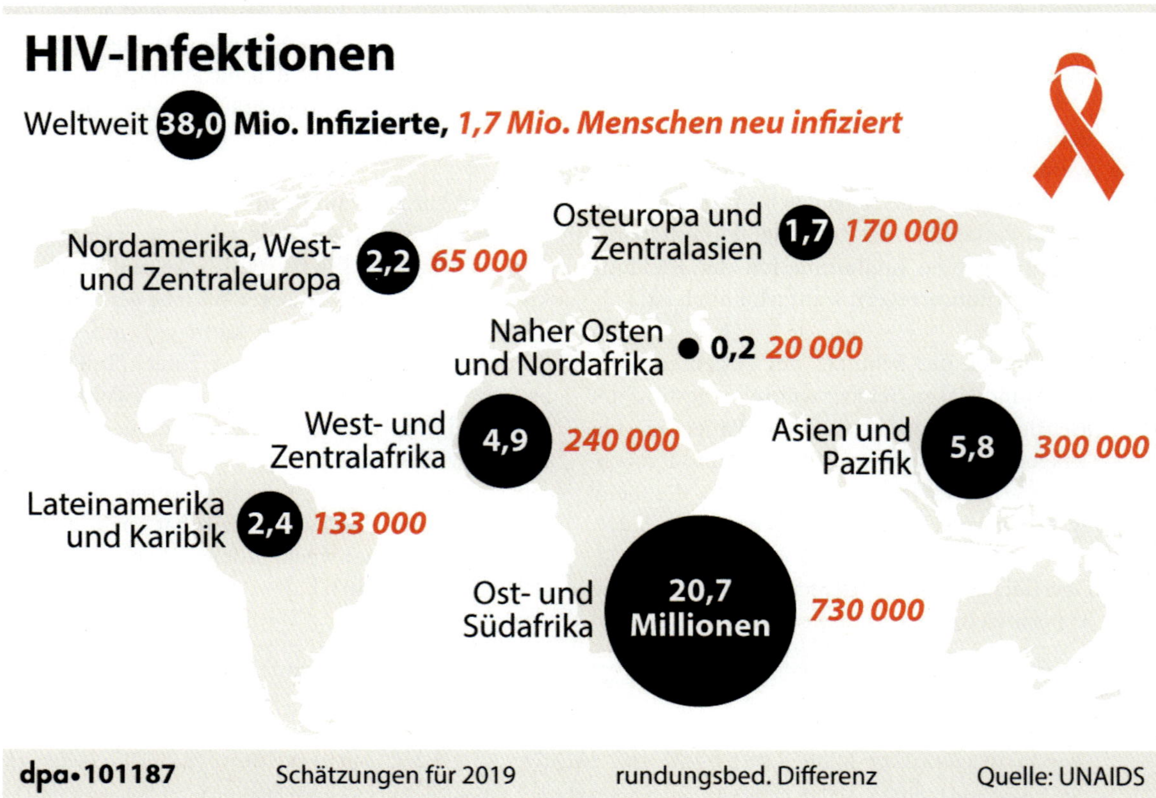

7. Bearbeiten Sie den folgenden Sachtext entsprechend den Arbeitsschritten 1 bis 3.

Aromapflege in den Klinikalltag integrieren

Der professionelle Einsatz ätherischer Öle in pflegerischen Handlungen führt nachweislich zu positiven Effekten, wie geringeren Schmerzen und mehr Wohlbefinden. Es ist jedoch schwierig und aufwendig, Aromapflege in den klinisch-pflegerischen Alltag systematisch zu integrieren. Die Universitätsmedizin Mannheim nimmt hier eine Vorreiterstellung ein.

Die Aromapflege ist eine abgewandelte Form der Aromatherapie, die sich auf die äußerliche Anwendung sowie auf eine bestimmte maximale Konzentration der eingesetzten ätherischen Öle begrenzt. Sie zählt zu den unkonventionellen, komplementären Pflegemaßnahmen. Ihre Beliebtheit spiegelt den allgemeinen in der Gesellschaft beobachtbaren Trend wider, Natur und Natürlichkeit wieder mehr Raum geben zu wollen (1).

Ziel der Aromapflege ist die „allgemeine Steigerung des Wohlbefindens und der Lebensqualität der Patienten und die daraus resultierenden positiven Eigenschaften, wie die Harmonisierung von Befindlichkeitsstörungen – Schlafstörungen, Ängste, Unruhezustände – mittels genuiner und authentischer, möglichst naturbelassener ätherischer Öle“ (1).

Aromatherapie und Aromapflege: Die Begriffe

- Unter Aromapflege versteht man den „professionellen Einsatz von ätherischen Ölen im pflegerisch-klinischen Bereich, die gezielte Anwendung zu Hause und die Anwendung der Öle für Wellness“ (1). In zahlreichen Pflegeheimen, Hospizen, ambulanten Pflegediensten und Krankenhäusern wird Aromapflege erfolgreich eingesetzt (2). Sie bereichert nicht nur das Pflegeangebot, sondern dient auch als Aushängeschild für den gesamten Betrieb.
- Die Aromatherapie existiert bereits seit mehreren hundert Jahren. Trotz ihrer langen Tradition geriet sie im 18. und 19. Jahrhundert in Vergessenheit. Eine Renaissance erlebte sie Anfang des 20. Jahrhunderts. Der französische Chemiker und Parfümeur René-Maurice Gattefossé hatte daran einen maßgeblichen Anteil (1).

Gut mit allgemeinen Pflegemaßnahmen kombinierbar

Aromapflege kann mit tagtäglichen Pflegemaßnahmen wie der Körperpflege gut kombiniert werden. Es kommen dabei ätherische Öle zum Einsatz. Dies sind „hochkonzentrierte Gemische fettliebender (lipophiler), flüchtiger Verbindungen, die von Pflanzen gebildet werden. Ätherische Öle stammen aus einem botanisch definierten pflanzlichen Ausgangsmaterial und werden mittels Wasserdampfdestillation aus Pflanzenteilen (Blüte, Blatt, Zweige, Wurzel) gewonnen. Auch mechanische Verfahren ohne Erhitzung sind möglich, zum Beispiel Pressung bei Zitrusölen“ (3).

Es stehen Dutzende von ätherischen Ölen zur Verfügung. Die Auswahl orientiert sich an der Pflegeplanung, dem Pflegeproblem und der Pflegediagnose – sprich dem, was der Patient braucht bzw. sich wünscht. Ängste können mit der Aromapflege abgebaut werden, auch Unwohlsein und Schmerzen gehen häufig zurück. Aromapflege gibt den betreuenden Pflegenden die Möglichkeit, den Patienten individuell, persönlich und ganzheitlich zu betreuen (1).

Obwohl Aromapflege denkbar einfach umzusetzen ist, ist es schwierig und aufwändig, sie als pflegerisches Konzept systematisch den klinisch-pflegerischen Alltag und besonders in die Abläufe einer Station zu integrieren. In den meisten Einrichtungen erhält das Thema Aromapflege kaum Priorität, weil Zeitdruck und Personalmangel an der Tagesordnung stehen. Zudem gibt es viele „Gegner“ der Aromapflege, was jedoch meistens auf Unwissen zurückzuführen ist. Entgegen der weitläufigen Meinung belegen zahlreiche Studien die positiven Effekte, die sich mit der Aromatherapie und -pflege erreichen lassen (2).

Sich auf ein Stammsortiment beschränken

Um die Aromapflege in den Pflegealltag zu integrieren, ist es empfehlenswert, die Zahl der anzuwendenden ätherischen Öle auf etwa zehn zu begrenzen. Bei der Auswahl ist einiges zu beachten: zum Beispiel, dass die im Stammsortiment enthaltenen ätherischen Öle höchstens geringe Spuren oder besser keine Monoterpenketone enthalten. Denn diese können neurotoxisch wirken und Krampfanfälle auslösen. Empfehlenswert ist zudem, ätherische Öle auszuwählen, die zum jeweiligen Fachbereich passen. So finden beispielsweise für eine psychiatrische Einrichtung andere Substanzen Anwendung wie in einem somatischen Akutkrankenhaus.

Auch das Budget hat einen Einfluss darauf, welche Öle zum Einsatz kommen. Einige Hersteller vertreiben ätherische Öle als sogenannte Laborware. Diese großen Gebinde enthalten meist 50 bis 100 ml im Gegensatz zu den Verkaufseinheiten für den Hausgebrauch, die meist 5 bis 10 ml enthalten und im professionellen pflegerischen Setting nicht wirtschaftlich sind.

Für ein somatisches Akutkrankenhaus ist es ratsam, folgende ätherische Öle in das Stammsortiment aufzunehmen: Bergamotte furocumarinarm, Zeder, Eukalyptus radiata, Neroli 10 %, Zitrone, Lavendel fein, Pfefferminze, Rosengeranie.

Sich auf ein Stammsortiment zu beschränken, bringt Vor- und Nachteile mit sich. Nachteilig sind beispielsweise die eingeschränkte Vielfalt, die sich daraus ergibt. Letztlich überwiegen aber die Vorteile: Eine übersichtliche Zahl von ätherischen Ölen bietet der Apotheke Planungssicherheit. Auch die Pflegenden profitieren: Denn wie bei einem Medikament müssen sie sich bei der Anwendung eines ätherischen Öls über dessen Inhaltsstoffe, Indikationen, Kontraindikationen und eventuellen Besonderheiten bei Kindern und schwangeren Frauen sicher sein. Sonst kann es zu unerwünschten Wirkungen kommen. Und einen Überblick behält man leichter bei einer begrenzten Zahl der einzusetzenden Substanzen. [...]

Um Aromapflege fachgerecht anwenden zu können, sind zusätzlich zu den ätherischen Ölen fette Öle – auch Basisöle genannt – erforderlich, da diese bei Mischungen für Einreibungen die Basis bilden. Auch hier ist es ratsam, maximal drei dieser Basisöle in das Stammsortiment aufzunehmen. In den meisten Fällen reicht jedoch eines aus, zum Beispiel Mandel- oder Olivenöl. In einem Stammsortiment sollten zudem noch Raumsprays, die eine schnelle Raumbeduftung ermöglichen, und gebrauchsfertige Einreibemischungen enthalten sein. Letztere sind für die Anwendung im klinischen Alltag unerlässlich. Denn nur durch diese kann eine schnelle Anwendung der Aromapflege erfolgen. Zudem sind gebrauchsfertige Ölmischungen nach rechtlichem Aspekt sicherer, da die Hersteller ein nach den „GMP-Kosmetik" hergestelltes Produkt zur Verfügung stellen. Diesem liegen meist dermatologische Untersuchungen und Gefährdungsanalysen zugrunde, um die Sicherheit zu gewährleisten. [...]

Interventionen in einem Standard festlegen

Ein weiterer wichtiger Schritt in der praktischen Umsetzung der Aromapflege ist die Einführung einer klaren Verfahrensanweisung in Form eines Pflegestandards oder eines SOP (Standard Operating Procedure). Damit sind die praktischen Interventionen der Aromapflege schriftlich hinterlegt und können vor der Durchführung von den Mitarbeitern nachgelesen werden. Dies gibt den Mitarbeitern Sicherheit. Vorteilhaft ist zudem das einheitliche Vorgehen aller Mitarbeiter. [...]

Wichtig für eine erfolgreiche Integration der Aromapflege in den Pflegealltag ist die Aus-, Fort- und Weiterbildung der Mitarbeiter. Es gibt drei Stufen für die Ausbildung in der Aromapflege:

Ziel sollte sein, dass auf jede Pflegeperson einer Station einen Basiskurs in Aromapflege und zusätzlich eine Pflegeperson einen Aufbaukurs absolviert hat. Darüber hinaus ist es hilfreich, für jede Station einen Aromapflegebeauftragten zu benennen.

Durch eine strukturierte und interprofessionelle Etablierung und Integration der Aromapflege ist es möglich, mit der Aromapflege sowohl für Patienten als auch Mitarbeiter Positives zu bewirken. Besonders hervorzuheben ist die strukturierte Einführung eines Stammsortiments, das Einrichten einer multiprofessionellen Arbeitsgruppe, das Ausarbeiten eines Pflegestandards sowie die Sach- und Fachkompetenz der Mitarbeiter im Rahmen eines integrierten Fort- und Weiterbildungsprogramms.

(1) Steflitsch; Wolz; Buchbauer (2013): Aromatherapie in Wissenschaft und Praxis. Wiggensbach: Stadelmann

(2) Wabner; Beier (2012): Aromatherapie. Grundlagen, Wirkprinzipien, Praxis. München: Elsevier

(3) Forum Essenzia e.V. (2017): Leitfaden Aromatherapie, Aromapflege, Aromakultur. Wiggensbach: Forum Essenzia

Anders, Daniel: Aromapflege in den Klinikalltag integrieren, in: Die Schwester Der Pfleger, Heft 12/2018, S. 39, abgerufen unter: www.bibliomed-pflege.de/zeitschriften/die-schwester-der-pfleger/heftarchiv/ausgabe/artikel/sp-12-2018-pflege-in-der-schweiz-warum-ein-blick-auf-die-nachbarn-lohn/36937-aromapflege-in-den-klinikalltag-integrieren/ [24.04.2020]

8. Verfassen Sie einen Textauszug zu einer der folgenden Fragestellungen:
   a) Welche Ziele und Wirkungen hat die Aromapflege?
   b) Worin unterscheiden sich Aromatherapie und Aromapflege?

9. Verfassen Sie eine strukturierte Inhaltsangabe.

10. Fertigen Sie eine Wandzeitung oder eine Mindmap an, auf der Sie die wichtigsten Inhalte des Textes festhalten.

11. Präsentieren Sie Ihre Ergebnisse.

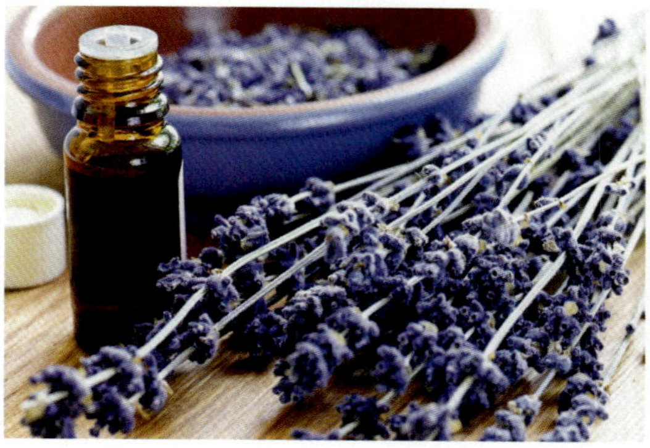

1.12 Normative Texte verstehen

1. Wo spielen in Ihrem Alltag und Beruf Rechts-, Gesetzestexte, Verordnungen oder Satzungen eine wichtige Rolle?
2. Welche Erfahrungen und Verständnisprobleme hatten Sie mit solchen Texten? Berichten Sie.

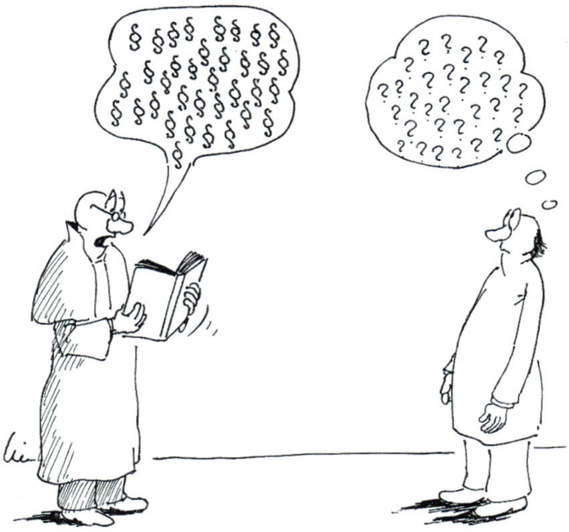

Texte, die Regeln, Verordnungen oder Gesetze (also Normen) zum Inhalt haben, werden als „normative Texte" bezeichnet.

Sie regeln das Verhalten von Menschen untereinander im privaten, im öffentlichen und im betrieblichen Bereich. Normative Texte sind oft von Juristen verfasst worden und deren Juristendeutsch ist manchmal für den Bürger nicht ganz leicht zu verstehen. Typisch für den Sprachstil normativer Texte sind viele Hauptwörter (Nominalstil), juristische Fachbegriffe und komplizierte Satzgefüge (Haupt- und Nebensätze).

§

§ 1906 BGB: Genehmigung des Betreuungsgerichts bei freiheitsentziehender Unterbringung und bei freiheitsentziehenden Maßnahmen

(1) Eine Unterbringung des Betreuten durch den Betreuer, die mit Freiheitsentziehung verbunden ist, ist nur zulässig, solange sie zum Wohl des Betreuten erforderlich ist, weil

1. auf Grund einer psychischen Krankheit oder geistigen oder seelischen Behinderung des Betreuten die Gefahr besteht, dass er sich selbst tötet oder erheblichen gesundheitlichen Schaden zufügt, oder
2. zur Abwendung eines drohenden erheblichen gesundheitlichen Schadens eine Untersuchung des Gesundheitszustands, eine Heilbehandlung oder ein ärztlicher Eingriff notwendig ist, die Maßnahme ohne die Unterbringung des Betreuten nicht durchgeführt werden kann und der Betreute auf Grund einer psychischen Krankheit oder geistigen oder seelischen Behinderung die Notwendigkeit der Unterbringung nicht erkennen oder nicht nach dieser Einsicht handeln kann.

(2) [1]Die Unterbringung ist nur mit Genehmigung des Betreuungsgerichts zulässig. [2]Ohne die Genehmigung ist die Unterbringung nur zulässig, wenn mit dem Aufschub Gefahr verbunden ist; die Genehmigung ist unverzüglich nachzuholen.

(3) [1]Der Betreuer hat die Unterbringung zu beenden, wenn ihre Voraussetzungen weggefallen sind. [2]Er hat die Beendigung der Unterbringung dem Betreuungsgericht unverzüglich anzuzeigen.

(4) Die Absätze 1 bis 3 gelten entsprechend, wenn dem Betreuten, der sich in einem Krankenhaus, einem Heim oder einer sonstigen Einrichtung aufhält, durch mechanische Vorrichtungen, Medikamente oder auf andere Weise über einen längeren Zeitraum oder regelmäßig die Freiheit entzogen werden soll.

(5) [1]Die Unterbringung durch einen Bevollmächtigten und die Einwilligung eines Bevollmächtigten in Maßnahmen nach Absatz 4 setzen voraus, dass die Vollmacht schriftlich erteilt ist und die in den Absätzen 1 und 4 genannten Maßnahmen ausdrücklich umfasst. [2]Im Übrigen gelten die Absätze 1 bis 4 entsprechend.

Paragrafen sind wie folgt aufgebaut:

§	**Paragraf (§)**
(1)	**Absatz (Abs.)**
1. **1**	**Nummer bei Aufzählungen (Nr.)** **Satz (S.)**

Paragrafen in Gesetztestexten sind nach dem „Handbuch der Rechtsförmigkeit" (vgl. http://hdr.bmj.de) wie folgt zu zitieren: zuerst der oder die Paragrafen und dann das Gesetz, also z. B.: **§ 1906 Absatz 5 Satz 1 BGB oder § 1906 Abs. 5 S. 1 BGB.**

1. Wovon handelt der Gesetzestext?
2. Nennen Sie die Fachbegriffe in diesem Gesetzestext und erläutern Sie deren Bedeutung.
3. Für welche Personengruppe gilt dieser Paragraf?
4. Was ist für eine Unterbringung nach Absatz (2) unbedingt nötig?
5. Erläutern Sie den Absatz (4).
   a) Welche unterbringungsähnlichen Maßnahmen sind hier gemeint?
   b) Gelten diese Bestimmungen auch für die eigene Wohnung?
   c) Was bedeutet „über einen längeren Zeitraum oder regelmäßig"?
6. Der Absatz (5) wurde nachträglich (1999) ergänzt. Welche Gegebenheiten für die Unterbringung müssen erfüllt sein, auch wenn eine Vollmacht vorliegt?

1.13 Eine Hausarbeit oder ein Referat schreiben

Die Auszubildende in der Pflege Sabine hat für ihr Referat zum Thema „Die rechtliche Betreuung" etliche Exzerpte angefertigt. Die sogenannte „Stoffsammlung" ist weitgehend abgeschlossen. Jetzt gilt es, die Informationen zu bewerten, zu ordnen und ggf. einzugrenzen bzw. zu ergänzen.

1. Berichten Sie, wie Sie bei der Erstellung einer Hausarbeit oder eines Referates vorgehen.
2. Womit hatten Sie Schwierigkeiten?

Die vier Schritte bei der Anfertigung von Hausarbeiten oder Referaten

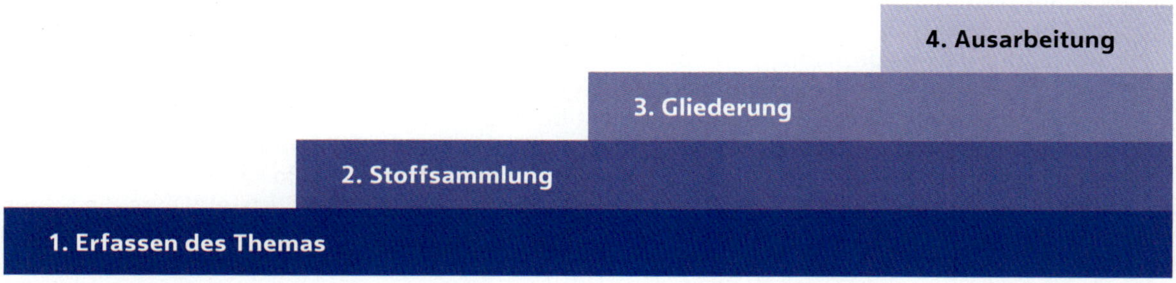

Die rechtliche Betreuung

Einleitung
Bedeutung der rechtlichen Betreuung in der Altenpflege

Hauptteil

1 Einrichtung einer Betreuung
1.1 Rechtliche Grundlage § 1896 ff. BGB
1.2 Beantragung einer Betreuung
1.3 Erforderlichkeitsgrundsatz
1.4 Aufgabenkreise
1.5 Einwilligungsvorbehalt

2 Betreuerbestellung und Verfahren
2.1 Vorschlagsrecht des Betroffenen
2.2 Betreuertypen
2.2.1 Angehörige und Ehrenamtliche
2.2.2 Vereine und Behörden
2.2.3 Berufsbetreuer
2.3 Gerichtliche Verfahren

1. Erläutern Sie die Gliederungssystematik, welche die Auszubildende in der Pflege verwendet hat.
2. Was sind die Aufgaben von Einleitung, Hauptteil und Schluss?
3. Bei der Ausarbeitung eines Referates oder einer Hausarbeit sind formale Vorgaben zu beachten.
   a) Welche Schriftgröße wurde im Gliederungsbeispiel gewählt?
   b) Welchen Zeilenabstand hat Sabine verwendet?
   c) Wie sollte die Seite formatiert sein (Abstände oben, unten, rechts, links)?
   d) Welche Funktion haben Absätze, Fettdruck oder Unterstreichungen?
   e) Sabine will ihre Gliederung als Inhaltsverzeichnis verwenden. Welche Ergänzungen muss sie vornehmen?

Folgende Punkte sind bei der Ausarbeitung des Referates oder der Hausarbeit zu berücksichtigen:

- Jede Seite muss nummeriert werden (entweder in der Kopf- oder in der Fußzeile).
- Absätze dienen zur Unterstützung des Gedankenganges.
- Kapitelüberschriften sollten durch eine besondere Formatierung hervorgehoben werden (z. B. durch Fettdruck, Unterstreichen oder Schriftgröße).
- In der Regel wird in der Zeitform der Gegenwart geschrieben.

Bei der schriftlichen Ausarbeitung ist es wichtig, dem Leser bzw. der Leserin den gedanklichen Zusammenhang zwischen verschiedenen Aussagen zu verdeutlichen und gute Überleitungen zu formulieren. Hierbei spielen Konjunktionen (Bindewörter) und Adverbien (Umstandswörter) eine wesentliche Rolle.

Formulierungen für

Überleitungen	ferner – nicht zuletzt – des Weiteren – von Bedeutung ist auch – man sollte auch nicht vergessen – außerdem – zweitens – ein weiterer Punkt ist
Begründungen, Belege und Beispiele	weil – da – begründen lässt sich das damit, dass – denn dafür lässt sich anführen – z. B. – beispielsweise – unbestreitbar – ohne Zweifel – ohne Frage – das kann man auch dadurch erhärten, dass
Folgerungen	also – folglich – als Konsequenz ergibt sich daraus, dass – demnach – deshalb – daraus ist zu schließen – es ergibt sich
Einschränkungen	obgleich – falls – zu bedenken ist aber – jedoch – allerdings – im Gegensatz dazu – nicht von der Hand zu weisen ist zwar … aber – dennoch – aber – leider

Wichtig!
Lesen Sie nach der Ausarbeitung Ihre Hausarbeit oder Ihr Referat nochmals durch. Verbessern Sie Fehler im Ausdruck, in der Grammatik und Rechtschreibung. Noch besser: Geben Sie jemand anderem die Arbeit zum Lesen. Denn gerade Kritik und Hinweise von außen sind oft sehr hilfreich. Eine Rechtschreibhilfe in einem Textverarbeitungsprogramm ist nützlich, kann aber Fehler im Stil oder gar im Gedankengang nicht erkennen.

Die Auszubildende in der Pflege ist mit ihrer Hausarbeit fertig. Zum Schluss schreibt sie das Titel- oder Deckblatt, bevor sie alle Seiten ordnet und heftet.

Sabine Lauer
Pflegeschule Annweiler am Trifels

Hausarbeit:

Die rechtliche Betreuung

CE 08: Menschen in kritischen Lebenssituationen und in der letzten Lebensphase begleiten
Lernbegleiter: Herr Sprenger

4. Welche Elemente enthält das Deckblatt?
5. Warum ist es nicht sinnvoll, die Seiten jeweils in Prospekthüllen abzuheften?
6. Welche Heftung bzw. Bindung finden Sie angemessen?

1.14 Zitate und ein Literaturverzeichnis anlegen

1. Warum müssen Übernahmen als Zitate gekennzeichnet werden?
2. Was können Zitate in einer Hausarbeit oder einem Referat leisten?

Informationen und Gedanken, die von anderen Autoren oder aus anderen Texten übernommen und in Hausarbeiten oder Referaten verwendet werden, müssen als Zitate gekennzeichnet werden. Zitate sind entweder wörtliche Wiedergaben von Texten (= direkte Zitate) oder in eigenen Worten wiedergegebene Gedanken (= indirekte Zitate). Direkte Zitate werden mit Anführungszeichen kenntlich gemacht, z. B.:
Daniel Anders stellt fest: „Der professionelle Einsatz ätherischer Öle in pflegerischen Handlungen führt nachweislich zu positiven Effekten, wie geringeren Schmerzen und mehr Wohlbefinden."[1]

Auslassungen oder Ergänzungen im Zitat sind zu kennzeichnen, z. B.:
Daniel Anders betont: „Eine übersichtliche Zahl [höchstens 10] von ätherischen Ölen bietet der Apotheke Planungssicherheit. [...] Wie bei einem Medikament müssen sie [die Pflegenden] sich bei der Anwendung eines ätherischen Öls über dessen Indikationen [Heilanzeigen], Kontraindikationen [Verbot bestimmter Anwendungen] und eventuellen Besonderheiten bei Kindern und schwangeren Frauen sicher sein."[2]

Zitate im Zitat sind durch einfache Anführungszeichen kenntlich zu machen, z. B.:
Daniel Anders erläutert, dass gebrauchsfertige Ölmischungen sicherer sind, „da die Hersteller ein nach den ‚GMP-Kosmetik' hergestelltes Produkt zur Verfügung stellen."[3]

Am Ende von indirekten Zitaten ist auf die Quelle zu verweisen, z. B.:
Die Aromapflege mittels Einsatz ätherischer Öle kann als abgewandelte Form der Aromatherapie beschrieben werden.[4]

In den Fußnoten werden dann die Quellen angegeben.

Bei Büchern:

Name des Verfassers | **Titel des Buches (ggf. mit Untertitel)** | **Verlag** | **Ort** | **Auflage** | **Jahr** | **Seite**

Patricia Benner: Stufen zur Pflegekompetenz. From Novice to Expert, aus dem Amerikanischen übersetzt von Martin Wengenroth und bearbeitet von Dr. Diana Staudacher, Hogrefe Verlag, Bern, 3., unveränderte Auflage, 2017, S. 63

Bei Zeitschriften oder Zeitungen:

Name des Verfassers | **Titel des Artikels** | **Zeitung / Zeitschrift** | **Heftnummer und Jahr / Datum** | **Seite**

Daniel Anders: Aromapflege in den Klinikalltag integrieren, in: Die Schwester Der Pfleger, Heft 12/2018, S. 39

Bei Internetentnahmen:

Name des Verfassers/Herausgebers | **Titel des Textes** | **Internetadresse** | **Zugriffsdatum**

Deutsche Parkinson Vereinigung e.V. (Hrsg): Die Krankheit, www.parkinson-vereinigung.de/die-krankheit.html, Zugriff am 26.04.2020

Es hat sich als sinnvoll erwiesen, in der Hausarbeit die Quelle in Kurzform anzugeben, um sie dann im Literaturverzeichnis in voller Länge auszuweisen, z. B.: Anders (2018), S. 38.

Das Literaturverzeichnis am Ende der Hausarbeit oder des Referates umfasst sämtliche verwendeten Quellen, die in alphabetischer Reihenfolge angeführt werden.

1. Üben Sie das Erstellen eines Literaturverzeichnisses, indem Sie sämtliche Fachbücher Ihrer Lerngruppe als Quelle auflisten.
2. Zitieren Sie aus dem Sachtext „Infektionsprävention im Rahmen der Pflege und Behandlung von Patienten mit übertragbaren Krankheiten" in Kapitel 1.11 die Zeilen 9 bis 18. Dabei wollen Sie in der Zeile 18 den Begriff „nosokominale Infektionen" durch einen Zusatz erklären: „Krankenhausinfektion".

1.15 Eine Erörertung schreiben

Organspende ist ein sehr umstrittenes Thema. Eine Organspende ist nach dem deutschen Transplantationsgesetz dann möglich, wenn der Verstorbene zu Lebzeiten eingewilligt hat oder, falls keine derartige Zustimmung vorliegt, die gesetzlich bestimmten Angehörigen in einer „angemessenen Frist“ nach dem mutmaßlichen Willen des Verstorbenen der Organentnahme zustimmen. Ein „Spenderpass“ oder eine „Erklärung zur Organspende“ sind als Willenserklärung sinnvoll. Unter www.organspende-info.de finden Sie die Möglichkeit, einen Ausweis online auszufüllen und auszudrucken.

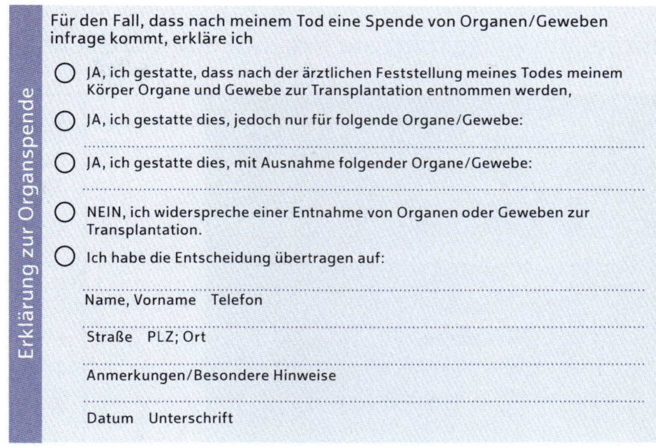
Erklärung zur Organspende

Für den Fall, dass nach meinem Tod eine Spende von Organen/Geweben infrage kommt, erkläre ich

- ◯ JA, ich gestatte, dass nach der ärztlichen Feststellung meines Todes meinem Körper Organe und Gewebe zur Transplantation entnommen werden,
- ◯ JA, ich gestatte dies, jedoch nur für folgende Organe/Gewebe:
- ◯ JA, ich gestatte dies, mit Ausnahme folgender Organe/Gewebe:
- ◯ NEIN, ich widerspreche einer Entnahme von Organen oder Geweben zur Transplantation.
- ◯ Ich habe die Entscheidung übertragen auf:

Name, Vorname Telefon

Straße PLZ; Ort

Anmerkungen/Besondere Hinweise

Datum Unterschrift

1. Wie würden Sie sich entscheiden: pro oder kontra Organspende?
2. Begründen Sie Ihre Entscheidung mit Ihrem Hauptargument.

Probleme und Sachverhalte können oft nur erfasst werden, wenn man sich mit ihnen auseinandersetzt und sie erörtert. Die schriftliche Form dieser Auseinandersetzung wird als **Erörterung** bezeichnet. Es lassen sich zwei Arten der Erörterung unterscheiden: die Sacherörterung (oder Fachaufsatz) sowie die Problemerörterung (dialektische Erörterung). Bei der Erörterung in Schriftform empfehlen sich die gleichen Arbeitsschritte wie bei der Anfertigung von Referaten oder einer Hausarbeit (vgl. Kapitel 1.13).

Im Mittelpunkt einer stichhaltigen Diskussion stehen Argumente. Der Aufbau einer Argumentation sieht wie folgt aus:

Behauptung
Der Mensch wird zum „Ersatzteillager“. Seine Organe werden zur Ware.

Begründung
Jedes Organ hat einen Marktwert.

Beleg, Beweis, Beispiel
Dies wird daran deutlich, dass es weltweit einen Handel mit Organen gibt, der zum Teil auch kriminelle Züge angenommen hat. So wurde erst vor ein paar Wochen aufgedeckt, dass sich Straßenkinder aus Südamerika für wenige Dollars aus sozialer Not eine Niere entnehmen ließen. Gleichzeitig bieten „Organsucher“ horrende Summen, um an ihr lebensrettendes Organ zu kommen.

Schlussfolgerung
Hieraus wird deutlich, dass Organe zu einer Ware geworden sind, die den Menschen in den Hintergrund treten lässt.

Ein Argument wirkt dann besonders überzeugend, wenn es
- stichhaltig,
- knapp, verständlich und
- sachbezogen formuliert ist.

1. Formulieren Sie jeweils ein Pro- und ein Kontra-Argument zum Thema „Organspende“.
2. Erläutern Sie in der folgenden Stellungnahme den Aufbau der Argumentation:

„Es gibt keine christliche Verpflichtung zur Organspende. Christinnen und Christen können der Organspende zustimmen; sie können sie aber auch ablehnen. Sie müssen sich auch gar nicht entscheiden, sondern können die Frage unbeantwortet lassen, wenn sie sich gegenwärtig nicht in der Lage zu einer Entscheidung sehen. Alle diese Optionen sind christlich verantwortbar und ethisch zu respektieren. Allerdings sollten Sie berücksichtigen: Wenn Sie sich zu Lebzeiten nicht für oder gegen eine Organ- oder Gewebespende entscheiden, verpflichtet das Gesetz Ihre Angehörigen, so zu entscheiden, wie Sie es vermutlich gewollt hätten. Diesen dürfte aber eine Entscheidung noch schwerer fallen als Ihnen selbst. Insofern entlasten Sie Ihre Angehörigen in der schwierigen Situation des Abschiednehmens, wenn sie um Ihre Entscheidung wissen.“

Präses Dr. h. c. Nikolaus Schneider (Vorsitzender des Rates der Evangelischen Kirche in Deutschland): Geistliches Wort zur Organspende, November 2012, abgerufen unter: www.ekd.de/geistliches_wort_zur_organspende.htm [13.08.2020]

Das Ziel der Problemerörterung besteht darin, eine Entscheidung zu treffen, um das Problem zu lösen. Dabei werden Pro- und Kontra-Argumente diskutiert und schließlich gegeneinander abgewogen. Dieser Vorgehensweise folgt auch das Gliederungsschema einer dialektischen Erörterung:

1 Einleitung
- Aufhänger
- Themafrage

2 Hauptteil: Diskussion
2.1 These
2.1.1 Argument 1
2.1.2 Argument 2
2.1.3 Argument 3
...
2.2 Antithese
2.2.1 Argument 1
2.2.2 Argument 2
2.2.3 Argument 3
...
2.3 Synthese

3 Schluss: Schlussgedanke

Einleitung
Auch bei der Erörterung „fällt man nicht gleich mit der Tür ins Haus“. Zunächst muss das Interesse des Lesers geweckt werden. Dies lässt sich u. a. mit folgenden „Aufhängern“ erreichen:
- Begriffserklärung (Definition),
- Aktualität (z. B. Zeitungsmeldung),
- Zitat, Sprichwort, Redewendung,
- persönliche Erfahrung oder Beziehung.

Wichtig ist, dass der Leser „auf die richtige Spur gesetzt wird“, d. h., die Themafrage muss in der Einleitung klar zum Ausdruck kommen.

These
Die These ist eine Argumentationsseite der Diskussion, z. B. die Pro-Seite:
Es gibt gute Gründe, die für die Zustimmung zu einer Organentnahme sprechen.

Antithese
Die Antithese ist die Gegenseite zur These, z. B. die Kontra-Seite:
Auf der anderen Seite sprechen auch etliche Argumente dagegen, einer Organentnahme zuzustimmen.

Synthese
In der Synthese werden die Pro- und Kontra-Argumente gegeneinander abgewogen und gewichtet. Am Ende steht eine begründete Entscheidung.

Schluss
Wie die Einleitung zum Thema hinführt, so rundet der Schluss die Erörterung ab. „Schlussgedanken“ können z. B. sein:
- zentrale Aussagen nochmals herausstellen,
- Anstoß zum Weiterdenken geben,
- ein Zitat, ein Sprichwort, eine Redewendung,
- an die Einleitung anknüpfen.

Bei der schriftlichen Ausarbeitung der Gliederungspunkte kommt es darauf an, dem Leser bzw. der Leserin den gedanklichen Zusammenhang zwischen verschiedenen Aussagen zu verdeutlichen und gute Überleitungen zu formulieren (vgl. Kapitel 1.13). Eine klare Gliederung durch Absätze verdeutlicht auch optisch den Gedankengang.

3. Schreiben Sie eine Einleitung zum Thema „Organspende“.
4. Ersetzen Sie die allgemeine Gliederung durch konkrete Stichwörter (Überschriften) und Kurzsätze zum Thema „Organspende“. Ordnen Sie die Argumente dabei nach dem Prinzip der Steigerung: vom weniger gewichtigen zum gewichtigeren Argument.
5. Formulieren Sie einen Schlussgedanken zum Thema „Organspende“.
6. Sammeln Sie Themen, über die Sie kontrovers diskutieren können. Erörtern Sie ausgewählte Themen.
7. Üben Sie im Rollenspiel „Ballonfahrt“ sachliches Argumentieren: Fünf Personen befinden sich in einem Heißluftballon über dem Meer. Im Ballon fahren folgende Persönlichkeiten mit: ein Politiker, ein Wissenschaftler, ein Pfarrer, ein Arzt und ein Landwirt. Der Ballon sinkt. Um die Höhe zu halten, muss nach und nach ein Ballonfahrer über Bord gehen. Jeder versucht mit überzeugenden Argumenten zu begründen, warum gerade er noch im Ballon bleiben und überleben muss. Die Lerngruppe entscheidet nach jeder Argumentationsrunde, wer den Korb verlassen muss.

1.16 Eine Mitschrift anfertigen

Pflegefachfrau Irina besucht im Rahmen der Pflege-Messe einen Fachvortrag zum Thema „Pflege im Wandel“. Um möglichst viele Informationen „mit nach Hause“ nehmen zu können, hat Irina ihre Notizblätter wie folgt vorbereitet:

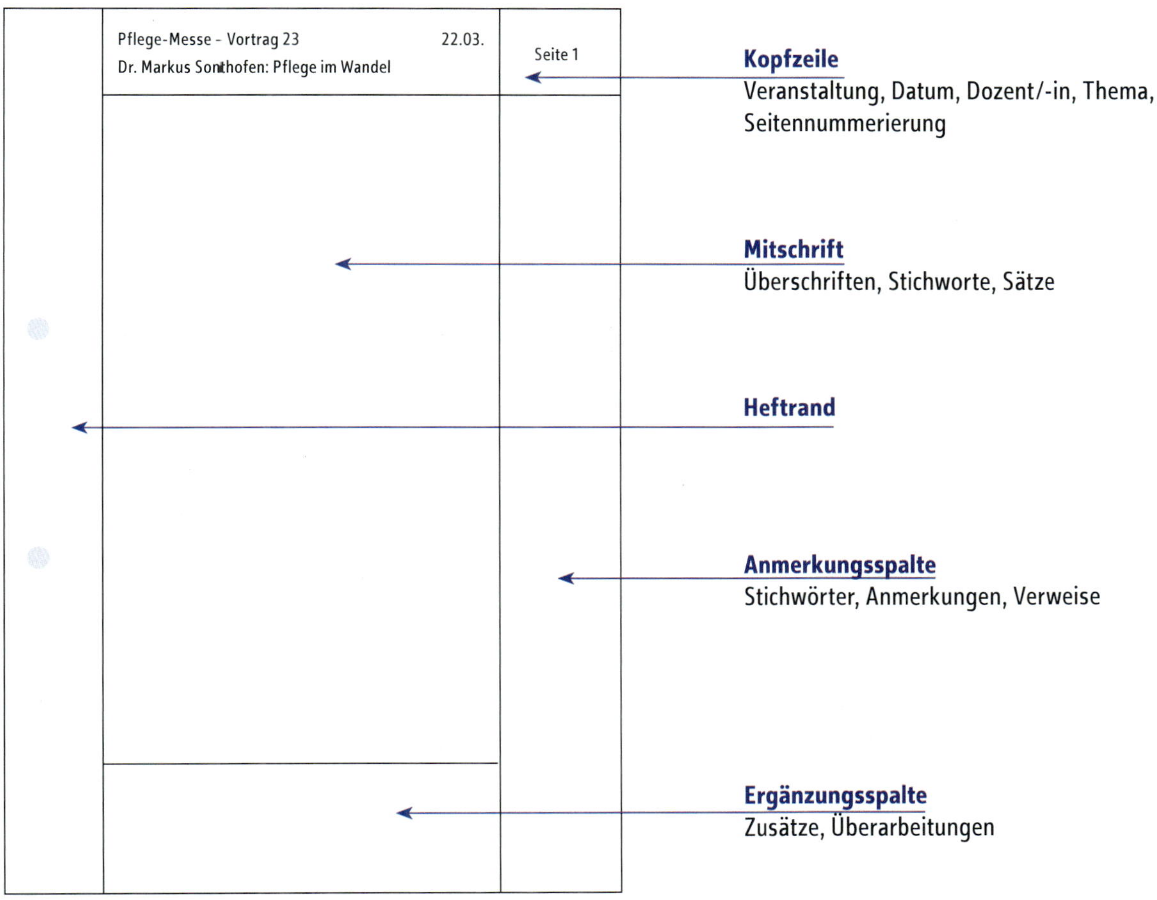

1. Wie hat Irina ihre Mitschrift-Blätter vorbereitet? Erläutern Sie den Aufbau und dessen Funktion.
2. Welche Vorteile hat es, Vorträge, Vorlesungen oder Unterrichtsinhalte mitzuschreiben?
3. Welche Fähigkeiten sind für ein effektives Mitschreiben wichtig?

Mitschreiben bedeutet nicht „Mitstenografieren“. Vielmehr kommt es darauf an, das Wesentliche festzuhalten. Die Definitionen und wichtigen Passagen sollten allerdings möglichst wörtlich mitgeschrieben werden. Es hat sich als zweckmäßig erwiesen, lose DIN-A4-Blätter zu verwenden und diese nur einseitig zu beschriften. Notizen sollten am besten unter dem noch frischen Eindruck des Vortrages ergänzt werden. Hierbei ist es sehr hilfreich, die Aufzeichnungen mit anderen Teilnehmerinnen und Teilnehmern zu vergleichen, zu ergänzen und zu diskutieren.

Vorteile des Mitschreibens:

- Zwang zur Konzentration,
- schnelles Erfassen von Kernaussagen, Struktur und Aufbau eines Stoffgebietes,
- Lernstoffaneignung bereits während des Vortrags,
- schnelle und leichte Aufarbeitung und Wiederholung des Stoffgebietes.

Üben Sie das Mitschreiben im Unterricht, indem Sie

a) Ihre Blätter wie oben vorbereiten,
b) in Gruppen die Mitschriften vergleichen und ergänzen,
c) mithilfe Ihrer Mitschrift die wesentlichen Inhalte referieren.

1.17 Eine Gesprächsnotiz anfertigen

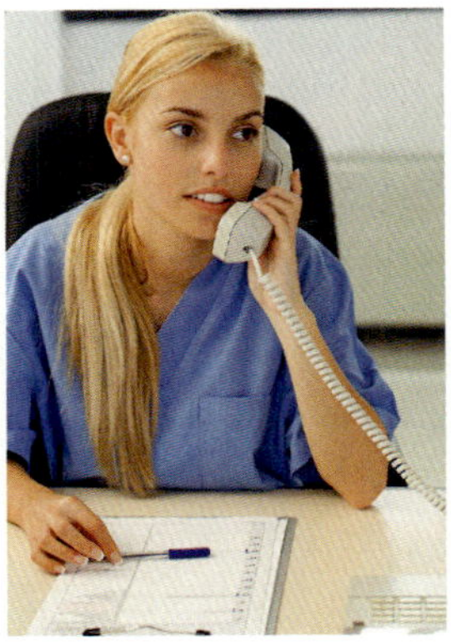

Pflegefachfrau Olga Wolf

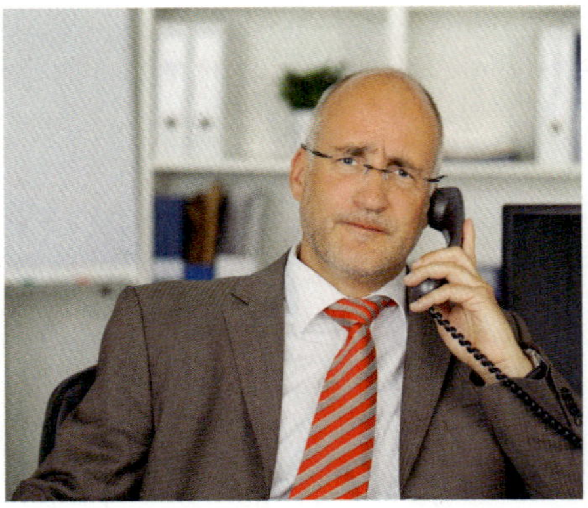

und Herr Müller beim Telefonieren

„Seniorenheim Sonnenschein, Wohnbereich 2. Sie sprechen mit Pflegefachfrau Olga Wolf. Guten Morgen. Was kann ich für Sie tun?"

„Klaus Müller. Guten Morgen, Frau Wolf. Könnte ich bitte meine Mutter Gisela Müller sprechen?"

„Nennen Sie mir bitte das Geburtsdatum Ihrer Mutter".

„Das ist der 23. Februar 1938."

„23. Februar 1938. Richtig. Herr Müller, Ihre Mutter ist mit der Wohngruppe in den Stadtpark. Sie wird in etwa einer halben Stunde wieder zurück sein. Kann ich Ihnen weiterhelfen?"

„Ja, ich wollte mich erkundigen, wie es meiner Mutter nach dem Sturz geht. Hat die ärztliche Untersuchung etwas Neues ergeben?"

„Frau Dr. Solow war gestern da und hat Ihre Mutter untersucht. Sie hat keinerlei Verletzungen feststellen können. Die Ursache für den Schwindel ist wahrscheinlich ein Medikament. Das Medikament wurde abgesetzt."

„Gott sei Dank ist nicht mehr passiert. Bitte richten Sie meiner Mutter aus, dass ich leider morgen nicht kommen kann. Ich habe kurzfristig einen wichtigen Termin, den ich unbedingt wahrnehmen muss. Ich werde deshalb am kommenden Freitag vorbeischauen. Sagen Sie meiner Mutter bitte, dass ich sie am Freitag gegen 15 Uhr besuche und die von ihr gewünschten Salbeibonbons mitbringe. Schwester Olga, bitte klären Sie doch für mich bei der Einrichtungsleitung ab, ob meine Mutter, wie letzten Mittwoch besprochen, in das Appartement im Erdgeschoss zum 1. des nächsten Monats umziehen kann. Ich würde ganz gerne im Laufe des Freitagnachmittags diesbezüglich um einen Gesprächstermin mit Frau Arnold bitten."

„Gut, Herr Müller. Ich richte Ihrer Mutter aus, dass Sie heute wegen eines wichtigen Termins nicht kommen können und sie deshalb am Freitag, 15:00 Uhr, besuchen werden. Unsere Einrichtungsleiterin, Frau Arnold, werde ich für den Freitagnachmittag um einen Termin nachfragen. Wie kann ich Sie erreichen, falls der Termin mit Frau Arnold nicht möglich ist?"

„Am besten über mein Mobiltelefon. Die Nummer lautet: 0171 7883441. Sie können aber auch ein Fax an die Firma senden: 0681 938895 oder eine E-Mail schicken. Meine E-Mail-Adresse haben Sie ja in den Unterlagen."

„Gut, Herr Müller. Sie hören von uns, wenn der Termin am Freitag mit Frau Arnold nicht frei ist."

„Ja, vielen Dank, Schwester Olga. Auf Wiederhören."

„Auf Wiederhören, Herr Müller."

1. Warum fragt die Pflegefachfrau nach dem Geburtsdatum von Frau Müller?
2. Welche Grundlagen der Gesprächsführung (vgl. Kapitel 3) wendet die Pflegefachfrau im Telefonat an?

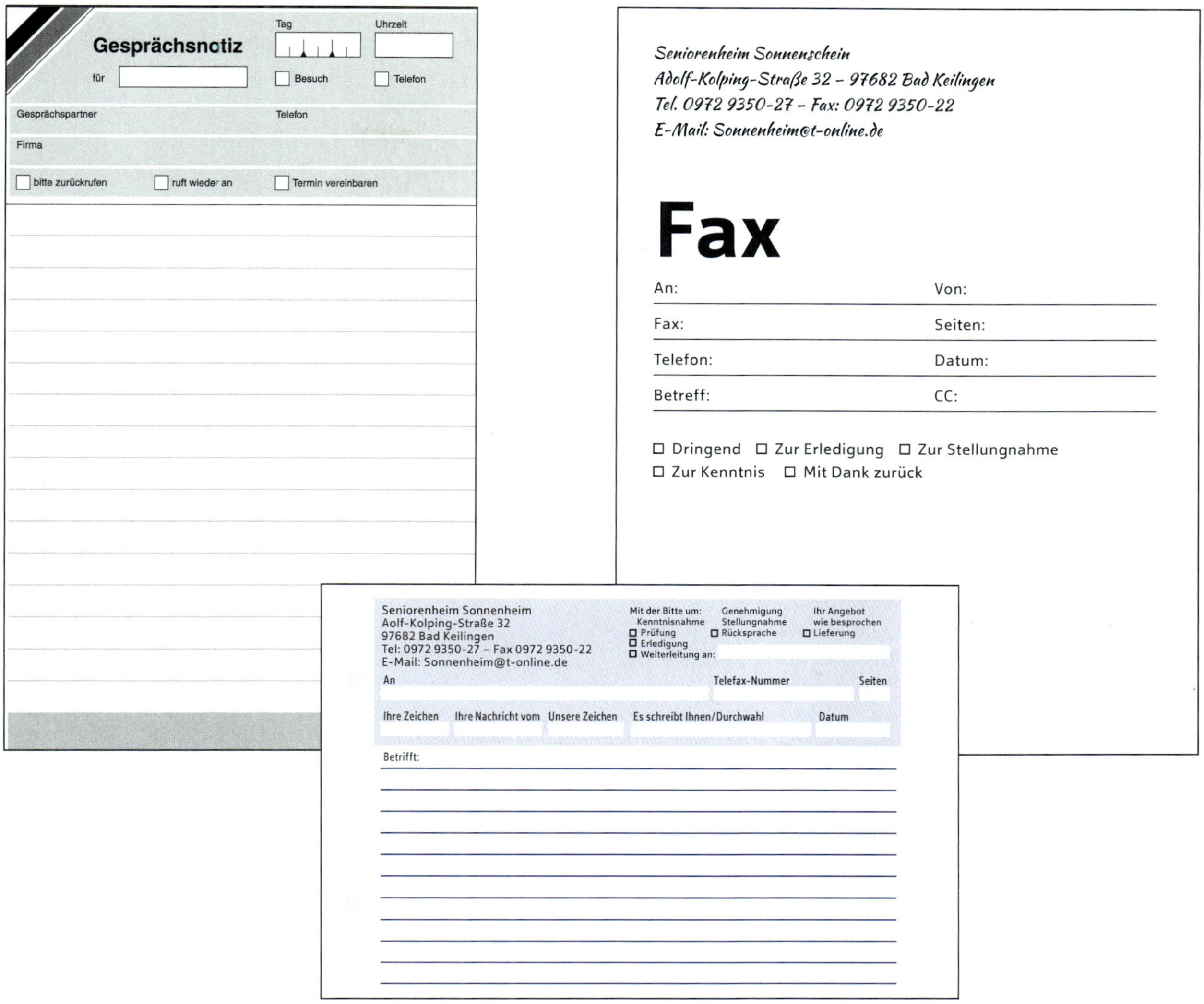

Gesprächsnotiz

Tag | Uhrzeit

für | ☐ Besuch | ☐ Telefon

Gesprächspartner | Telefon

Firma

☐ bitte zurückrufen ☐ ruft wieder an ☐ Termin vereinbaren

Seniorenheim Sonnenschein
Adolf-Kolping-Straße 32 – 97682 Bad Keilingen
Tel. 0972 9350-27 – Fax: 0972 9350-22
E-Mail: Sonnenheim@t-online.de

Fax

An: | Von:

Fax: | Seiten:

Telefon: | Datum:

Betreff: | CC:

☐ Dringend ☐ Zur Erledigung ☐ Zur Stellungnahme
☐ Zur Kenntnis ☐ Mit Dank zurück

Seniorenheim Sonnenheim
Aolf-Kolping-Straße 32
97682 Bad Keilingen
Tel: 0972 9350-27 – Fax 0972 9350-22
E-Mail: Sonnenheim@t-online.de

Mit der Bitte um: Kenntnisnahme | Genehmigung Stellungnahme | Ihr Angebot wie besprochen
☐ Prüfung ☐ Rücksprache ☐ Lieferung
☐ Erledigung
☐ Weiterleitung an:

An | Telefax-Nummer | Seiten

Ihre Zeichen | Ihre Nachricht vom | Unsere Zeichen | Es schreibt Ihnen/Durchwahl | Datum

Betrifft:

Wichtige Sachverhalte und Vorgänge sollten in Form einer Notiz festgehalten werden. Dies gilt insbesondere für wichtige berufliche Mitteilungen und Informationen. Notizen sind eine gute Gedächtnisstütze und können z. B. gegenüber Vorgesetzten als Nachweis dienen.

Eine Notiz sollte folgende Angaben enthalten:

- Datum und Uhrzeit des Gespräches,
- Name des Gesprächspartners/der Gesprächspartnerin und dessen bzw. deren Funktion und Position,
- Adressat des Gespräches,
- Inhalt der Mitteilung in Stichworten oder kurzen Sätzen,
- vorgeschlagene bzw. ergriffene Maßnahmen,
- Unterschrift des Gesprächsempfängers.

1. Sie wollen die Bewohnerin, Frau Gisela Müller, sowie Frau Arnold über das Telefongespräch informieren. Welche Angaben über das Gespräch sind wichtig?

2. Fertigen Sie eine Gesprächsnotiz an. Orientieren Sie sich dazu an dem oben abgebildeten Formular.

Olga Wolf hat die Einrichtungsleiterin, Frau Arnold, über das Telefonat mit Herrn Müller informiert. Frau Arnold hat sie beauftragt, Herrn Müller mitzuteilen, dass der Termin am Freitag nicht möglich sei, da sie an einer Fortbildung teilnehme. Sie bittet daher, Herrn Müller einen anderen Gesprächstermin vorzuschlagen, z. B. den 28. März nachmittags. Auch sei der Umzug in das Erdgeschoss noch nicht zum 1. April möglich.

3. Olga Wolf kann Herrn Müller nicht erreichen. Es meldet sich die Mailbox. Formulieren Sie eine Nachricht für die Mailbox.

4. Die Nachricht könnte auch per Fax oder per E-Mail übermittelt werden.
   a) Schreiben Sie eine Fax-Nachricht an Herrn Müller. Sie können sich dabei an dem oben abgebildeten Fax-Vordruck orientieren.
   b) Formulieren Sie die Mitteilung als E-Mail.
   Benutzen Sie dazu die E-Mail-Masken verschiedener Internetprovider.

1.18 Ein Protokoll schreiben

Bei regelmäßigen Teambesprechungen wechseln sich die Teilnehmerinnen und Teilnehmer mit der Protokollführung ab. Diesmal ist Pflegefachfrau Olga Wolf an der Reihe. Über die Teambesprechung fertigt sie folgendes Protokoll an:

Protokoll

über:	Teambesprechung Station 2
Datum:	07.03.20XX
Ort:	Besprechungsraum 1. OG
Beginn:	15:00 Uhr
Ende:	16:15 Uhr
Anwesend:	Backes, Dummer, Flos, Große, Maurer, Meier, Sauer, Wolf
Abwesend:	Lauer (Urlaub), Toll (krank)
Leitung:	Sabine Dummer
Protokoll:	Olga Wolf

← Protokollkopf

Ergebnisse:

← Ergebnisse bzw. Verlauf

TOP 1: Protokoll vom 10. Februar
Das Protokoll wird ohne Änderungen angenommen.

Top 2: Einrichtungsstandards
Frau Dummer erläutert nochmals die Ziele sowie die Struktur der Einrichtungsstandards.
Frau Große und Herr Maurer stellen ihren Entwurf eines Einrichtungsstandards „Übergabe“ vor (vgl. Anlage 1).
Frau Flos regt an, auch die Vorgänge mit den Angehörigen und anderen Personen aufzunehmen. Der Standard soll dementsprechend ergänzt und auf der nächsten Sitzung verabschiedet werden.

Top 3: Fort- und Weiterbildungsmaßnahmen
Frau Dummer gibt bekannt, dass am 12. August eine Fortbildungsveranstaltung zum Thema „Wundversorgung“ stattfindet. Wer daran teilnehmen möchte, soll sich bis zum 24. Juli in die ausgelegte Liste eintragen.

Top 4: Verschiedenes
Änderung Einsatzplan: Frau Sauer übernimmt die Krankheitsvertretung von Frau Toll.
Frau Dummer möchte, dass die ehrenamtlich Tätigen nochmals eine Hygiene-Unterweisung erhalten. Alle begrüßen dies.
Nächste Teambesprechung: 14.04. 15:00 Uhr, Besprechungsraum 1. OG.

Bad Keilingen, 07.03.20XX

← Protokollschluss

Olga Wolf — *Sabine Dummer*

Protokollführerin — Leitende

1. Wie ist das Protokoll aufgebaut?
2. Warum ist es wichtig, TOP 1 im Protokoll aufzuführen?
3. Neben Frau Wolf hat auch die Leitende das Protokoll unterschrieben. Welche Gründe gibt es hierfür?
4. Die Abwesenden wollen sich mithilfe des Protokolls über die Teambesprechung informieren. Wie beurteilen Sie den Informationsgehalt des Protokolls?
5. Welche Zeitform hat die Protokollantin verwendet?

Protokolle dienen vor allem

- der **Dokumentation**: Sie sind Dokumente und haben Beweiskraft.
- der **Information**: Abwesende können sich über Vorgänge und Entscheidungen informieren.
- der **Kontrolle**: Mithilfe von Protokollen ist überprüfbar, ob Beschlüsse auch umgesetzt werden.

Um die Zielsetzungen des Protokollierens zu erfüllen, muss bei der sprachlichen Gestaltung auf folgende Punkte geachtet werden:

- objektive Darstellung (keine wertenden Adjektive und Verben),
- klare zeitliche oder systematische Gliederung,
- treffende, kurze Ausdrucksweise,
- wichtige Äußerungen in Form von Zitaten oder in der indirekten Rede,
- Zeitform der Gegenwart (die Zeitform der Vergangenheit ist auch möglich).

Es lassen sich zwei Arten von Protokollen unterscheiden, das **Ergebnis-** und das **Verlaufsprotokoll:**

Das Ergebnisprotokoll beschränkt sich auf Beschlüsse und Ergebnisse einer Sitzung oder Diskussion. Äußerungen einzelner Sprecherinnen und Sprecher werden nur dann in die Niederschrift aufgenommen, wenn dies ausdrücklich gewünscht wird oder inhaltlich von Bedeutung ist.

Das Verlaufsprotokoll hält neben den Ergebnissen und Beschlüssen auch den Gang der Diskussion oder den Verlauf einer Sitzung fest. Dazu müssen alle wichtigen Äußerungen, Anträge, Argumente und Einwände wiedergegeben werden.

Für das Protokollieren empfiehlt es sich, wie bei der Mitschrift (vgl. Kapitel 1.16) vorzugehen.

1. a) Nennen Sie Situationen und Veranstaltungen, bei denen ein Protokoll geführt wird.
   b) Begründen Sie, weshalb dies erfolgt.
2. Erläutern Sie, was an den folgenden Protokollauszügen falsch ist:
   a) Die Mehrheit stimmt leider gegen den Antrag, nicht zuletzt aufgrund der Argumentation von Frau Söllner, worauf viele Anwesende ihre Meinung änderten.
   b) Nachdem die Tagesordnung geändert wurde, wird Punkt 2 aufgerufen. Zuvor hat Herr Baumann alle Anwesenden herzlich willkommen geheißen.
   c) Das Protokoll der letzten Sitzung wird in einigen Punkten geändert.
3. Üben Sie das Protokollieren, indem Sie über Ihren Unterricht ein Unterrichtsprotokoll erstellen. Gehen Sie dabei wie folgt vor:
   - Bereiten Sie den Protokollkopf bereits vor dem Unterricht vor.
   - Notieren Sie das Thema. Wenn möglich, machen Sie sich bereits vor dem Unterricht mit dem Thema vertraut.
   - Achten Sie auf Schlüsselwörter, die als Gliederungspunkte verwendet werden können.
   - Medien (Informationsmaterial, Arbeitsblätter ...) sollten als Anhang dem Protokoll beigefügt sein.
   - Kontrollieren Sie sich selbst: Können Abwesende mithilfe des Protokolls die wesentlichen Inhalte des Unterrichtes nachvollziehen?

1.19 Referieren, Präsentieren und Visualisieren

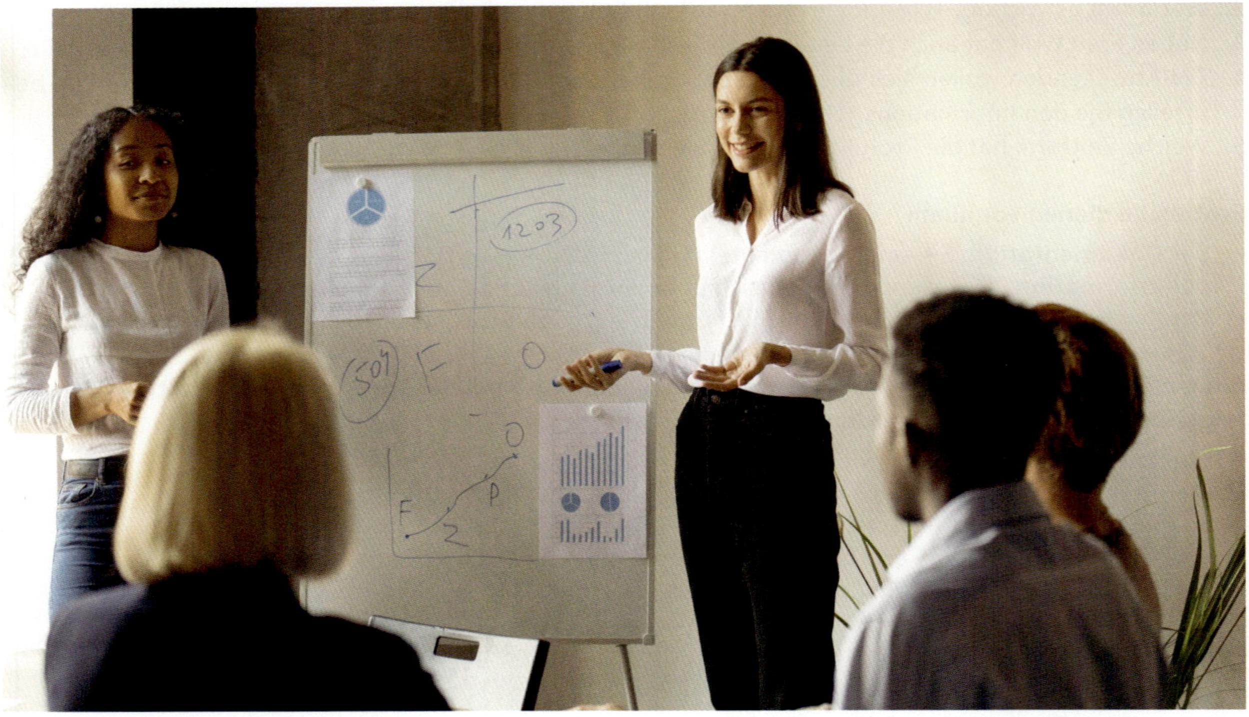

Das Referieren über Sachverhalte oder die Präsentation von Ergebnissen gewinnen in Beruf und Alltag immer mehr an Bedeutung. Viele sehen solchen Aufgaben mit Nervosität und Unsicherheit entgegen. Doch auch bei Vorträgen und Präsentationen hängt vieles von der Vorbereitung und Übung ab.

1. Welche Ängste haben Sie vor einer Präsentation?
2. Wodurch können Sie diese Ängste abbauen, um sich sicherer zu fühlen?

Die ersten Vorbereitungsschritte verlaufen genauso wie beim Verfassen einer schriftlichen Arbeit: Erfassen des Themas, Konzept, Materialsammlung, Gliederung. Bereits hier müssen jedoch die Zuhörer und Zuhörerinnen sowie deren Interessen und Kenntnisse mitbedacht werden.

Ein Vortrag und eine Präsentation lassen sich leichter verfolgen, wenn

- die Zuhörer und Zuhörerinnen persönlich angesprochen werden,
- das Thema interessant aufbereitet ist,
- das Referat gut aufgebaut ist,
- die Sprache nicht zu kompliziert ist,
- die Präsentation anschaulich ist.

Fragen bei der Vorbereitung der Präsentation

- Ist der Vortrag klar gegliedert?
- Welche Medien kommen zum Einsatz?
- Sind die Medien voll funktionsfähig?
- Welche Materialien sollen den Zuhörern und Zuhörerinnen ausgehändigt werden?
- Wie muss der Raum gestaltet werden?
- Bin ich persönlich gut vorbereitet?

...

Checkliste	erledigt
• Fahrplan, Drehbuch	✓
• Pinnwand, Flipchart, Overheadprojektor, Tafel, Laptop, Beamer, interaktives Whiteboard	✓
• Stromversorgung (Verlängerungskabel), Moderationsmaterial, Zeiger, Stifte	✓
• Arbeitsblatt, Strukturskizze	✓
• Sitzordnung (U-Form)	✓
• Probelauf	✓

Aus den Vorüberlegungen lässt sich sodann ein „Fahrplan“ oder ein „Drehbuch“ erstellen, in dem skizzenartig der Ablauf festgehalten wird:

Thema:	
Die rechtliche Betreuung	Pinnwand
Einleitung:	
Bedeutung der rechtlichen Betreuung	Statistik, Folie I
Hauptteil:	
1 Einrichtung einer Betreuung	
1.1 Rechtliche Grundlage	§ 1896 BGB vorlesen

Die Gliederung kann – auch als Gedächtnisstütze – auf Stichwortzetteln, auf Folie, als Mindmap oder als Thesenpapier festgehalten werden. Wichtig ist, dass die Zuhörer die Gliederung erkennen, um so dem Referat besser folgen zu können.

Hilfsmittel und Medien veranschaulichen und ergänzen den Vortrag. Sie sollen schnell erfassbar, also übersichtlich und gut lesbar sein. Zusammenhänge lassen sich durch gleiche Farben und identische Formen herstellen. Zu viele Details verwirren. Als Medien kommen z. B. infrage: Wandtafel, Pinnwand, Flipchart, Plakate, Whiteboard, ein Video oder eine computerunterstützte Präsentation. Aber Vorsicht: Zu viele Hilfsmittel führen eher zu einer Multimediashow als zu einer sinnvollen Veranschaulichung.

Beim Medieneinsatz ist zu beachten, dass nur das Thema, über das gerade gesprochen wird, im Blickfeld steht. Auch beim Einsatz von Medien sollte sich die Referentin oder der Referent den Zuhörern zuwenden und nicht zur Wand oder zur Tafel sprechen.

Projektarbeiten sind in der Regel Gruppenarbeiten. Bei der Präsentation der Ergebnisse sollten sich deshalb möglichst alle Gruppenmitglieder einbringen. Dies ist etwa dadurch möglich, dass die verschiedenen Teile der Präsentation von verschiedenen Gruppenmitgliedern übernommen werden. Auch andere Arbeitsteilungen sind denkbar.

Eine für die Zuhörer besonders interessante Art der Präsentation ist die Interviewtechnik. Ein Referent spielt den Fragesteller, der andere gibt die Antworten. Die Interviewpartner werfen sich sozusagen die Bälle zu. Diese Methode wirkt sehr lebendig und motivierend, erfordert aber eine gute Vorbereitung und etwas Übung.

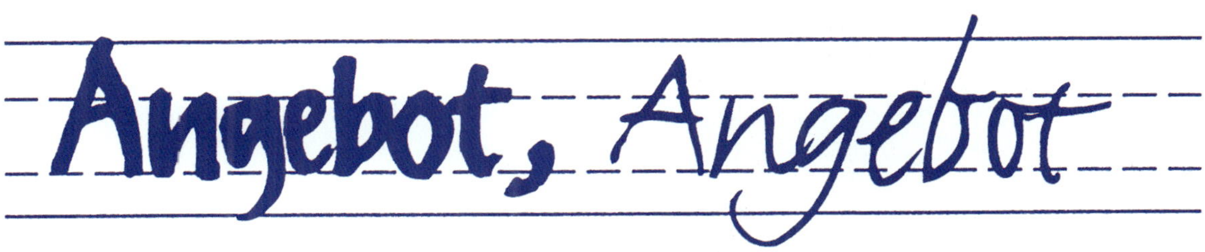

Visualisieren an der Pinnwand oder auf der Flipchart verlangt eine gut lesbare Schrift. Bei der Formulierung muss auf Kürze und Einfachheit geachtet werden. Das Schreiben mit den Filzstiften will geübt sein. Die Textgestaltung wird durch Rahmen, Farben und Symbole unterstützt, z. B.:

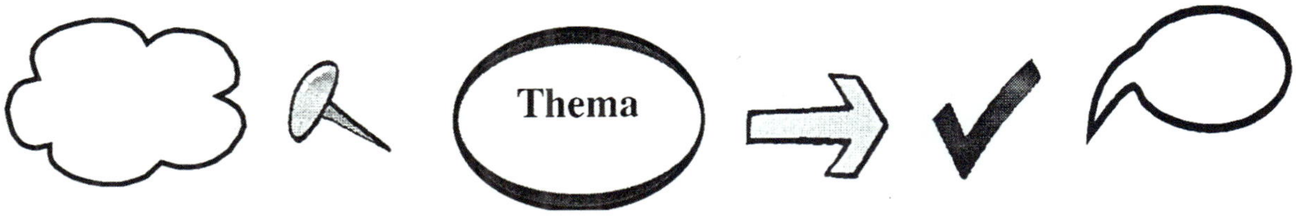

1. Bereiten Sie ein Blatt (wie oben) mit Linien vor, und üben Sie das Schreiben mit verschieden breiten Filzstiften. Achten Sie insbesondere auf die Proportionen; die Kleinbuchstaben dürfen nicht zu niedrig ausfallen.

Zum Präsentieren eignet sich auch eine Präsentationssoftware. Hierbei sollten Sie auf Folgendes achten:

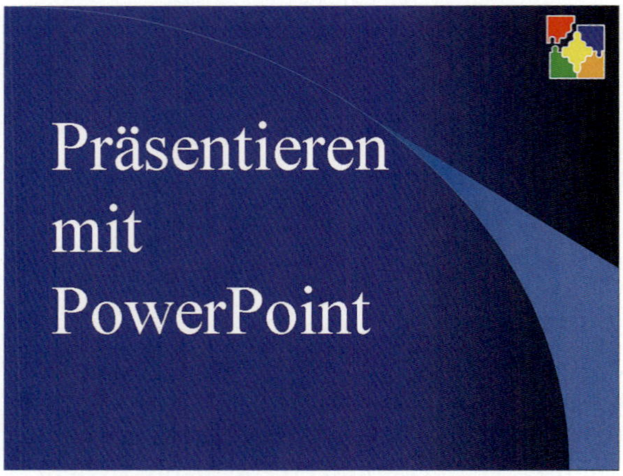
Präsentieren mit PowerPoint

Wiedererkennung durch

- einheitliches Folienlayout,
- einheitliches Design,
- Farbelemente,
- Logo.

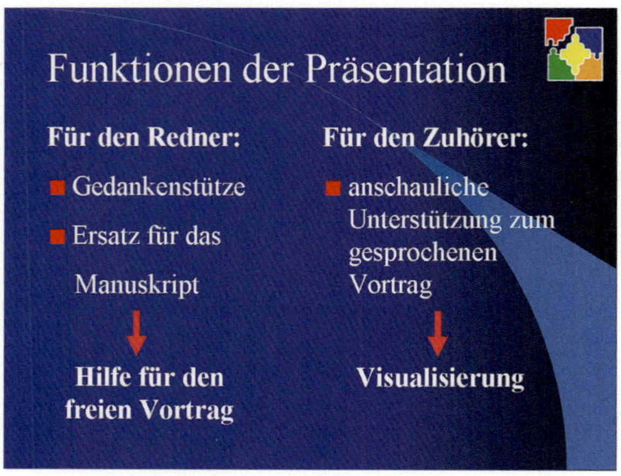
Funktionen der Präsentation
Für den Redner:
Gedankenstütze
Ersatz für das Manuskript
Hilfe für den freien Vortrag
Für den Zuhörer:
anschauliche Unterstützung zum gesprochenen Vortrag
Visualisierung

Lesbarkeit durch

- übersichtliche Anordnung,
- korrekte Rechtschreibung,
- gut lesbare Schriftarten,
- gut lesbare Schriftgrößen (mind. 18 pt),
- gut lesbare Schriftfarbe,
- gezielte Hervorhebungen (fett, unterstrichen, Farbe; jedoch keine Kursivschrift).

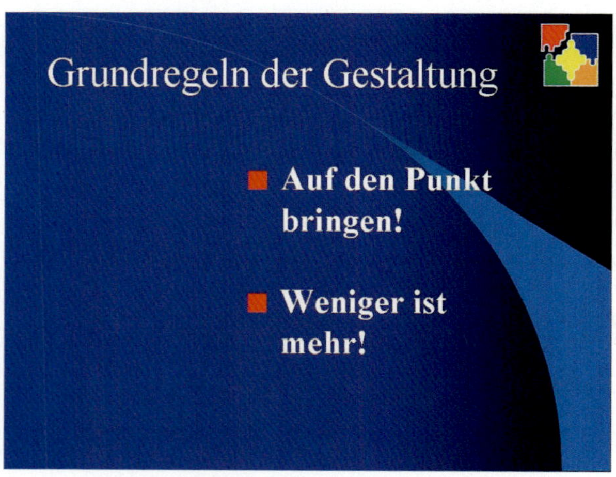
Grundregeln der Gestaltung
Auf den Punkt bringen!
Weniger ist mehr!

Übersichtliche Gestaltung durch

- Stichwörter, keine langen Sätze,
- nicht zu viel Text pro Folie,
- Übereinstimmung zwischen Inhalt und Form,
- gezielter (sparsamer) Einsatz von Grafiken, Bildern und Animationen.

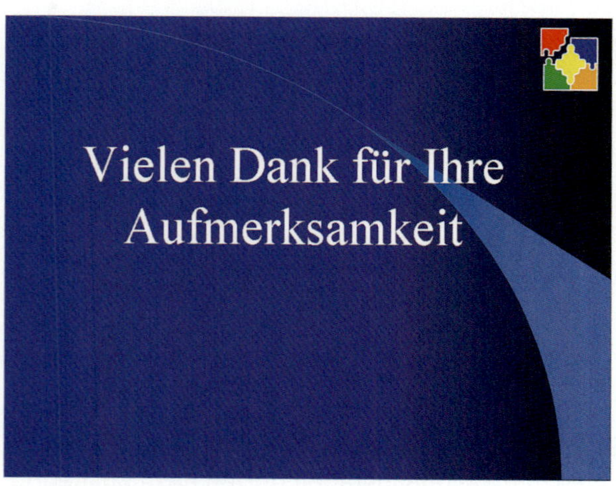
Vielen Dank für Ihre Aufmerksamkeit

Sachlogisch gliedern durch

- Titelfolie,
- Schlussfolie,
- Orientierung am Vortrag,
- gezielte Auswahl von zentralen Inhalten des Themas und Vortrages.

1.20 Kurzvorträge und Ansprachen halten

„Tritt frisch auf, mach's Maul auf und hör bald wieder auf!" soll Martin Luther seinen Schülern mit auf den Weg gegeben haben.

Kunst der freien Rede – 30 goldene Rhetorik-Tipps

1. „In Dir muss brennen, was Du in anderen entzünden willst." (Augustinus).
2. Lampenfieber ist normal, deshalb nicht überbewerten.
3. Programmieren Sie Ihr Unterbewusstsein mit mentalen Suggestionsformeln.
4. Durch Bewegung Adrenalin abbauen.
5. Eine gepflegte Erscheinung hebt das Selbstbewusstsein.
6. Stichwortzettel sind wichtige Rettungsanker.
7. Anfang und Ende besonders gut vorbereiten.
8. Eine Rede ist keine Schreibe.
9. Ein Bild sagt mehr als tausend Worte.
10. Es ist ein Beweis hoher Bildung, die größten Dinge in einfachster Art zu sagen.
11. Der erste Eindruck ist entscheidend.
12. Rhetorisch zur Elite zählen bedeutet: „merk"-würdig reden.
13. Das Publikum lässt sich lieber unterhalten als belehren.
14. Der Mensch ist kein Verstandeswesen. Deshalb: Gefühle ansprechen.
15. Der beste Lehrmeister ist das Beispiel.
16. Das Ziel und die Absicht des Vortrages deutlich herausstellen.
17. Die Zuhörer zur Tat auffordern.
18. Beim Vorbereiten „Zuhörerkonferenz" einberufen. Wer sind meine Zuhörer? Was interessiert sie?
19. Sei besser als andere, sei anders als andere, aber sei immer Du selbst.
20. Du bist, was Du denkst. Was Du denkst, strahlst Du aus. Was Du ausstrahlst, ziehst Du an.
21. Suche keine Effekte zu erzielen, die nicht in Deinem Wesen liegen (Tucholsky).
22. Denkpausen für den Redner sind gleichzeitig Aufnahmepausen für die Zuhörer.
23. Die Körpersprache ist verräterischer als das gesprochene Wort.
24. Der kürzeste Weg zwischen zwei Menschen ist ein Lächeln.
25. Ein Vortrag ohne rhetorische Fragen ist wie ein schlecht gelüftetes Zimmer.
26. Die Zuhörer möglichst oft mit „Sie" ansprechen.
27. Je besser der Augenkontakt, desto überzeugender der Redner.
28. Der Köder muss dem Fisch und nicht dem Angler schmecken.
29. Vermeiden Sie „Papierkorbsätze".
30. Tritt keck auf, mach's Maul auf, hör bald auf.

Reichel, Gerhard (Institut für Rhetorik): 30 goldene Rhetorik-Tipps, 08.10.2007, abgerufen unter: www.perspektive-mittelstand.de/Die-Kunst-der-freien-Kommunikation-30-goldene-RhetorikTipps/management-wissen/1533.html [28.07.2020]

1. Erläutern Sie die 30 Rhetorik-Tipps.
2. Versuchen Sie diese Tipps bei Ihren Kurzvorträgen zu befolgen.
3. Neben einer angemessenen Gestik und Mimik ist eine deutliche und akzentuierte Aussprache für einen gelungenen Vortrag unerlässlich. Üben Sie sich in der Aussprachetechnik, indem Sie die folgenden Texte betont und deutlich artikuliert vortragen:

Lang lauscht Ulli
Endlich lieblos lächelnd
Lallt sie leise:
Lautlos Lallas, log dein Loblied!
Lisple, lieblich, Liebesfallen;
Lächeln ließ mich längst
Solch Liebleids Langweil!

Nicht schlechte Wächter scheuchen
Wichte, welche frech lächelnd,
Ziemlich bezecht –
Möchten flüchtig entweichen.
Schüchtern verächtlich,
Kätzchenweich schleichen sie
Sichtlich gemächlich.

4. Üben Sie sich in der Vortragstechnik, indem Sie eine Ballade oder eine Erzählung laut vortragen.
5. Nehmen Sie die Vorträge z. B. mit dem Smartphone auf. Analysieren und bewerten Sie die Vorträge.
6. Halten Sie eine freie Rede aus dem Stegreif zu einem vorgegebenen Begriff (z. B. Baum, Sonne, Angst, Beruf, Wald ...). Die Rede sollte genau eine Minute lang sein.

1. Berichten Sie, zu welchen privaten Anlässen Sie bereits eine Ansprache gehalten haben.
2. Wie sind Sie dabei vorgegangen?
3. Welche Anlässe in Ihrem Berufsalltag bieten Gelegenheiten zu Ansprachen?

Festrede eines Klassenlehrers zur Abschlussfeier und Zeugnisübergabe

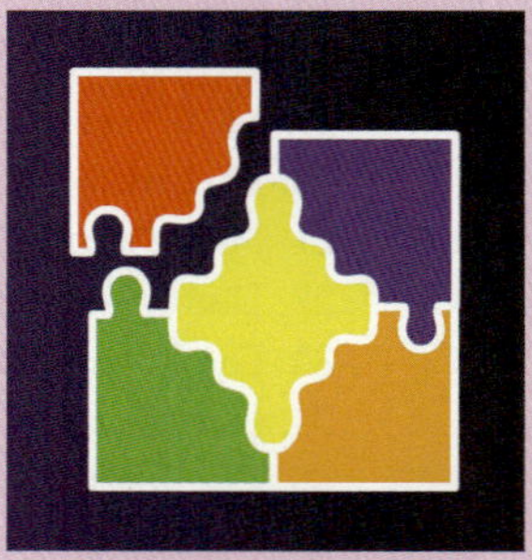

Sehr verehrte Damen und Herren,
liebe Auszubildende in der Pflege,

endlich ist es so weit! Heute dürfen Sie die Früchte Ihrer dreijährigen Ausbildung ernten und Ihr Zeugnis sowie Ihre Urkunde zur Pflegefachfrau bzw. zum Pflegefachmann in Empfang nehmen.

Ich denke, es ist heute ein guter Anlass, um einige Gedanken zu formulieren zum Selbstverständnis Ihres Ausbildungsberufes sowie zum Selbstverständnis unserer Pflegeschule.

Dabei möchte ich anknüpfen an das Bild oder Logo, das die Einladungskarte zur heutigen Veranstaltung zeigt: ein Puzzle aus verschiedenen und verschiedenfarbigen Teilen, ein Puzzle, an dem der Prozess des Zusammensetzens noch nachvollziehbar ist, weil noch nicht ganz abgeschlossen.

Ein Puzzle, meine Damen und Herren, ist ein Geduldsspiel. Und Geduld, sprich einen langen Atem, Durchhaltevermögen, Konzentration und Belastbarkeit, waren notwendig, um die drei Jahre durchzustehen. Es wurde viel von Ihnen gefordert. Ich weiß, zuweilen fühlten Sie sich gar überfordert. Aber, meine Damen und Herren, fördern heißt auch fordern.

Das Puzzle besteht aus vielen Einzelelementen. Jedes Element ist wichtig, jedes hat seinen Platz und ist unabdingbar für die Entstehung eines Ganzen. – Ein Bild für die vielen Teilaspekte der Ausbildung. Jede curriculare Einheit ist für sich genommen ein wichtiger Baustein der Ausbildung, doch noch wichtiger erscheint mir die Verknüpfung aller Teile zu sein, die Interdependenzen der Teildisziplinen.

Jedes Element des Puzzles ist wichtig, jedes hat seinen Platz und ist unabdingbar für die Entstehung des Ganzen – ein Aspekt, der nicht nur inhaltlich gilt, sondern auch, was die Anteile der verschiedenen Ausbildungsinstitutionen angeht, von Bedeutung ist: Verschiedene Einrichtungen haben die Ausbildung begleitet. Sie alle haben ihren Part beigetragen. Wichtig ist dabei – auch das wird hier im Bild des Puzzles deutlich – wichtig ist dabei, dass die einzelnen Ausbildungsstellen miteinander verzahnt sind. Die Nahtstellen, sie müssen passen. So gesehen ist unser Bild oder Logo kein exaktes Abbild der Wirklichkeit, eher eine idealistische und wünschenswerte Projektion. Dennoch: Wenn es auch hie und da Reibungspunkte gegeben hat, im Großen und Ganzen waren die Teile passgerecht. Dafür möchte ich mich bei den Vertreterinnen und Vertretern der Einrichtungen der praktischen Ausbildung, vor allem bei den Praxisanleiterinnen und Praxisanleitern, nochmals ganz herzlich bedanken. Mein Dank gilt aber auch meinen Kolleginnen und Kollegen.

In einem Puzzle werden Teile zu einem Ganzen. Erst allmählich entwickelt sich ein Gesamtbild. Dies scheint mir auch ein Bild für die Lerngruppe zu sein. Gab es anfänglich doch einige gruppendynamische Schwierigkeiten, so sind die Einzelteile allmählich doch zu einem Verband zusammengewachsen. Schade nur, dass einige Puzzleteile verloren gegangen sind, wenn heute von den ehemals 26 Auszubildenden 23 das Ziel erreicht haben.

Im Zentrum unseres Puzzles aber stehen die zu Pflegenden. Liebe Pflegefachfrauen und Pflegefachmänner, ich bin sicher, dass Sie heute die Professionalität und das Selbstbewusstsein besitzen, um die anvertrauten Menschen verantwortungsbewusst zu betreuen und zu pflegen. Selbstbewusstsein und Professionalität bedeuten aber auch, sich immer wieder kritisch zu hinterfragen und ständig weiterzuentwickeln. In diesem Sinne sollte Ihr Puzzle nie fertig werden. So gesehen wünsche ich Ihnen, dass die Prozesshaftigkeit dieses Bildes ein Dauerzustand in Ihrem beruflichen Werdegang bleibt.

1. a) An wen richtet sich die Rede? Wer sind die Zuhörer?
   b) Zeigen Sie auf, wo der Redner die Adressaten direkt anspricht.

2. Erläutern Sie, wie die Rede aufgebaut ist.

3. Wodurch werden die einzelnen inhaltlichen Teilaspekte zusammengehalten?

Vorbereitung einer Rede

- Informationen sammeln (z. B. Daten zur Person, zur Einrichtung),
- Stoff ordnen und gliedern (Einleitung, Hauptteil, Schluss),
- Manuskript, Stichwortzettel erstellen (falls die Rede nicht frei gesprochen werden soll),
- Einüben der Rede (lautes Lesen bzw. Vortragen).

Zuweilen macht es auch weniger Arbeit als man denkt, zu bestimmten Anlässen eine Rede in Verse zu kleiden. Diese Form des Vortrages steigert die Aufmerksamkeit und zeugt vom Engagement des Vortragenden. Geeignet ist eine Rede in Versform vor allem bei privaten Anlässen, z. B. bei Geburtstagen und Jubiläen.

In einem Projekt „Humor in der Pflege" haben die Auszubildenden in der Pflege Lajla und Christoph im Clownskostüm folgendes Gedicht auf der Kinderstation vorgetragen und in Szene gesetzt. Die im Vortrag genannten Tiere werden nach und nach aus dem Koffer „gezaubert".

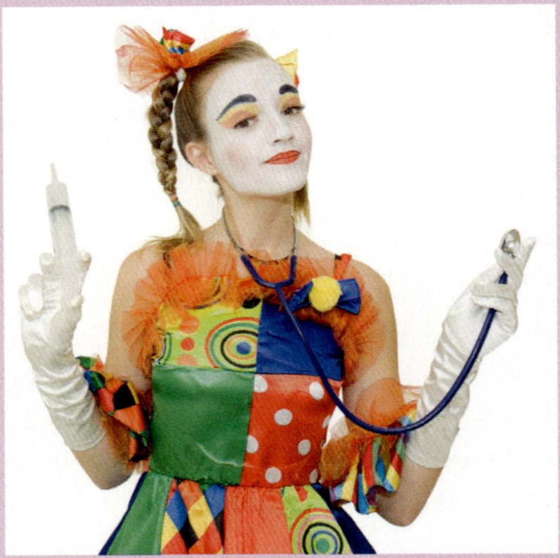

Ihr lieben Leute, groß und klein
Jetzt wollen wir mal lustig sein
Und alle Wehwehchen mal vergessen

Die hat Hund Fibo schon gefressen
Ich komme nicht mit Tabletten, Tropfen oder Spritzen

Sondern mit einem Köfferchen, gefüllt mit Witzen
Humor ist, wenn man trotzdem lacht
Gebt acht, ich hab euch etwas mitgebracht

Hier ist das graue Mäuschen Flitzeflink
Es wünschte sich, es wär nicht grau, es wäre pink
Ich frag euch allen Ernstes nun
Kann das Mäuschen das auch wirklich tun?

Das hier ist Bobo der afrikanische Elefant
Er fühlt sich dick und als Gigant
Am liebsten hätte er 1 000 Kilo weniger Gewicht
Ist das dann noch ein Elefant oder nur ein Wicht?

Und unsere Ente Fredericke mit dem Watschelgang
Sie ginge gern als feine Dame den Laufsteg entlang
Doch mit den Stöckelschuhen bricht sie sich ein Bein
Was meint ihr, soll sie nicht besser wieder Fredericke sein?

Fragen wir doch mal die weise Eule Kunigunde
Was sie sich wünscht in unsrer bunten Runde
Nun, ich kann dazu nur raten und zu bedenken geben
Dass nicht alles wird, wie man es will, im Leben
Es ist zwar schön, jemand anderes sein zu wollen
Und sich auszutoben in anderen Rollen

Doch das sollten wir auf Fasching und Karneval verschieben
Besser ist es, im Hier und Jetzt geblieben
Mäuschen Flitzeflink bleibt grau und Bobo groß und schwer
Ente Fredericke watschelt ohne Krücken stolz einher

Ihr seht, so wie wir alle sind, ist es schön und gut
Wir glauben an uns mit ganz viel Mut
Drum jetzt von allen viel Applaus
Das war`s für heute - aus die Maus!

7. Entwerfen Sie einen Vortrag, ggf. auch in Reimform, für folgende Anlässe:
   a) Fasching bzw. Karneval,
   b) Geburtstagsfeier,
   c) Frühlingsfest,
   d) Weihnachtsfeier.

8. Um zu vermeiden, dass in einer Rede zu oft die gleichen Begriffe und Wörter auftauchen, sollte durch bedeutungsgleiche Wörter (Synonyme) für Abwechslung gesorgt werden. Hierzu ist es hilfreich, Wortfelder, d. h. sinnverwandte Wörter, zusammenzustellen. Notieren Sie alle Verben, die an Stelle des Verbs „pflegen" sinnvoll eingesetzt werden können.

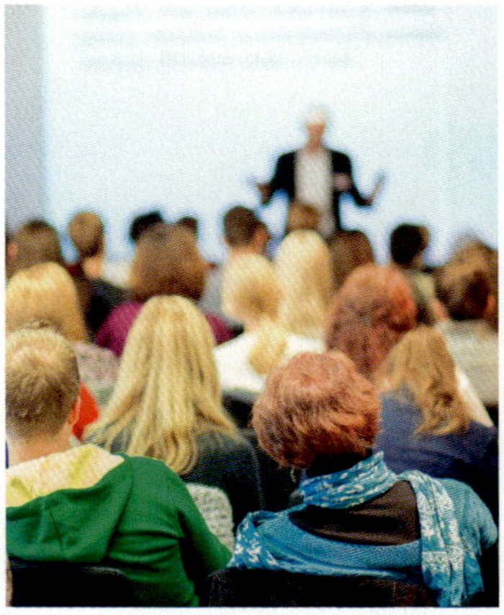

1.21 Moderieren

In den letzten Monaten hat es in der stationären Pflegeeinrichtung „Abendsonne“ verstärkt Kündigungen von Mitarbeiterinnen und Mitarbeitern gegeben. Offensichtlich sind die Mitarbeiterinnen und Mitarbeiter mit ihrer Arbeitssituation zunehmend unzufrieden. Dies wirkt sich auch negativ auf die Bewohnerinnen und Bewohner sowie deren Angehörigen und den Ruf der Einrichtung in der Öffentlichkeit aus. Deshalb hat die Einrichtungsleitung beschlossen, Maßnahmen zu ergreifen, welche das Betriebsklima verbessern können.

1. Warum sind alle Mitarbeiterinnen und Mitarbeiter eingeladen worden?

Die Leitung der Einrichtung will gemeinsam mit allen Betroffenen über diese Probleme sprechen und geeignete Maßnahmen beschließen. Dazu sind die Mitarbeiterinnen und Mitarbeiter zu einem Meeting eingeladen. Dort soll mithilfe der Moderationsmethode ein Konzept zur Verbesserung der Arbeitssituation und des Betriebsklimas erarbeitet werden. Der Leiter der Einrichtung, Herr Huber, moderiert die Arbeitssitzung.

2. Mit welchen Erwartungen gehen Sie als Mitarbeiterin bzw. Mitarbeiter zu diesem Meeting?

Herr Huber begrüßt die Teilnehmerinnen und Teilnehmer des Meetings, die im Halbkreis um mehrere Pinnwände und Flipcharts sitzen.

3. Welche Vorteile bietet die Anordnung des Besprechungsraumes?

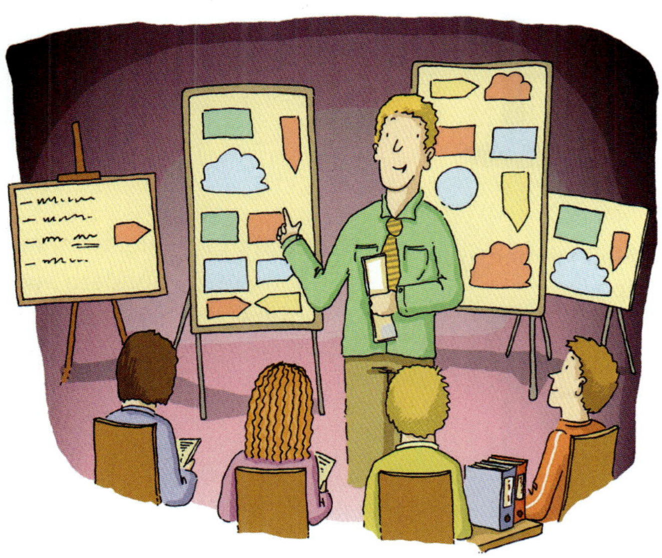

1. Schritt: Einstieg
Der Moderator skizziert anhand der Kündigungsdaten und negativen Äußerungen von Mitarbeiterinnen und Mitarbeitern an der ersten Pinnwand das Problem. Als Problemfrage wird formuliert: „Womit sind wir am Arbeitsplatz unzufrieden?“ Bevor sich die Teilnehmerinnen und Teilnehmer dieser Frage zuwenden, wird ein Zeitrahmen mit Pausen abgestimmt.

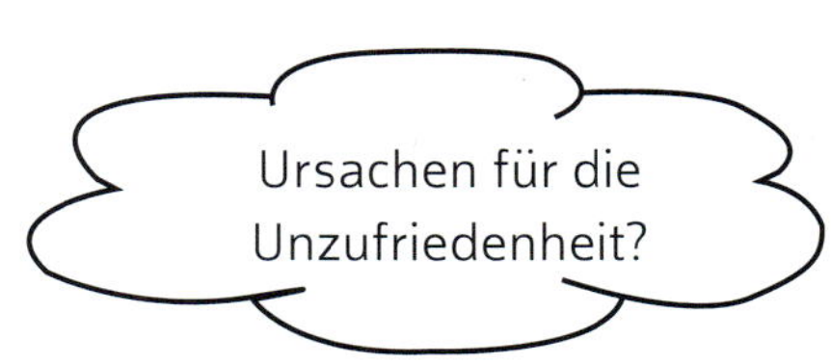

2. Schritt: Themen sammeln
Die Teilnehmerinnen und Teilnehmer werden aufgefordert, zu der Problemfrage auf Moderationskarten stichwortartig Antworten zu notieren. Die Teilnehmerinnen und Teilnehmer heften ihre Karten an die Pinnwand und erläutert ihre Stichworte. Anschließend werden die Karten gemeinsam nach Schwerpunkten sortiert (Clustering) und mit einem Oberbegriff benannt.

4. Notieren Sie die Ursachen für die Unzufriedenheit.
5. Clustern Sie die Karten.

3. Schritt: Thema auswählen
Es wird festgelegt, in welcher Reihenfolge welches Thema bearbeitet werden soll. Dies kann z. B. mithilfe der Punkt-Abfrage ermittelt werden. Dazu markieren die Teilnehmerinnen und Teilnehmer mit Klebepunkten die Themen, die für sie Vorrang haben.

6. Markieren Sie mit drei Punkten die Themen, die Sie für vorrangig halten. Sie können bis zu zwei Punkte anhäufen.

4. Schritt: Thema bearbeiten
Die Punkt-Abfrage hat ergeben, dass das Thema „Teamarbeit“ an erster Stelle steht.
Dieses Problem wird mithilfe eines Problemanalyse-Schemas bearbeitet. Ein solches Schema kann z. B. wie folgt aussehen:

7. Erarbeiten Sie in Gruppen mithilfe des abgebildeten Schemas das Thema und visualisieren Sie es auf Ihrer Pinnwand.

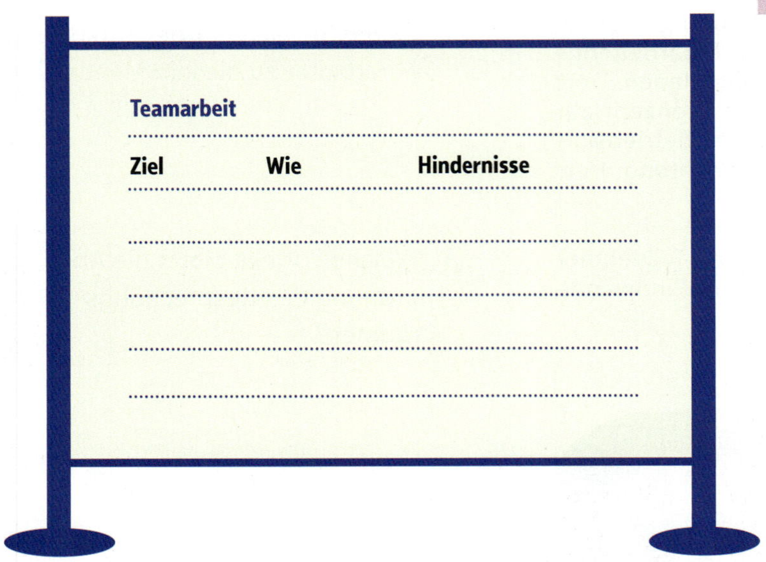

5. Schritt: Maßnahmen festlegen
Nach der Problembearbeitung werden konkrete Maßnahmen festgelegt. Dazu wird gemeinsam ein Maßnahmeplan verabschiedet, z. B. nach folgendem Schema:

8. Warum ist es wichtig, nicht nur die Maßnahmen, sondern auch die Verantwortlichkeiten genau zu vereinbaren?

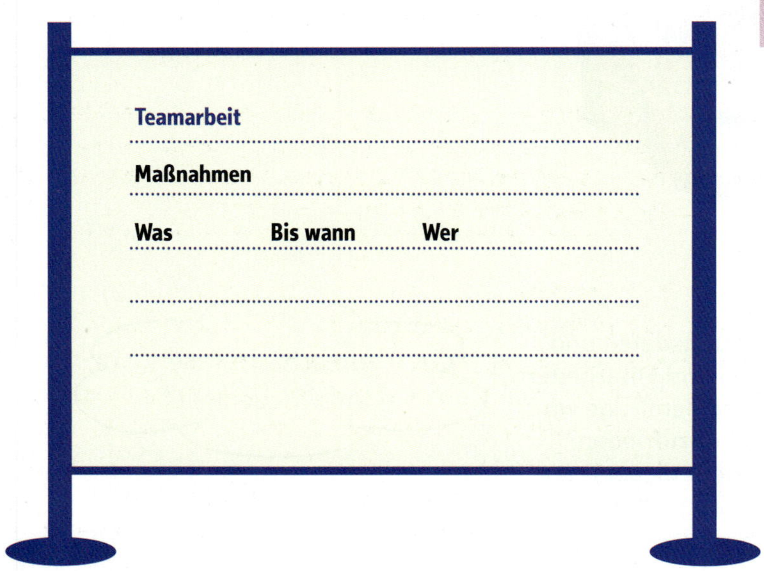

6. Schritt: Maßnahmen festlegen
Zum Schluss soll die gemeinsame Arbeit bewertet und gewürdigt werden. Der Moderator bedankt sich und verabschiedet die Mitarbeiterinnen und Mitarbeiter.

9. Formulieren Sie Fragen für die Abschlussbeurteilung.

Die Moderationsmethode auf einen Blick

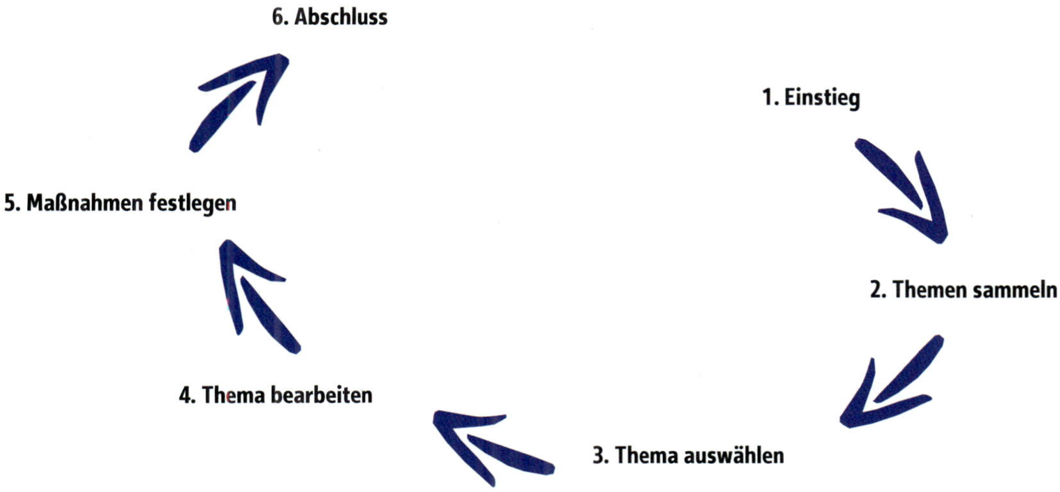

Tipps für die Durchführung einer Moderation

- **Gut vorbereitet sein**
  Die Moderation ist so erfolgreich wie ihre Vorbereitung. Eine Checkliste kann dabei helfen, z. B.:
  - Welches Ziel soll erreicht werden?
  - Wie gestalte ich den Einstieg?
  - Welche Medien und Materialien werden benötigt?

- **Das Ziel nie aus den Augen verlieren**
  Wichtig ist, dass das Ziel gemeinsam formuliert und für alle sichtbar festgehalten wird. Gegebenenfalls muss die Moderatorin oder der Moderator die Teilnehmerinnen und Teilnehmer auf das Ziel hinweisen.

- **Die einzelnen Schritte der Moderation bewusst machen**
  Der Ablauf sollte allen Teilnehmerinnen und Teilnehmern klar sein. Nur wenn alle wissen, in welcher Phase sich die Moderation befindet, kann ein effektives Erarbeiten sichergestellt werden.

- **Für eine angenehme Atmosphäre sorgen**
  Die Motivation der Teilnehmerinnen und Teilnehmer ist abhängig von ihrer persönlichen Befindlichkeit. Schon zu Beginn sollte deshalb auf eine positive Arbeitsatmosphäre geachtet werden. Pausen müssen vereinbart werden.

- **Sich neutral verhalten**
  Moderieren heißt auf keinen Fall „Dominieren". Die Hauptaufgabe der Moderatorin bzw. des Moderators ist die methodische Führung und Visualisierung, nicht eine inhaltliche Gängelung. Anders als die Leiterin oder der Leiter einer Besprechung ist die Moderatorin oder der Moderator bei einer Arbeitssitzung inhaltlich nicht beteiligt und unparteiisch. Die inhaltliche Verantwortung liegt also bei den Gruppenmitgliedern.

1. Die Moderation ist Ihnen sicherlich aus dem Fernsehen bekannt.
   a) Nennen Sie Fernsehsendungen und deren Moderatoren.
   b) Beschreiben Sie die Unterschiede zu der Moderationsmethode in Betrieb und Pflegeschule.

2. Erläutern Sie, wieso die Moderationsmethode im betrieblichen Alltag zunehmend praktiziert wird.

3. Üben Sie die Moderationsmethode an überschaubaren Problemstellungen. Begrenzen Sie sich in der Zeitplanung und gehen Sie Schritt für Schritt vor.
Themenvorschläge: „Wie lässt sich das Klima in der Lerngruppe verbessern?" – „Wie können wir die Öffentlichkeitsarbeit verbessern?" – „Was muss bei der Zusammenarbeit zwischen Pflegeschule und Einrichtungen optimiert werden?"

1.22 Sich als Pflegefachfrau bzw. Pflegefachmann bewerben

Pflegefachfrau Michaela Bauer möchte sich beruflich verändern. Im Internet hat sie folgende Stellenanzeige gefunden.

Pflegefachkräfte (m/w/d) – Chiffre: 8750

Stellenangebote SANA-Kliniken

Die SANA-Kliniken sind immer da, wenn es darauf ankommt – von der ambulanten und stationären akutmedizinischen Versorgung für Kinder und Erwachsene bis hin zur Anschlussbehandlung in unseren Rehakliniken. Unsere Patienten wissen, was sie an uns und unseren rund 2.200 Mitarbeitern an fünf Standorten haben. Wir stehen für das Zusammenspiel von regionaler Versorgung und moderner Medizin und haben dabei immer den Menschen im Blick.

Unsere engagierten und hochmotivierten Pflegeteams der SANA-Kliniken freuen sich auf Ihre Unterstützung als

- Altenpfleger (m/w/d)
- Gesundheits- und Krankenpfleger (m/w/d)
- Gesundheits- und Kinderkrankenpfleger (m/w/d)
- Pflegefachmann (m/w/d)

Was wir bieten

- attraktive Vergütung nach Tarif (TVöD-K), Jahressonderzahlung und Leistungsentgelt
- arbeitgeberfinanzierte betriebliche Altersversorgung
- Hospitationsmöglichkeit im Rahmen der Bewerbung
- Aufmerksamkeiten für Dienstjubiläen, runde Geburtstage und besondere Ereignisse
- finanzielle Förderung der Kinderbetreuung
- attraktive Mitarbeiterkonditionen, wie z. B. Kantine, Apotheke, Rabatte bei Unternehmen
- Gesundheitsförderung am Arbeitsplatz
- Einführungstag für neue Mitarbeiter
- Arbeitgeberförderung von Fort- und Weiterbildungsmöglichkeiten
- jährliche Mitarbeiterfördergespräche
- auf den neuesten Stand der Medizin und Pflege eingerichtete Pflegestationen

Ihre Aufgaben

- sach- und fachgerechte Pflege von Patienten nach aktuellen pflegerischen Kenntnissen und Konzepten sowie die Einhaltung von Expertenstandards und Behandlungspfaden
- fachgerechte Pflegedokumentation mithilfe der elektronischen Patientenakte
- wertschätzende Beratung und Anleitung von Patienten und deren Angehörigen

Ihr Profil

- abgeschlossene 3-jährige Ausbildung zum Altenpfleger (m/w/d), Gesundheits- und Krankenpfleger (m/w/d), Gesundheits- und Kinderkrankenpfleger (m/w/d) oder Pflegefachmann (m/w/d)
- Bereitschaft zu fachspezifischen Fort- und Weiterbildungen
- Flexibilität, Verantwortungsbewusstsein und soziale Kompetenz
- Loyalität und Interesse an Zusammenarbeit in einem multiprofessionellen Team
- hohes Maß an Qualitätsbewusstsein, Freundlichkeit und Patientenorientierung

Lernen Sie schon bald Ihr neues Team kennen – wir freuen uns auf Ihre Bewerbung.

Ihre Bewerbungsunterlagen richten Sie bitte an:
SANA-Kliniken – Berner Straße 67 – 91379 Oberneustadt –
Tel. 0891 8433391 oder online über unser Portal

1. Was erfährt Michaela über den neuen Arbeitgeber?
2. Welche Erwartungen hat die Einrichtung an die Bewerberinnen und Bewerber?
3. Was bietet die Einrichtung den Bewerberinnen und Bewerbern?
4. Von welchen Leistungen fühlen Sie sich besonders angesprochen?

Bewerbungsschreiben

Es gibt viele Gründe, die Arbeitsstelle zu wechseln: Unzufriedenheit am Arbeitsplatz, der Wunsch nach neuen Perspektiven und Aufstiegsmöglichkeiten oder einfach nur ein Umzug in eine andere Region.

Impulse für Bewerbungen gehen oft von Annoncen in der Tageszeitung, in Fachzeitschriften oder auf Internetseiten der Einrichtungen aus.

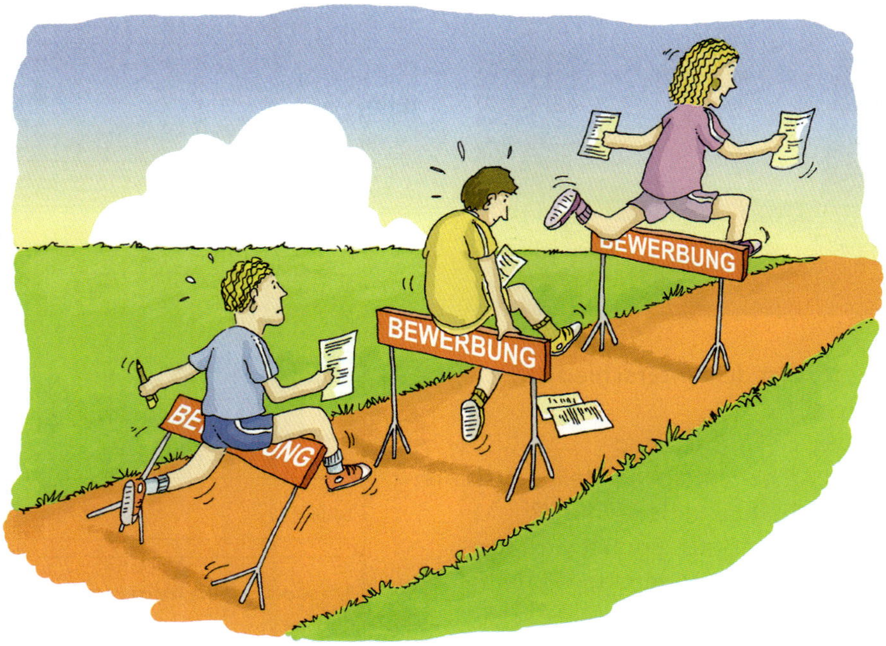

Was haben Bewerbung und Hürdenlauf gemeinsam?

Wer einen 110-m-Hürdenlauf anschaut, kann beobachten, dass einige Läuferinnen und Läufer die Hürden berühren oder sogar umstoßen; dabei gehen oft hundertstel Sekunden verloren. Dagegen fliegen andere Läuferinnen und Läufer leicht über die Hindernisse hinweg. Das kann mehrere Gründe haben. Vielleicht sind sie gerade besser in Form. Vielleicht haben sie nur intensiver trainiert. Oder die Disziplin liegt ihnen mehr, sie eignen sich einfach besser dafür.

Diese Beobachtungen lassen sich auf die Bewerbung übertragen. Auch bei der Bewerbung sind in der Regel zwei Hürden zu nehmen:

1. das Bewerbungsschreiben mit Unterlagen und
2. das Bewerbungs- oder Vorstellungsgespräch.

Wie im Sport ist es möglich, durch gründliche Vorbereitung diese Hürden der Bewerbung zu überwinden. Denn nur wer alle Hürden meistert, wird schließlich die Stelle erhalten.

Dem Bewerbungsschreiben sind als Anlage beizufügen:

- Lebenslauf in tabellarischer Form (falls nicht ausdrücklich anders gefordert),
- Lichtbild neueren Datums (nach dem Allgemeinen Gleichbehandlungsgesetz nicht notwendig, aber sinnvoll),
- Zeugnisse (nur in Kopien),
- wichtige Bescheinigungen und Leistungsnachweise (z. B. über Fort- und Weiterbildungsmaßnahmen),
- eventuell Empfehlungs- oder Referenzschreiben. Soll die Bewerbung per E-Mail eingereicht werden, sind alle Dokumente als PDF-Datei anzufügen.

Der erste Eindruck von einem Bewerber bzw. einer Bewerberin ist für den Arbeitgeber oft entscheidend. Hier ist das Bewerbungsschreiben mit den Bewerbungsunterlagen eine Art Visitenkarte. Der Arbeitgeber erhält Hinweise, ob der Bewerber bzw. die Bewerberin sauber und ordentlich, ernst- und gewissenhaft, sorgfältig und zuverlässig sowie einfallsreich, kreativ und engagiert ist. Deshalb sollten die folgenden Hinweise beachtet werden:

- Sauberes weißes, unliniertes Papier im Format DIN A4 verwenden.
- Nur auf einer Seite beschriften (für das Bewerbungsschreiben sollte eine Seite ausreichen).
- Rechtschreibung überprüfen und ggf. Korrekturhilfen nutzen.
- Bewerbungsunterlagen vollständig, zeitlich geordnet beifügen, wichtige Dokumente nur als Kopie.
- Das Lichtbild sollte neueren Datums sein (auf Qualität und Seriösität achten).
- Einen festen Umschlag im Format C4 verwenden und ausreichend frankieren.

Viele Bewerbungsschreiben sind im gleichen, eher unpersönlichen Stil abgefasst. Um sein individuelles Profil herauszustellen, sind folgende Punkte zu beachten:

- Keine Muster-Bewerbungsschreiben oder gar Vordrucke verwenden.
- Auf Angaben und Inhalte der Stellenanzeige Bezug nehmen (z. B. auf die geforderten Kenntnisse und Fähigkeiten eingehen).
- Eigene Vorzüge sachlich und klar darstellen (weder „hoch"- noch „tiefstapeln").
- Alle Angaben müssen der Wahrheit entsprechen (lieber ungünstige Angaben weglassen, als sie schönzufärben).
- Sich an der Form des Geschäftsbriefes (DIN 5008) anlehnen.

Online-Bewerbung

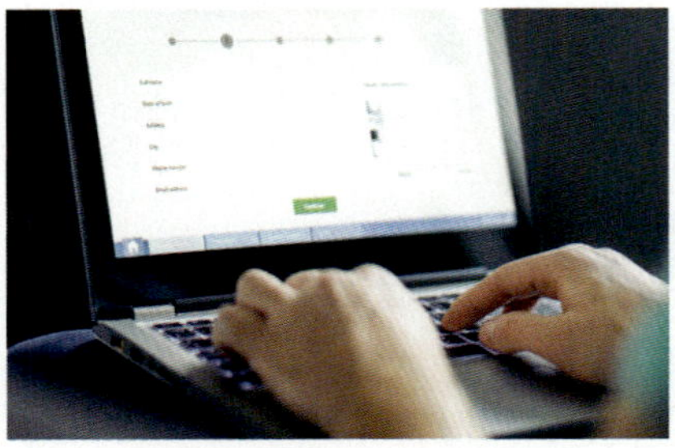

Bewerbung als*

Bitte geben Sie die Stelle, für die Sie sich bewerben, und die dazugehörige Chiffre (falls vorhanden) an.

Name*

Vorname

Nachname

Geburtsdatum*

Staatsangehörigkeit*

Telefon*

Bitte geben Sie hier Ihre Telefonnummer mit Vorwahl an.

Anschrift*

Anschrift

Anschrift Zusatz

Ort PLZ

E-Mail*

Ihre Bewerbung

Datei auswählen Keine ausgewählt Akzeptierte Datentypen: pdf.

Bitte laden Sie Ihre vollständige Bewerbung (Anschreiben, Lichtbild, Lebenslauf, Zeugnis) als PDF hoch.

Datenschutzhinweise*

☐ Ich habe die Datenschutzhinweise im Zusammenhang mit dem Bewerbungsverfahren gelesen und stimme diesen zu.

Absenden

5. Was ist der Unterschied zwischen einer
   a) chiffrierten und
   b) einer initiativen Stellenausschreibung und Bewerbung?

6. Welches Datei-Format wird für Bewerbungsunterlagen in der Regel verwendet?

Vielfach wird auch die Möglichkeit einer Online-Bewerbung angeboten. Sowohl für den Arbeitnehmer als auch für den Arbeitgeber sind Online-Bewerbungen einfach, schnell und mit geringen Kosten zu erstellen und zu bearbeiten. Im Prinzip gleicht die Bewerbung auf digitalem Wege der klassischen Bewerbung per Brief.

Zunächst sind in der Regel standardisierte Angaben zur Person und zur Stelle zu machen. Die Bewerbungsunterlagen werden als PDF-Dateien hochgeladen. Dazu sind Zeugnisse sowie Fort- und Weiterbildungsnachweise zu scannen und als PDF-Datei zu generieren. Die Anordnung der Dokumente erfolgt wie bei der analogen Bewerbung:

- Anschreiben (Bewerbungsschreiben),
- Lebenslauf,
- Zeugnisse (z. B. Abschlusszeugnis als Pflegefachfrau/-mann sowie die Urkunde),
- Bescheinigungen und Zertifikate über Fort- und Weiterbildungsmaßnahmen,
- ggf. Referenzen.

Vor dem Absenden muss ausdrücklich die Kenntnisnahme der Datenschutzbestimmungen bestätigt werden.

§

Nach § 26 Absatz 1 Bundesdatensicherungsgesetz (BDSG) dürfen Daten von Beschäftigten verarbeitet werden, wenn dies dem Zweck der Entscheidung über ein Beschäftigungsverhältnis dient. Der § 26 Absatz 8 Satz 2 BDSG nennt hier auch ausdrücklich Bewerberinnen und Bewerber. Für die grundlegenden Tätigkeiten innerhalb des Bewerbungsverfahrens wie das Sichten der Bewerbungsunterlagen oder das Einladen zum Vorstellungsgespräch ist daher § 26 Absatz 1 BDSG die einschlägige Rechtsgrundlage.

Auf die Stellenanzeige der SANA-Kliniken hat sich Michaela Bauer mit folgendem Anschreiben beworben. Das Bewerbungsschreiben soll lediglich als Anregung, nicht aber als Muster dienen.

1 MICHAELA BAUER · LESSINGSTRASSE 12 · 76886 BAD BERGZABERN
TEL.: 06131 93210 · MOBIL: 0151 7837991 · E-MAIL: MICHA-BAUER@T-ONLINE.DE

2 SANA-Kliniken
Berner Straße 67
91379 Oberneustadt

20.03.20xx 3

4 Bewerbung als Pflegefachfrau
Chiffre 8750

5

6 Sehr geehrte Damen und Herren,

um die von Ihnen angebotene Stelle als Pflegefachfrau bewerbe ich mich. Ich glaube, dass ich Ihrem Anforderungsprofil entspreche und darf mich kurz vorstellen:

7

Ich bin	26 Jahre alt und verfüge über mehr als sechs Jahre praktische Erfahrung in der Krankenpflege, insbesondere der Chirurgie. Seit zwei Jahren pflege und betreue ich Sterbende im Hospiz. Für mich steht der Mensch und Patient im Mittelpunkt.
Ich kann	selbstständig und im Team arbeiten sowie kompetent und respektvoll pflegen und die Patienten sowie deren Angehörigen wertschätzend anleiten und beraten. Mit der elektronischen Patientendokumentation bin ich vertraut und kann mich schnell in Ihr Dokumentationssystem einarbeiten. Wie Sie meinen Unterlagen entnehmen können, bin ich offen für Neuerungen und motiviert, mich fort- und weiterzubilden.
Ich erwarte	eine interessante, verantwortungsvolle und fordernde Tätigkeit und die Möglichkeit, mich beruflich weiterzuentwickeln.

Ich würde mich freuen, mich bei Ihnen vorzustellen zu dürfen.

8 Mit freundlichen Grüßen

9 *Michaela Bauer*

10 Anlagen

7. In dem oben stehenden Bewerbungsschreiben werden alle formalen Gesichtspunkte des geschäftlichen Briefes beachtet. Nennen Sie diese Punkte, indem Sie die Ziffern 1 bis 10 erläutern.
8. Wo bezieht sich Michaela Bauer auf die Stellenanzeige?
9. Wie hat sie das Anschreiben gegliedert? Erläutern Sie jeden einzelnen Abschnitt des Textes und notieren Sie sich dazu Stichpunkte.
10. Wie ist es Michaela Bauer gelungen, ihrem Schreiben eine persönliche Note zu geben?

Jedem Bewerbungsschreiben ist ein Lebenslauf beizufügen. Nur wenige Betriebe verlangen einen ausführlichen Lebenslauf; in der Regel – und falls nicht ausdrücklich anders gefordert – genügt der Lebenslauf in tabellarischer Form. Wichtig ist, dass sich im Lebenslauf der persönliche und berufliche Werdegang „lückenlos“ nachvollziehen lässt.

LEBENSLAUF

Michaela Bauer · Lessingstrasse 12 · 76886 Bad Bergzabern
Tel.: 06131 93210 · Mobil: 0151 7837991 · E-Mail: Micha-Bauer@t-online.de

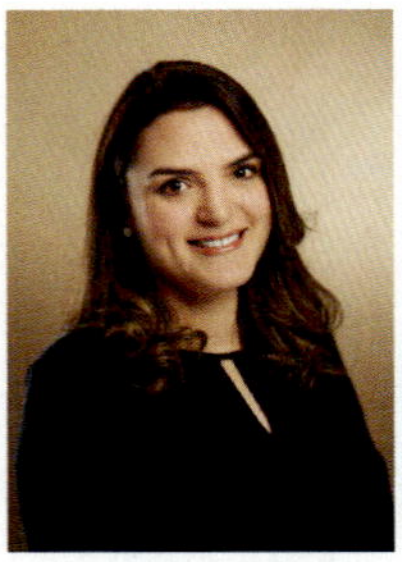

	Zu meiner Person
Name	Michaela Bauer
Geburtsdatum und -ort	17. Mai 19XX in Köln
Familienstand	ledig
Staatsangehörigkeit	Deutsch
	Berufliche Tätigkeit
20XX – heute	Pflegefachfrau im Hospiz Landau/Pfalz
20XX – 20XX	Pflegefachfrau Abt. Chirurgie PAMINA-Klinikum
20XX – 20XX	Ausbildung zur Pflegefachfrau im PAMINA-Klinikum Karlsruhe
20XX	Praktisches Jahr im Pfalzklinikum Klingenmünster
	Schulbildung
20XX – 20XX	Pflegeschule Anweiler Abschluss als Pflegefachfrau
20XX – 20XX	Realschule Plus Kaiserslautern Qualifizierter Sekundarabschluss I
	Besondere Qualifikationen
	Fortbildung Kinästhetik Fortbildung Aromatherapie, Wickel und Auflagen Fortbildung Konzept der Basalen Stimulation Englisch sehr gut in Wort und Schrift
	Sonstiges
	Ehrenamtliche Tätigkeit in der christlichen Jugendarbeit Mitglied im Gospel-Chor

Bad Bergzabern, 20.03.20XX

Michaela Bauer

1. Schreiben Sie Ihren Lebenslauf in tabellarischer Form. Dazu können Sie selbstverständlich auch einen anderen Aufbau wählen.
2. Formulieren Sie den tabellarischen Lebenslauf in einen ausführlichen um.

Wenn Sie aufgrund Ihrer schriftlichen Bewerbung zu einem Vorstellungsgespräch eingeladen werden, können Sie davon ausgehen, dass Sie zum engeren Kreis derer gehören, die für die angebotene Stelle infrage kommen. Anders als im bisherigen Bewerbungsverfahren wird der persönliche Eindruck der Bewerberin oder des Bewerbers für den potenziellen Arbeitgeber entscheidend sein.

Folgende Punkte sind zu beachten:

- in angemessener und gepflegter Kleidung erscheinen,
- auf ein gepflegtes Äußeres achten,
- unbedingt pünktlich sein, deshalb mögliche Verspätungsgründe (Stau, Parkplatzsuche etc.) einkalkulieren,
- das Einladungsschreiben und Schreibzeug mitnehmen,
- sich vorab über die Einrichtung informieren.

Welche Erfahrungen haben Sie bei Vorstellungsgesprächen gemacht?

Kein Bewerbungsgespräch verläuft wie das andere. In der Regel umfasst es folgende Themen und Abschnitte, wobei die Reihenfolge der Punkte 2 bis 8 ganz unterschiedlich sein kann.

1. Begrüßung und Einleitung des Gespräches
2. Gründe, sich gerade auf die angebotene Stelle und in dieser Einrichtung beworben zu haben
3. Tätigkeiten, Berufserfahrung, Aus- und Weiterbildung, berufliche Ziele
4. persönliche und familiäre Verhältnisse
5. Gesundheit
6. Fragen über allgemeine und berufsbezogene Kenntnisse und Fähigkeiten
7. Informationen über die Einrichtung
8. Fragen der Bewerberin bzw. des Bewerbers
9. Abschluss des Gespräches und Verabschiedung

25 Fragen, die Ihnen beim Bewerbungsgespräch gestellt werden können:

1. Warum wollen Sie die Stelle wechseln?
2. Was wissen Sie über unsere Einrichtung?
3. Was machen Sie in Ihrer Freizeit? Treiben Sie Sport?
4. Sind Sie Mitglied in der Gewerkschaft oder einem Berufsverband?
5. Warum haben Sie sich gerade bei uns beworben?
6. Welches Gehalt erwarten Sie bei uns?
7. Was war in Ihrer Berufstätigkeit Ihr bisher größter Erfolg, was Ihr größter Misserfolg?
8. Sind Sie bereit, Überstunden zu machen?
9. Was erwarten Sie von uns, wie stellen Sie sich Ihre Tätigkeit vor?
10. Sind Sie politisch engagiert? Sind Sie Mitglied einer Partei?
11. Welche Stichworte und Begriffe fallen Ihnen zu Ihrem Beruf oder Berufsfeld ein?
12. Welche Tätigkeiten haben Sie bisher vor allem ausgeführt? Was hat Sie dabei besonders interessiert?
13. Haben Sie sich auch bei anderen Einrichtungen beworben? Mit welchem Erfolg?
14. Sind Sie schwanger?
15. Haben Sie Fort- und Weiterbildungskurse besucht?
16. Wo werden Sie wohnen, wenn Sie bei uns anfangen können?
17. Wir legen großen Wert auf Teamarbeit/Selbstständigkeit/Eigeninitiative. Fühlen Sie sich hierzu in der Lage?
18. Wir arbeiten mit dem Software-Programm X und dem Pflegekonzept Y. Haben Sie damit bereits Erfahrungen?
19. Welche Tätigkeiten im beruflichen Alltag machen Ihnen besonders Spaß, welche weniger?
20. Sie sind noch jung. Welche Ziele haben Sie sich denn noch in Ihrem Beruf und für Ihr Leben gesteckt?
21. Was macht Ihr Ehemann/Ihre Ehefrau beruflich?
22. Welche Krankheiten hatten Sie? Für welche Arbeiten sind Sie nicht tauglich?
23. Sicherlich haben Sie in letzter Zeit die Diskussion über ... verfolgt. Wie denken Sie darüber?
24. Haben Sie noch Fragen?
25. Was darf ich Ihnen zu trinken anbieten?

3. Vier Fragen in dem obigen Katalog sind in der Regel unzulässig.
   a) Welche sind die unzulässigen Fragen?
   b) Wie verhalten Sie sich, wenn Ihnen diese Fragen dennoch gestellt werden?
4. Mit welchen Fragen will die Leitung der Einrichtung etwas erfahren über
   a) die Leistungsbereitschaft?
   b) die beruflichen Pläne und Absichten?
   c) die beruflichen Fähigkeiten und Kenntnisse?
   d) die persönlichen und familiären Verhältnisse?
   e) die Selbsteinschätzung der Bewerberin oder des Bewerbers?
5. Beantworten Sie die Frage 24, indem Sie eigene Fragen formulieren.
6. Trainieren Sie ein Vorstellungsgespräch im Rollenspiel. Sie können dazu den obigen Fragenkatalog zu Hilfe nehmen.

Geschäftliche Privatschreiben

Bei geschäftlichen Angelegenheiten und Schreiben an Behörden, Ämter, Versicherungen usw. sollte man sich wie beim Bewerbungsschreiben an der DIN-Vorschrift 5008 orientieren. In einem Geschäftsbrief müssen alle Angaben enthalten sein, die für den Empfänger zur Bearbeitung notwendig sind. Zur Beweislastabsicherung sollten wichtige Schreiben als Einschreiben mit Rückantwort versendet werden.

Wichtig ist, dass die Angaben

- vollständig und sachlich richtig,
- übersichtlich angeordnet,
- einfach, knapp, klar und höflich formuliert sind.

In einen Geschäftsbrief sind in der Regel die folgenden Punkte aufzunehmen:

Bezugnahme In der Bezugszeichenzeile wird auf vorangegangene Schreiben verwiesen, um den Geschäftsvorgang einzuordnen.	*Ihre Mahnung vom 11. März 20XX*
Darstellung des Sachverhalts Der Sachverhalt und die Vorgänge werden kurz dargestellt, um zwischen Absender und Empfänger einen gemeinsamen Informationsstand zu gewährleisten.	*Am 23. Februar diesen Jahres habe ich von Ihnen eine Warensendung im Wert von 356,50 € erhalten. Gestern erhielt ich eine Mahnung über den angeblich noch ausstehenden Rechnungsbetrag.*
Stellungnahme Der Sachverhalt wird aus der Sicht des Absenders bewertet und kommentiert.	*Ich habe jedoch bereits am 26. Februar den Rechnungsbetrag über 356,50 € an Sie überwiesen.*
Aufforderung Der Empfänger wird aufgefordert, bestimmte Maßnahmen in die Wege zu leiten.	*Bitte überprüfen Sie Ihre Zahlungseingänge.*

Nach dieser Vorgehensweise kann man auch geschäftliche E-Mails aufbauen.

7. Formulieren Sie jeweils die Betreffzeile. Achten Sie auf Fachbegriffe.
   a) Die gelieferte Ware ist zwar vollständig, aber mit Mängeln versehen.
   b) Die bestellte Ware ist nicht zum vereinbarten Liefertermin geliefert worden.
   c) Sie wollen eine Illustrierte im Abonnement nicht weiter beziehen.
   d) Eine Bewohnerin will der Haftpflichtversicherung einen Schaden melden.
   e) Ein Bewohner ist nicht einverstanden mit dem Entscheid der Wohngeldstelle.
8. Verbessern Sie den Stil der folgenden Briefauszüge, indem Sie den gleichen Sachverhalt knapp, klar und höflich formulieren:
   a) Die von Ihnen geforderte Nachzahlung in Höhe von 240,00 €, die Sie mir in Ihrem Schreiben vom 6. Mai mitgeteilt haben, ist eine Unverschämtheit, da Sie mir bis heute keine Belege über die zusätzlichen Kosten vorgelegt haben.
   b) Sie mahnen mich, den Rechnungsbetrag zu überweisen. Das ist nicht wahr, da ich die Rechnung bereits bezahlt habe, und ich fordere Sie auf, mich nicht mehr zu belästigen.

9. Schreiben Sie zu den folgenden Fällen einen formgerechten privaten Geschäftsbrief (in Anlehnung an die DIN 5008):

a) Sie sind vor einer Woche auf der Straße angesprochen worden, Mitglied in einem Bücherbund zu werden. Sie haben einen Mitgliedsantrag unterschrieben. Mittlerweile haben Sie erkannt, dass das Angebot des Bücherbundes doch nicht Ihren Vorstellungen entspricht und dass die angebotenen Bücher zu teuer sind. Sie wissen, dass Sie Ihre Mitgliedschaft innerhalb von zwei Wochen beim Bücherbund „Bücherwurm“, Am Brennenden Berg 15, 66119 Saarbrücken, widerrufen können.

b) Sie suchen nach Informationen über Chancen der Digitalisierung für ältere Menschen. Nach langem Suchen sind Sie auf die folgende Institution aufmerksam geworden: Kuratorium Deutsche Altershilfe, Wilhelm-Lübke-Stiftung e. V., An der Pauluskirche 3, 50677 Köln, E-Mail: info@forum-seniorenarbeit.de. Hier wollen Sie weitere Informationen anfragen.

c) Die Bewohnerin Ihrer Senioreneinrichtung, Frau Elisabeth Pirrung, hat vor sechs Wochen bei der örtlichen Wohngeldstelle einen Antrag auf Wohngeld gestellt. Heute ist ein ablehnender Bescheid erfolgt (Aktenzeichen: WG-135-2). Frau Pirrung bittet Sie, den Bescheid zu prüfen. Sie stellen fest, dass die Behörde offensichtlich falsche Daten als Grundlage benutzt hat: So sind die Wohnkosten (Miete und Nebenkosten) um 50,00 € zu niedrig angesetzt worden. Außerdem erscheint Ihnen die Bemessungsgröße „Ausstattung und Alter der Wohnung“ als zu hoch angesetzt. Auf Bitten von Frau Pirrung wollen Sie die Angelegenheit mit der Behörde klären. Zunächst möchten Sie im Namen von Frau Pirrung Widerspruch gegen den ergangenen Bescheid einlegen und die Gründe hierfür kurz darlegen.

10. Schreiben Sie für den Fall 9 a) eine E-Mail.

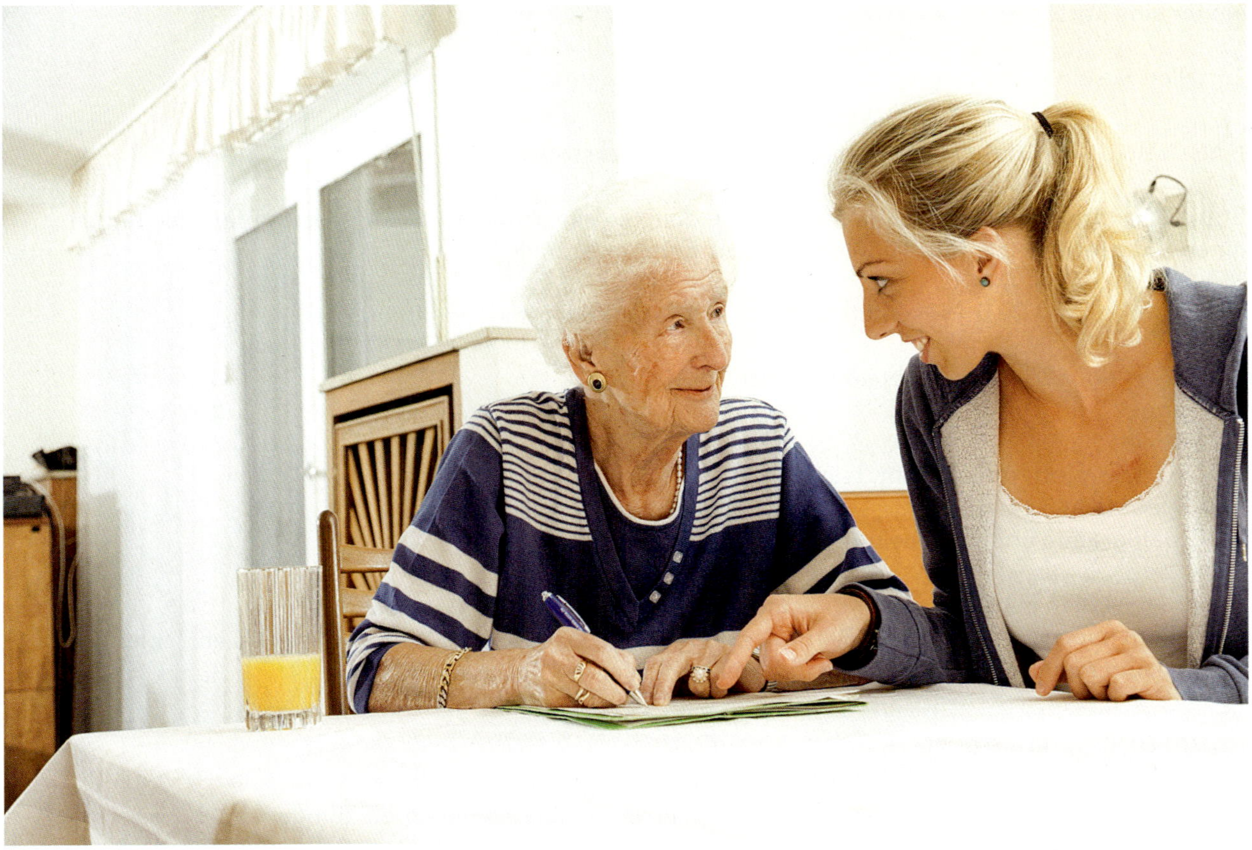

HANDLUNGSIMPULSE

HANDLUNGSIMPULS A: Eine Lernkartei anlegen

Lerninhalte lassen sich durch eine Lernkartei leichter erschließen, verstehen und behalten. Die Lernkartei ist somit ein geeignetes Hilfsmittel zur Vorbereitung auf Prüfungen.

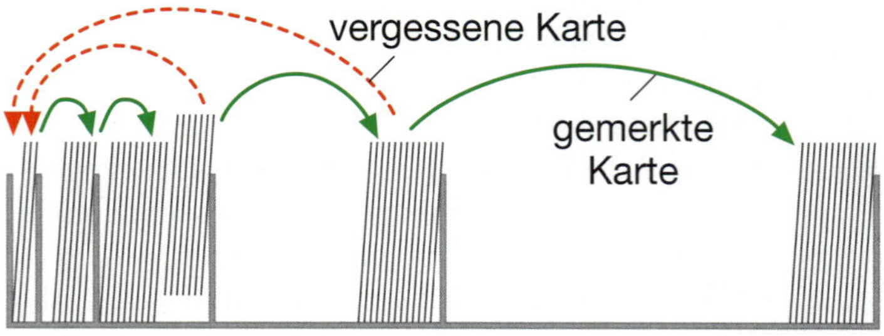

Wie wird eine Lernkartei angelegt?
Auf die Karteikarten werden nur die wichtigsten Inhalte des Lernstoffes notiert. Es ist z. B. sinnvoll, auf die Vorderseite der Karten eine Frage und auf die Rückseite die Antwort zu schreiben.

Wie wird mit der Lernkartei gearbeitet?
Alle neu beschrifteten Karten kommen ins erste Fach. Wird der Lernstoff beherrscht, wandern die Karten ins zweite Fach. Damit die Lerninhalte nicht vergessen werden, müssen sie wiederholt werden. Alle Karten, die bei der Wiederholung „gelöst" werden, wandern ins nächste Fach. Die Karten, bei denen noch Wissenslücken vorhanden sind, müssen in das erste Fach zurück. Im ersten Fach sind also immer die Inhalte, die noch gelernt werden müssen. Je weiter eine Karte nach hinten rutscht, umso besser ist der Lernstoff behalten.

Erstellen Sie eine Lernkartei.

HANDLUNGSIMPULS B: Eine Präsentationsmappe erstellen

Stellen Sie Ihre Ausbildungseinrichtung vor, indem Sie eine **Präsentationsmappe** anfertigen und in einem **Kurzreferat** (ca. fünf Minuten) der Lerngruppe vorstellen.

Den Schwerpunkt ihrer Präsentationsmappe sollten Sie auf folgende Punkte legen:

- Bezeichnung und Geschichte der Einrichtung,
- Träger,
- Leitbild,
- Strukturen (offen/ambulant, teilstationär, stationär),
- Angebote und Leistungen,
- Organigramm und Mitarbeiter/-innen.

Außerdem sollen in der Projektmappe auch folgende Fragen beantwortet werden:
- Warum habe ich mich für den Beruf der Pflegefachfrau bzw. des Pflegefachmanns entschieden?
- Wer sind meine Ansprechpartner, wer leitet mich an?

HANDLUNGSIMPULS C: Einen Briefkopf entwerfen

Auch für private Zwecke ist es durchaus von Vorteil, geschäftlichen Schreiben oder einem Bewerbungsschreiben ein eigenes Profil zu geben. Dies ist z. B. durch die Gestaltung des Briefkopfes möglich. Software-Programme erleichtern die individuelle Gestaltung. Außerdem kann eine solche Formatvorlage immer wieder aufgerufen und benutzt werden.

Entwerfen Sie einen persönlichen Briefkopf für Ihre privaten Geschäftsbriefe.

2 Grundlagen der Kommunikation

2.1 Kommunikation als Kernkompetenz

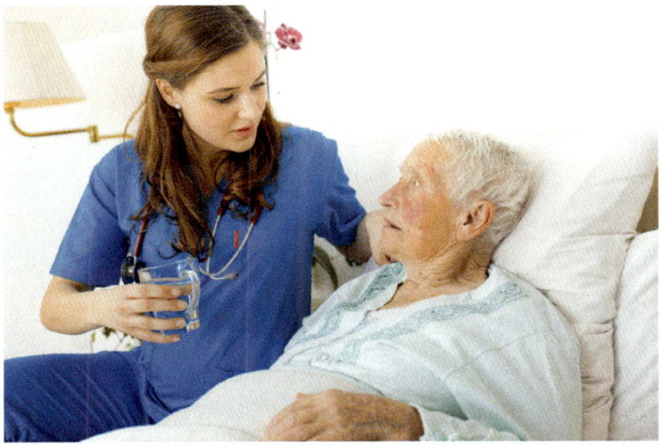

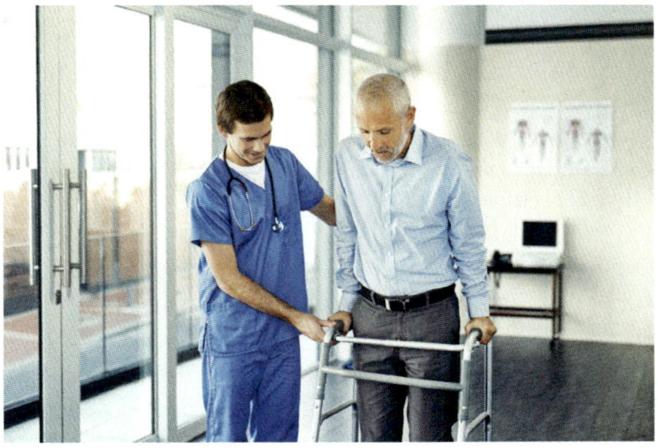

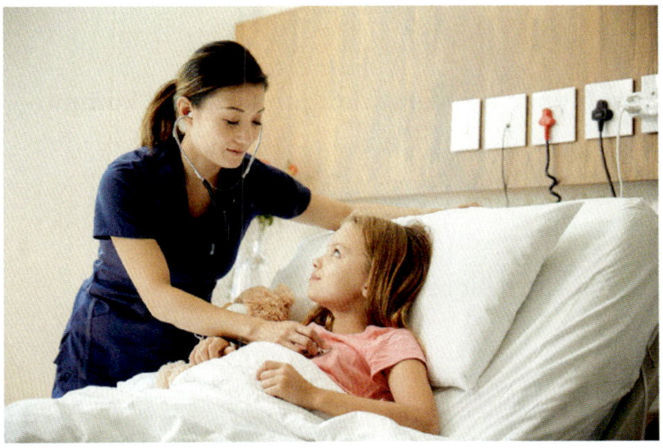

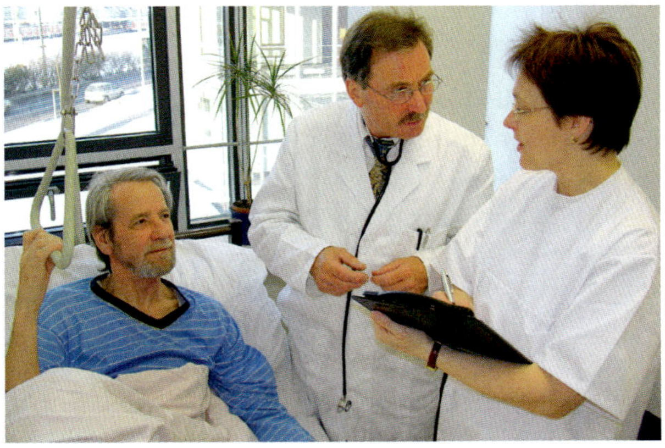

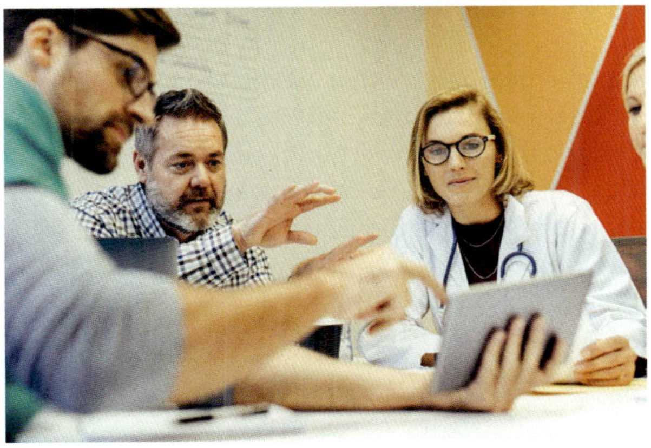

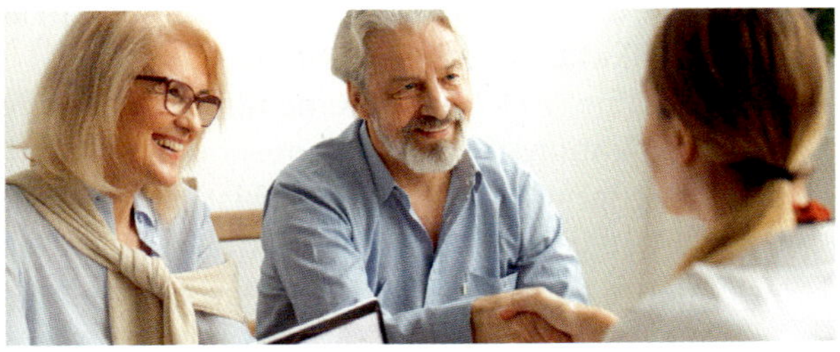

1. Was verstehen Sie unter dem Begriff „Kommunikation“?
2. Welche typischen Kommunikationssituationen werden auf den Fotos sichtbar?
3. Worin unterscheiden sich die verschiedenen Kommunikationssituationen?
4. Nennen Sie weitere Kommunikationssituationen in der Pflege.

Kommunikation und Interaktion gehören zu den wesentlichen Grundlagen eines erfolgreichen Pflegeprozesses. Kommunikation ist im Pflegealltag allgegenwärtig und eine Kernkompetenz für Pflegende.

Die Sprachkompetenztrainerin und Gesprächstherapeutin Sandra Mantz formuliert dies so:

> Wer spricht, pflegt bereits. Pflegen ohne sprechen ist kaum möglich. Reden IST also bereits pflegen und Sprache IST wie Medizin.

Mantz, Sandra: Kommunizieren in der Pflege, 19.02.2014, abgerufen unter: https://blog.kohlhammer.de/pflege/kommunizieren-in-der-pflege/ [28.07.2020]

Wie wichtig gelingende Kommunikation in der Pflege ist, wird an statistischen Erhebungen der Weltgesundheitsorganisation (WHO) zur Patientensicherheit deutlich:

Etwa 43 Millionen Schadensfälle ereignen sich laut Weltgesundheitsorganisation (WHO) jährlich weltweit im Gesundheitswesen – statistisch gesehen sind davon 28,6 Millionen auf menschliche Fehler zurückzuführen und wären somit vermeidbar. Davon werden wiederum sieben bis 23 Millionen durch schlechte Kommunikation verursacht.

Aktionsbündnis Patientensicherheit e. V.: Behandlungsfehler: Wie erfolgreiche Kommunikation auch in Krisensituationen gelingt. Pressekonferenz des zum 3. Internationalen Tag der Patientensicherheit am 17.09.2017, abgerufen unter: www.tag-der-patientensicherheit.de/assets/2.-pm-zum-itps_v..pdf, S. 1 [22.04.2020]

Deshalb benötigen Pflegende Wissen, Kompetenzen und Erfahrung in Kommunikation und Gesprächsführung. Sie müssen in ihrer Pflegeprofession auch professionell kommunizieren können.

Es gibt keine allgemein gültige **Definition von Kommunikation**. Der Begriff Kommunikation leitet sich von dem lateinischen Wort *communicatio* ab, was so viel wie Mitteilung oder Unterredung bedeutet. Gemeint ist die Verständigung untereinander, also der Austausch zwischen Menschen mithilfe von Sprache oder Zeichen.

Dabei hat die Kommunikation verschiedene Funktionen. Menschen verständigen sich und kommunizieren u. a. miteinander, um

- Informationen auszutauschen,
- ihre Bedürfnisse zu äußern,
- soziale Kontakte aufzubauen und zu pflegen,
- das Zusammenleben zu regeln und Anforderungen im Alltag erfolgreich zu bewältigen,
- Konflikte zu lösen bzw. zu vermeiden.

Diese Funktionen gelten auch im Pflegealltag.

1. Führen Sie Beispiele aus dem Pflegealltag an, in denen die verschiedenen Funktionen von Kommunikation deutlich werden.
2. Erläutern Sie, welche Probleme für zu pflegende Personen entstehen können, wenn ihre Kommunikationsfähigkeit eingeschränkt ist, z. B. nach einem Schlaganfall, bei Morbus Parkinson, bei angeborener oder erworbener geistiger Behinderung oder bei Altersschwerhörigkeit.
3. Das persönliche Gespräch im Kontakt mit zu Pflegenden hat einen großen Stellenwert. Führen Sie Argumente an, warum in der Pflege gerade Alltagsgespräche sehr wichtig sind.

2.2 Kommunikationsmodell

Peter Bichsel, 1935 in Luzern geboren, zunächst Lehrer, dann freier Schriftsteller, Publizist und Dozent, erhielt zahlreiche Literaturpreise, schreibt Romane, Erzählungen und Essays. „Ein Tisch ist ein Tisch" ist eine Geschichte nicht nur für Kinder.

Peter Bichsel: Ein Tisch ist ein Tisch

Ich will von einem alten Mann erzählen, von einem Mann, der kein Wort mehr sagt, ein müdes Gesicht hat, zu müd zum Lächeln und zu müd, um böse zu sein. Er wohnt in einer kleinen Stadt, am Ende der Straße oder nahe der Kreuzung. Es lohnt sich fast nicht, ihn zu beschreiben, kaum etwas unterscheidet ihn von anderen. Er trägt einen grauen Hut, graue Hosen, einen grauen Rock und im Winter den langen grauen Mantel, und er hat einen dünnen Hals, dessen Haut trocken und runzelig ist, die weißen Hemdkragen sind ihm viel zu weit.

Im obersten Stock des Hauses hat er sein Zimmer, vielleicht war er verheiratet und hatte Kinder, vielleicht wohnte er früher in einer anderen Stadt. Bestimmt war er einmal ein Kind, aber das war zu einer Zeit, wo die Kinder wie Erwachsene angezogen waren. Man sieht sie so im Fotoalbum der Großmutter. In seinem Zimmer sind zwei Stühle, ein Tisch, ein Teppich, ein Bett und ein Schrank. Auf einem kleinen Tisch steht ein Wecker, daneben liegen alte Zeitungen und das Fotoalbum, an der Wand hängen ein Spiegel und ein Bild.

Der alte Mann machte morgens einen Spaziergang, sprach ein paar Worte mit seinem Nachbarn, und abends saß er an seinem Tisch. Das änderte sich nie, auch sonntags war das so. Und wenn der Mann am Tisch saß, hörte er den Wecker ticken, immer den Wecker ticken.

Dann gab es einmal einen besonderen Tag, einen Tag mit Sonne, nicht zu heiß, nicht zu kalt, mit Vogelgezwitscher, mit freundlichen Leuten, mit Kindern, die spielten – und das Besondere war, dass das alles dem Mann plötzlich gefiel.

Er lächelte.

„Jetzt wird sich alles ändern", dachte er.

Er öffnete den obersten Hemdknopf, nahm den Hut in die Hand, beschleunigte seinen Gang, wippte sogar beim Gehen in den Knien und freute sich. Er kam in seine Straße, nickte den Kindern zu, ging vor sein Haus, stieg die Treppe hoch, nahm die Schlüssel aus der Tasche und schloss sein Zimmer auf.

Aber im Zimmer war alles gleich, ein Tisch, zwei Stühle, ein Bett. Und wie er sich hinsetzte, hörte er wieder das Ticken, und alle Freude war vorbei, denn nichts hatte sich geändert.

Und den Mann überkam eine große Wut.

Er sah im Spiegel sein Gesicht rot anlaufen, sah, wie er die Augen zerkniff; dann verkrampfte er seine Hände zu Fäusten, hob sie und schlug mit ihnen auf die Tischplatte, erst nur einen Schlag, dann noch einen, und dann begann er auf den Tisch zu trommeln und schrie dazu immer wieder: „Es muss sich ändern, es muss sich ändern!" Und er hörte den Wecker nicht mehr. Dann begannen seine Hände zu schmerzen, seine Stimme versagte, dann hörte er den Wecker wieder, und nichts änderte sich.

„Immer derselbe Tisch", sagte der Mann, „dieselben Stühle, das Bett, das Bild. Und dem Tisch sage ich Tisch, dem Bild sage ich Bild, das Bett heißt Bett, und den Stuhl nennt man Stuhl. Warum denn eigentlich? Die Franzosen sagen dem Bett ‚li', dem Tisch ‚tabl', nennen das Bild ‚tablo' und den Stuhl ‚schäs', und sie verstehen sich. Und die Chinesen verstehen sich auch.

„Weshalb heißt das Bett nicht Bild", dachte der Mann und lächelte, dann lachte er, bis die Nachbarn an die Wand klopften und „Ruhe" riefen.

„Jetzt ändert es sich", rief er, und er sagte von nun an dem Bett „Bild".

„Ich bin müde, ich will ins Bild", sagte er, und morgens blieb er lange im Bild liegen und überlegte, wie er nun den Stuhl sagen wolle, und er nannte den Stuhl „Wecker".

Er stand also auf, zog sich an, setzte sich auf den Wecker und stützte die Arme auf den Tisch. Aber der Tisch hieß jetzt nicht mehr Tisch, er hieß jetzt Teppich. Am Morgen verließ also der Mann das Bild, zog sich an, setzte sich an den Teppich auf den Wecker und überlegte, wem er wie sagen könnte.

Dem Bett sagte er Bild.
Dem Tisch sagte er Teppich.
Dem Stuhl sagte er Wecker.
Der Zeitung sagte er Bett.
Dem Spiegel sagte er Stuhl.
Dem Wecker sagte er Fotoalbum.
Dem Schrank sagte er Zeitung.
Dem Teppich sagte er Schrank.
Dem Bild sagte er Tisch.
Und dem Fotoalbum sagte er Spiegel.

Also:
Am Morgen blieb der Mann lange im Bild liegen, um neun läutete das Fotoalbum, der Mann stand auf und stellte sich auf den Schrank, damit er nicht an die Füße fror, dann nahm er seine Kleider aus der Zeitung, zog sich an, schaute in den Stuhl an der Wand, setzte sich dann auf den Wecker an den Teppich und blätterte den Spiegel durch, bis er den Tisch seiner Mutter fand.
Der Mann fand das lustig, und er übte den ganzen Tag und prägte sich die neuen Wörter ein. Jetzt wurde alles umbenannt: Er war jetzt kein Mann mehr, sondern ein Fuß, und der Fuß war ein Morgen und der Morgen war ein Mann.

Jetzt könnt ihr die Geschichte selbst weiterschreiben. Und dann könnt ihr, so wie es der Mann machte, auch die anderen Wörter austauschen:

läuten heißt stellen,
frieren heißt schauen,
liegen heißt läuten,
stehen heißt frieren,
stellen heißt blättern.

So dass es dann heißt:
Am Mann blieb der alte Fuß lange im Bild läuten, um neun stellte das Fotoalbum, der Fuß fror auf und blätterte sich auf den Schrank, damit er nicht an die Morgen schaute.

Der Mann kaufte sich blaue Schulhefte und schrieb sie mit den neuen Wörtern voll, und er hatte viel zu tun damit, und man sah ihn nur noch selten auf der Straße.

Dann lernte er für alle Dinge die neuen Bezeichnungen und vergaß dabei mehr und mehr die richtigen. Er hatte jetzt eine neue Sprache, die ihm ganz allein gehörte.

Hie und da träumte er schon in der neuen Sprache, und dann übersetzte er die Lieder aus seiner Schulzeit in seine Sprache, und er sang sie leise vor sich hin.

Aber bald fiel ihm auch das Übersetzen schwer, er hatte seine alte Sprache fast vergessen, und er musste die richtigen Wörter in seinen blauen Heften suchen. Und es machte ihm Angst, mit den Leuten zu sprechen. Er musste lange nachdenken, wie die Leute den Dingen sagen.

Seinem Bild sagen die Leute Bett.
Seinem Teppich sagen die Leute Tisch.
Seinem Wecker sagen die Leute Stuhl.
Seinem Bett sagen die Leute Zeitung.
Seinem Stuhl sagen die Leute Spiegel.
Seinem Fotoalbum sagen die Leute Wecker.
Seiner Zeitung sagen die Leute Schrank.
Seinem Schrank sagen die Leute Teppich.
Seinem Tisch sagen die Leute Bild.
Seinem Spiegel sagen die Leute Fotoalbum.

Und es kam so weit, dass der Mann lachen musste, wenn er die Leute reden hörte.

Er musste lachen, wenn er hörte, wie jemand sagte:
„Gehen Sie morgen auch zum Fußballspiel?" Oder wenn jemand sagte: „Jetzt regnet es schon zwei Monate lang." Oder wenn jemand sagte: „Ich habe einen Onkel in Amerika."

Er musste lachen, weil er all das nicht verstand.

Aber eine lustige Geschichte ist das nicht. Sie hat traurig angefangen und hört traurig auf.

Der alte Mann im grauen Mantel konnte die Leute nicht mehr verstehen, das war nicht so schlimm.

Viel schlimmer war, sie konnten ihn nicht mehr verstehen. Und deshalb sagte er nichts mehr.

Er schwieg, sprach nur noch mit sich selbst, grüßte nicht einmal mehr.

Bichsel, Peter: Ein Tisch ist ein Tisch, in: Kindergeschichten, Neuwied, Luchterhand, 1973, S. 21–31

1. Wie ist die Situation des alten Mannes zu Beginn der Geschichte?
2. Mit welcher Absicht beginnt der alte Mann mit den Sprachspielen?
3. Wie geht der Mann dabei vor?
4. Welche Folgen hat dies für die Kommunikation zwischen dem alten Mann und den Leuten?

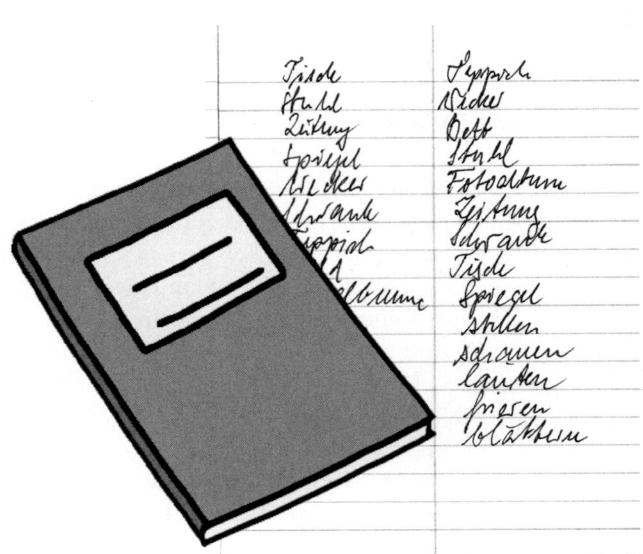

Das Kommunikationsmodell nach Karl Bühler verdeutlicht die wichtigsten Faktoren der Verständigung:
- **Sender/Empfänger:** die beteiligten Personen, mit ihren Eigenarten (Rollen, Erwartungen, Erfahrungen, Vorstellungen ...),
- die **Absichten** der Kommunikationspartner,
- die **Kommunikationssituation**,
- den **Kanal:** die Übertragungsart der Zeichen, z. B. akustisch, optisch oder haptisch,
- die **Sache:** Thema, Inhalt des Gespräches,
- die **Zeichen:** Sprache, Verhalten, Mimik, Gestik etc.,
- den **Kode:** Zeichenvorrat/Sprachvermögen von Sender und Empfänger.

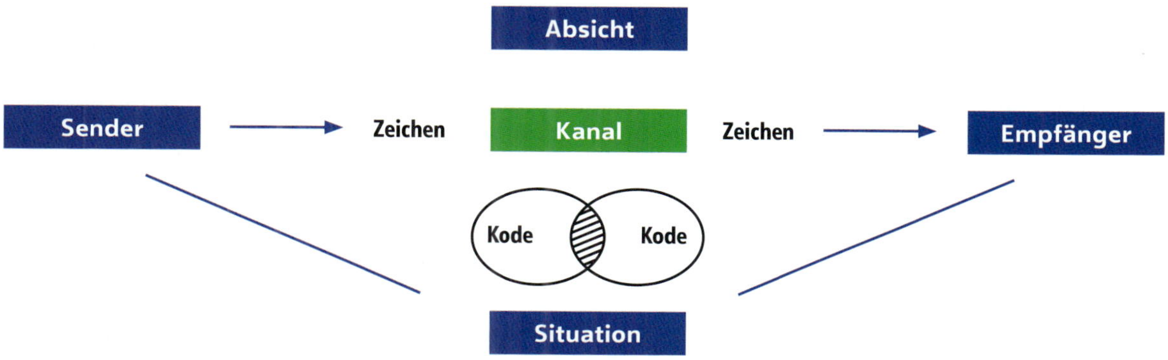

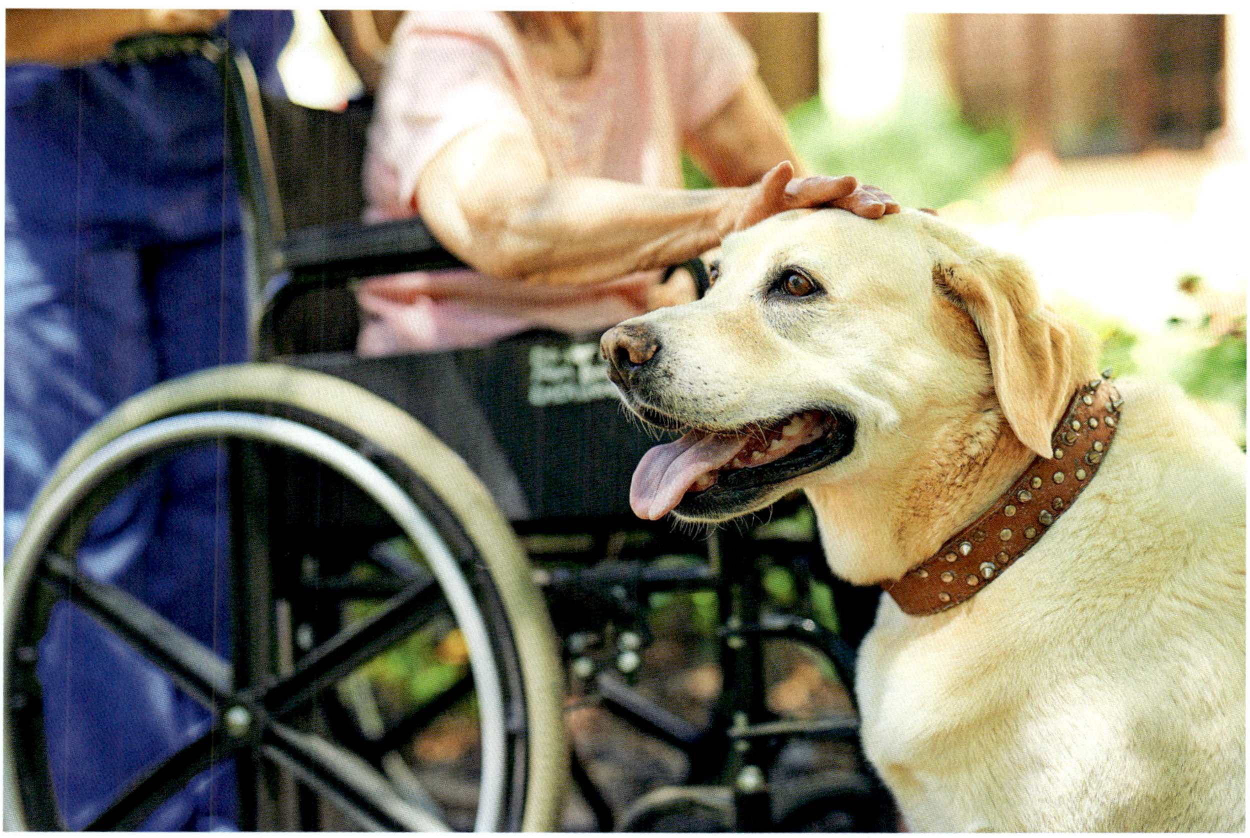

1. Erläutern Sie die Kurzgeschichte „Ein Tisch ist ein Tisch“ von Peter Bichsel mithilfe der Fachbegriffe des Kommunikationsmodells.
2. Beschreiben Sie die folgenden Situationen, indem Sie die Faktoren des Kommunikationsmodells anwenden:
   a) Gespräch im Freundeskreis,
   b) Unterrichtsgespräch,
   c) Übergabegespräch in Ihrer Einrichtung.
3. Diskutieren Sie, ob ein Haustier oder ein Pflegeroboter ein angemessener Kommunikationspartner für ältere Menschen sein kann.

2.3 Verbale und nonverbale Kommunikation

1. „Man kann nicht nicht kommunizieren."
Watzlawick, Paul u. a.: Menschliche Kommunikation, Bern, Stuttgart, Wien, Hans Huber Verlag, 1969, S. 53
Reflektieren Sie über diese Aussage des Kommunikationswissenschaftlers Paul Watzlawick.

Es gibt zwar „Sprachlosigkeit", aber keine „Kommunikationslosigkeit". Paul Watzlawick drückt mit seiner Grundregel (Axiom) aus, dass Menschen über vielfältige Möglichkeiten verfügen, miteinander zu kommunizieren:

Sie können miteinander reden, lachen, singen, sich an den Händen führen usw. Das wichtigste Zeichen der menschlichen Kommunikation ist die Sprache (= verbale Kommunikation). Grundlegend lassen sich folgende Formen sprachlicher Kommunikation unterscheiden:

Verbale Kommunikation

z. B. Muttersprache, Fremdsprache, Fachsprache, Dialekt

geschrieben | **paraverbal** | **gesprochen**

Tonfall, Lautstärke, Sprechtempo u. Ä.

Auch die Art und Weise, wie eine Nachricht übermittelt wird, signalisiert Informationen. Dies nennt man **„paraverbale Kommunikation"**. Im folgenden Fall passen die verbale und die paraverbale Kommunikation nicht zueinander. Sie sind nicht in Übereinstimmung, nicht kongruent. Stimme, Tonfall und Lautstärke entscheiden zu gut einem Drittel darüber, ob ein Gespräch gelingt.

Die Pflegefachfrau Ute ist verärgert, weil Herr Hartwig mehrmals hintereinander und scheinbar unbegründet nach ihr klingelt. Sie bemüht sich dennoch, jedesmal in höflichen Worten nach seinen Wünschen zu fragen und sich den Ärger nicht anmerken zu lassen. Umso erstaunter ist sie, als Herr Hartwig sie fragt, ob sie böse mit ihm sei, ihre Stimme klänge so anders.

1. Wie kommt Herr Hartwig zu dieser Meinung?
2. Beschreiben Sie, wie eine ärgerliche (bzw. eine freundliche) Stimme klingen kann.
3. Sprechen Sie den folgenden Satz: „Ich kann warten."
   a) höflich   b) ungeduldig   c) gereizt   d) ironisch

Neben sprachlicher Kommunikation gibt es nichtsprachliche = nonverbale Kommunikation.

2. Suchen Sie sich eine Partnerin oder einen Partner in Ihrer Lerngruppe. Versuchen Sie sich – ohne zu sprechen – auf eine gemeinsame Aktivität zu verständigen.
   a) Tauschen Sie Ihre Erfahrungen mit Ihrer Partnerin oder Ihrem Partner aus. Wie haben Sie sich verständigt?
   b) Beschreiben Sie Probleme, die bei der nonverbalen „Absprache" aufgetreten sind.

Kanäle		Signale	Kanäle		Signale
Mimik	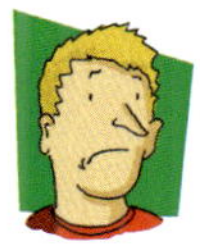	z. B. herunterhängende Mundwinkel	Körperbewegung	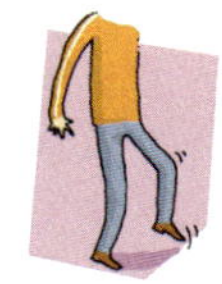	z. B. mit den Füßen trampeln
Gestik	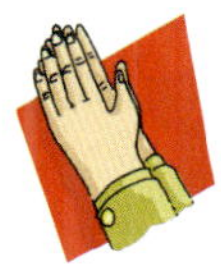	z. B. gefaltete Hände	Atmung	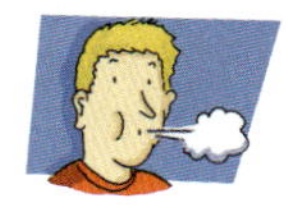	z. B. beschleunigte Atmung
Augenausdruck	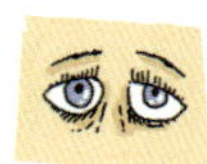	z. B. weit aufgerissene Augen	Muskeltonus	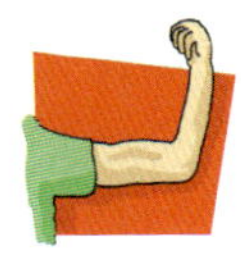	z. B. erhöhter Muskeltonus
Körperhaltung	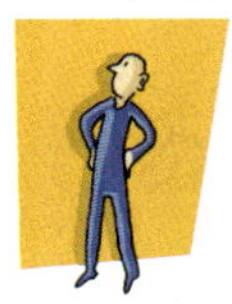	z. B. in die Hüften gestemmte Hände	Berührung	→	Exkurs 2.4

Gestik und Mimik entscheiden zu mehr als der Hälfte über ein gelingendes Gespräch. Wenn eine Pflegefachkraft eine zu pflegende Person freundlich begrüßt (verbale Kommunikation), ihr Gesichtsausdruck dabei aber sehr grimmig und verschlossen ist (nonverbale Kommunikation), passen verbale und nonverbale Kommunikation nicht zueinander. Die nonverbale Kommunikation ist in diesem Fall so dominant, dass die Begrüßung, trotz der freundlichen Worte, vom Gegenüber nicht als solche wahrgenommen wird. Wenn verbale und nonverbale Kommunikation nicht zueinander passen, entscheidet zu über 80 % die nonverbale Kommunikation darüber, wie die Kommunikation vom Empfänger aufgenommen wird.

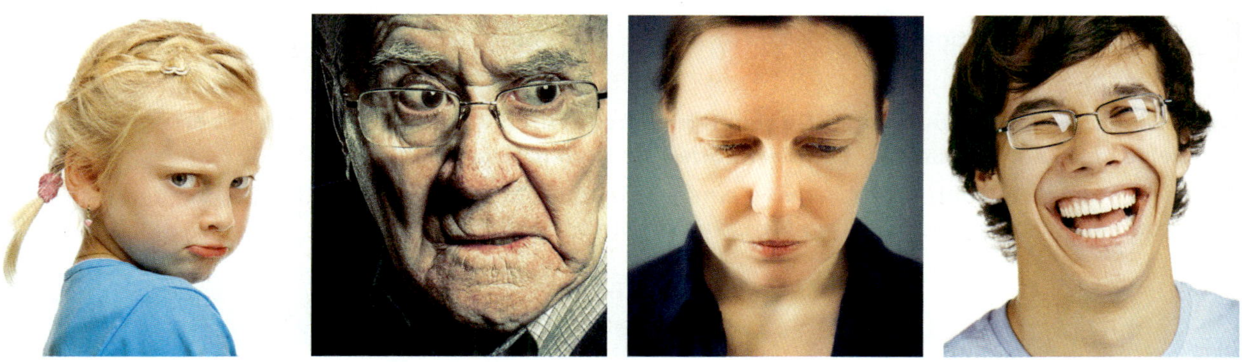

1. Welche Gefühlsregungen erkennen Sie aus dem jeweiligen Gesichtsausdruck (= Mimik)?
2. Beschreiben Sie, woran Sie die folgenden Gefühle erkennen: Überraschung, Ekel, Verachtung, Mitleid.
3. Der Gesichtsausdruck (Bewegen von Mundregion, Nase, Augenbrauen) spielt eine zentrale Rolle beim Ausdrücken von Gefühlszuständen (z. B. von Trauer, Angst, Freude, Zorn).
   Rollenspiel: Auf verschiedenen Karten werden Gefühlsausdrücke notiert. Die Auszubildenden ziehen verdeckt eine Karte und versuchen, dieses Gefühl nonverbal mit Mimik, Gestik, Haltung darzustellen.
4. *Frau Schell läuft unruhig auf dem Flur hin und her. Ihr Blick ist auf den Boden gerichtet, sie scheint nichts um sich herum wahrzunehmen. Nur wenn sie angesprochen wird, schaut sie mit weit aufgerissenen Augen kurz hoch, um sofort wieder nach unten zu schauen.*
   Äußern Sie Vermutungen über die Gefühle von Frau Schell. Begründen Sie Ihre Annahmen mit dem bei Frau Schell zu beobachtenden Verhalten.

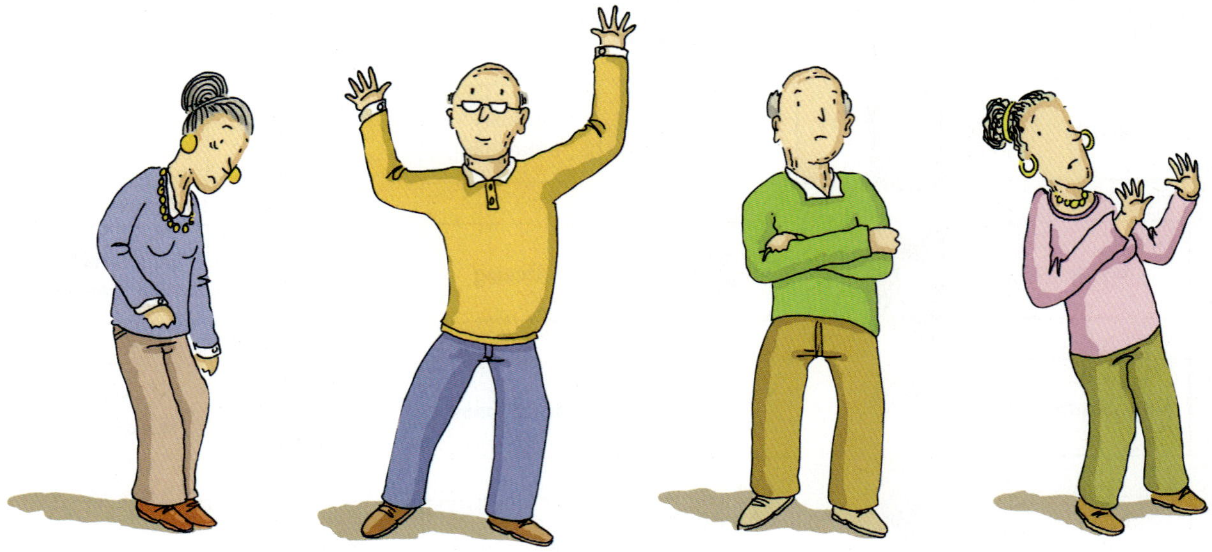

5. Die oben stehenden Zeichnungen zeigen verschiedene Körperhaltungen.
a) Vermuten Sie, welche Gefühle in den Körperhaltungen zum Ausdruck kommen.
b) Wie zuverlässig erscheinen Ihnen Informationen, die Sie z. B. der Körperhaltung entnehmen? Begründen Sie Ihre Antwort.

Nichtsprachliche Kommunikation kann die sprachliche Aussage stützen oder ihr widersprechen.

6. *Auf die Frage, ob es ihr schwergefallen sei, in eine stationäre Pflegeeinrichtung überzusiedeln, antwortet die Bewohnerin Frau Grün: „Nein, es hat mir gar nichts ausgemacht, hier fehlt es mir doch an nichts." Aber gleichzeitig ziehen sich ihre Mundwinkel nach unten, in ihren Augen stehen Tränen.*
a) Vergleichen Sie die sprachliche und die nichtsprachliche Information.
b) Welcher Information würden Sie mehr trauen? Begründen Sie Ihre Antwort.

Auch Objekte (z. B. Kleidung oder Gegenstände) beinhalten Informationen. Sie geben nonverbal Hinweise, z. B. auf den Status, den Beruf oder die soziale Gruppe.

Beispiele: Arbeitskleidung informiert über einen Beruf, ein Orden demonstriert Verdienste, ein teures Auto kann deutlich machen, dass ein Mensch nicht unvermögend ist.

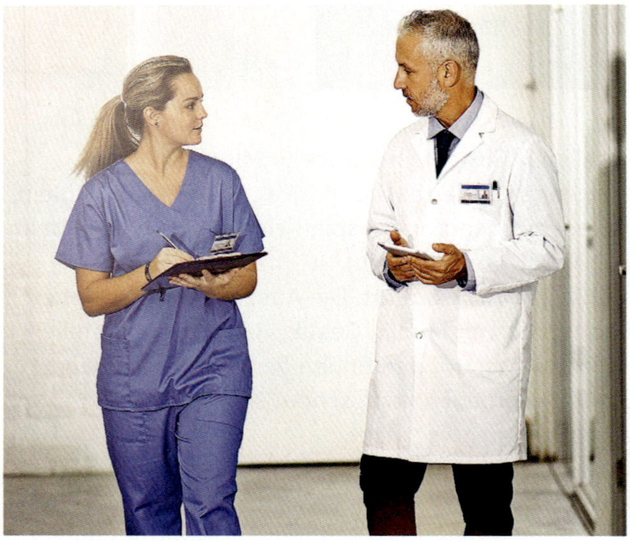

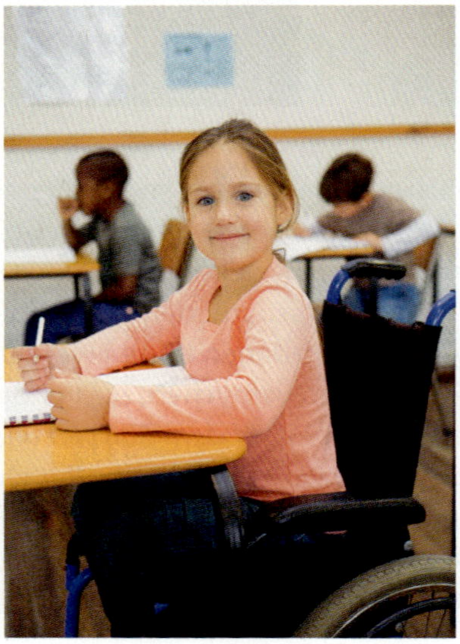

7. a) Welche Aussagen können mithilfe der dargestellten Objekte (Fotos) gemacht werden?
b) Beschreiben Sie, wie Personen auf die wahrgenommenen Objekte reagieren können.

Durch die räumliche Distanz, die wir zu anderen einnehmen, können wir nonverbal etwas über unsere Beziehung zu diesen Menschen aussagen.

Beispiel: Vertraute Menschen lassen wir nahe an uns heran, zu Fremden wahren wir größeren Abstand.

Räumliche Distanz gegenüber anderen Menschen wird unterschieden in:
- Intimdistanz: Abstand, der enge körperliche Berührung ermöglicht, z. B. gegenüber dem Partner,
- persönliche Distanz, z. B. gegenüber Freunden,
- soziale Distanz, z. B. zwischen Verkäufer und Kunde beim Einkauf,
- öffentliche Distanz, z. B. zwischen einem öffentlichen Redner und seinem Publikum.

8. Bilden Sie Kleingruppen und rücken Sie nahe zusammen. Alle schließen die Augen, strecken die Hände aus und fühlen ihren persönlichen Raum (vor, hinter, über, unter sich). Überkreuzen Sie dann – ohne zu reden – Ihre Hände und berühren Sie die anderen Gruppenmitglieder. Wie ist es für Sie, in einen anderen Raum einzudringen?
9. Schätzen Sie in Zentimeter, wie groß durchschnittlich der räumliche Abstand der verschiedenen Distanzzonen ist.
10. Überlegen Sie, wie Sie zu pflegenden Personen bei der Ganzwaschung helfen können, den geringen Abstand leichter zu ertragen.
11. Zeigen Sie Möglichkeiten auf, wie zu pflegende Personen im Zweibettzimmer ihren persönlichen Raum deutlich machen können.

2.4 Exkurs: Berührung als nonverbale Kommunikation

Auf der Frühgeborenen-Station ist folgende Handlungsanweisung standardisiert:
1. **Vor jeder Handlung mit dem Frühgeborenen verbal Kontakt aufnehmen.**
2. **Initialberührung an dem vereinbarten Körperbereich durchführen (siehe Schild am Inkubator!).**
3. **Jede Maßnahme mit der gleichen Initialberührung beenden.**

Dieses Begrüßungs- und Verabschiedungsritual ist von allen Personen, die mit dem Frühgeborenen in Kontakt treten durchzuführen: also von Ärzten, Pflegepersonal, Physiotherapeuten, Logopäden, Eltern usw.

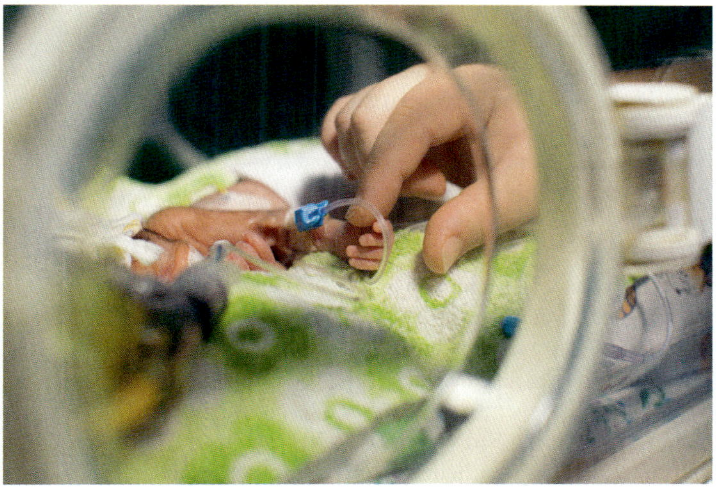

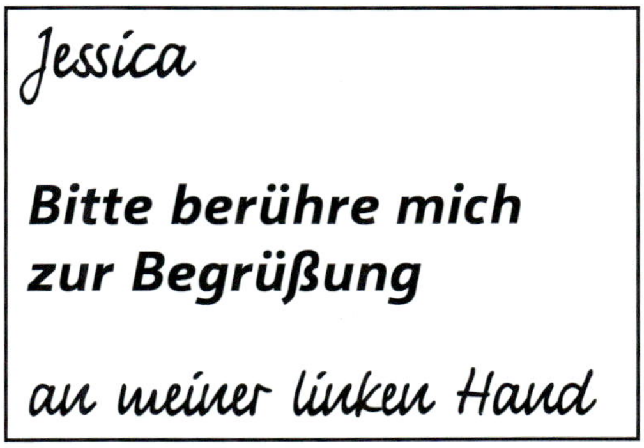

1. Welche Bedeutung hat die Berührung?
2. Bei welchem Personenkreis ist eine Initialberührung indiziert?

Pflege ist auch eine körpernahe Tätigkeit. Pflegefachkräfte arbeiten auf taktiler Ebene (lat. tactilis: das Tasten, die Berührung). Der Tastsinn entwickelt sich bereits ab der sechsten Schwangerschaftswoche und bleibt bis zum Tod erhalten.

Die Initialberührung kündigt eine kommende Maßnahme an und gibt dem zu Pflegenden die Möglichkeit, sich innerlich darauf vorzubereiten und zu konzentrieren. Nach der Ansprache erfolgt die Berührung mit der Innenfläche der Hand. Die Pflegeperson wendet sich dem zu Pflegenden zu, nimmt ihn in seiner Persönlichkeit wahr, sodass der zu Pflegende sich als Person „gemeint" und anerkannt fühlt.

Berührung ist neben Mimik, Gestik und anderen Kanälen ein weiterer wichtiger Kanal nonverbaler Kommunikation.

Interview von Elisabeth von Thadden mit dem Tastsinnforscher Martin Grunwald (Leipzig)

DIE ZEIT: Herr Grunwald, zuerst [...]: Was bewirkt Körperkontakt, wenn er wohlmeinend ist?

Martin Grunwald: Die Liste der Wohltaten ist lang: Berührungen mobilisieren die körpereigene Apotheke des Menschen. Sie wirken entzündungshemmend. Sie stabilisieren das Immunsystem. Sie wirken entspannend auf die Skelettmuskulatur, sie beruhigen. Sie senken den Blutdruck im Gehirn. Sie lassen uns weniger an Depressionen leiden. Sie sind entscheidend für die gedeihliche Entwicklung von Kindern und für das Wohlbefinden von Pflegebedürftigen. Körperkontakt stimuliert das Wachstum des Hippocampus, also auch die Leistung des Gedächtnisses.

ZEIT: Und was bewirken sie über den eigenen Körper hinaus, also sozial?

Grunwald: Berührungen sind immer auch Kommunikationsakte, die Beziehungen und Wechselwirkungen entstehen lassen. Sie geben uns außerdem Orientierung im Raum, mindern unser Gefühl der Verlorenheit. Ohne ein intaktes Tastsinnsystem wüssten wir nicht, dass wir existieren und wo vorn und hinten ist. Und die neun Monate im mütterlichen Uterus haben Folgen: Es tut uns gut, von warmen, weichen Körpern berührt zu werden. Berührung mit warmen Objekten stimmt uns gegenüber anderen milde. Das gilt sogar für eine warme Tasse: Wer die in der Hand hält, sieht andere gleich in freundlicherem Licht, wie Studien zeigen [...]

ZEIT: Woher weiß man, ob eine Berührung wohlmeinend ist? Sie kann doch ebenso als unangenehm empfunden werden.

Grunwald: Es steht nie objektiv fest, welche Berührung wohltut. Was angenehm ist, entscheidet der Empfänger. Sein Gehirn sagt, ob die Berührung willkommen ist. Wer Berührungen ablehnt, sendet vielfältige körperliche Signale, die in der Regel spürbar sind.

ZEIT: Und warum ist das Phänomen so individuell? Warum lösen Berührungen von bestimmten Menschen sofort ein positives Gefühl in uns aus, während beim selben Kontakt mit anderen Menschen fast nichts passiert?

Grunwald: Vertrauen scheint der Schlüssel zu diesem Mechanismus zu sein. Wenn wir einem anderen Menschen grundsätzlich vertrauen, werden auch Berührungsreize positiver interpretiert als bei Menschen, zu denen wir weniger Vertrauen haben. Berührungsreize sind im physiologischen und im metaphorischen Sinne immer Grenzerfahrungen. Je weniger dabei Angst eine Rolle spielt, desto stärker kann sich die Biochemie der positiven Emotionen entfalten. [...] Die Hand und der Unterarm gelten in fast allen Kulturen als erlaubter Bereich. Der Oberarm oft auch. Fast alles andere hingegen wird im öffentlichen Raum und unter Fremden als nicht zugelassen erlebt. Im Familien- und Freundeskreis ist es anders: Dort sind zumindest leichte Berührungen an Rücken, Schultern oder Kopf akzeptiert.

ZEIT: Warum sind uns unangenehme Berührungen so extrem zuwider?

Grunwald: Auch jemand, der nie Gewalt erlebt hat, weiß: Jede Berührung kann existenzbedrohend sein, wenn sie in den Körper eindringt. Auf nichts achten Menschen deshalb so sehr wie darauf, dass niemand unkontrolliert in ihre Körpernähe gelangt. Visuelle und akustische Reize mögen an uns vorbeisausen, doch mit Berührungsreizen ist das anders: Da bleibt keiner unbemerkt. In Millisekunden prüft jeder Mensch, ob eine Berührung – sei es im Fahrstuhl, im Supermarkt, im Vorübergehen – gefährlich ist.

Thadden, Elisabeth im Interview mit Martin Grunwald: „Zur Not hilft auch ein Hund oder eine Katze“, DIE ZEIT 38/2018 (Auszug)

3. Welche positiven Auswirkungen haben Berührungen beim Menschen?
4. „Berührungen sind immer auch Kommunikationsakte“. Wie ist diese Aussage zu verstehen?
5. Woran sind „unangenehme Berührungen“ zu erkennen?
6. Wann werden sie „existenzbedrohend“?
7. Welche Berührungen gehören zum „erlaubten Bereich“?

Martin Grunwald berichtet in seinem Buch „Homo hapticus“ (2017) von rumänischen Waisenkindern, die in den Einrichtungen zwar gut versorgt waren, aber keine liebevollen Berührungen erfahren haben. Auffallend ist, dass viele dieser Kinder in den ersten Lebensjahren starben oder unter körperlichen und geistigen Defiziten litten. Während Kinder, denen es an Berührungen mangelt, häufiger verhaltensauffällig sind, konnte nachgewiesen werden, dass Frühgeborene, die regelmäßig massiert werden, sich schneller entwickeln. Wenn Ärzte Berührungen gezielt einsetzen, verbessert sich die körperliche Befindlichkeit der Patienten.

Physiotherapeuten berichten, dass einige ältere Menschen beim Massieren zu weinen beginnen, weil sie schon seit Jahren niemand mehr angefasst habe. Fehlende Berührung geht bei älteren Menschen einher mit Einsamkeit. Auch entgegengesetzte Reaktionen können auftreten, indem die Menschen mit taktiler Abwehr reagieren.

All diese Befunde unterstreichen die Bedeutung von Berührungen als Kommunikationskanal.

1. Üben Sie in Partnerarbeit im Rollenwechsel die Kontaktaufnahme durch Initialberührung. Dabei schließt die zu pflegende Person die Augen.
2. Schildern Sie Ihre Erfahrungen aus der Partnerarbeit.

1. Wenden Sie die Initialberührung in Abstimmung mit Ihrer Praxisanleitung bei zu Pflegenden in Ihrer Einrichtung an.
2. Basale Stimulation ist ein Konzept, bei dem die Berührung eine wichtige Funktion hat.
   a) Beschreiben Sie das Konzept der Basalen Stimulation.
   b) Erkunden Sie, ob und in welchen Situationen das Konzept der Basalen Stimulation zur Anwendung kommt.

2.5 Regeln zur Bedeutungsabsicherung von nonverbalen Signalen

Eine besondere Herausforderung ist die Kommunikation mit Menschen mit angeborenen oder erworbenen Kommunikationsbarrieren. Hierbei kommt den nonverbalen Signalen eine wichtige Bedeutung zu. Als schwierig erweist es sich in diesem Zusammenhang, die nonverbalen Signale auch richtig zu deuten. Die folgenden Regeln sollen die Bedeutung beobachtbarer nonverbaler Signale absichern.

1. Regel

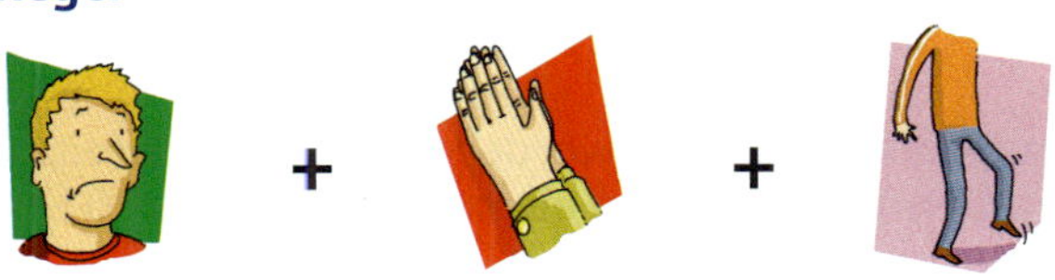

Signale im Verbund mit anderen Signalen deuten.

Wenn Menschen mit Kommunikationsbarrieren sowohl verbal als auch nonverbal kommunizieren,
- sollten sowohl verbale als auch nonverbale Signale in die Interpretation mit einfließen; mindestens ein Signal aus der nonverbalen Ebene soll neben den sprachlichen Äußerungen berücksichtigt werden.

Wenn Menschen mit Kommunikationsbarrieren nur nonverbal kommunizieren,
- sollten mindestens zwei Kanäle nonverbaler Signale in die Interpretation mit einfließen, z. B. Gestik **und** Mimik.

Wenn Sie sich bei der Interpretation der Signale unsicher sind, ist es sinnvoll, körpersprachlich „nachzufragen“, ob Ihre Interpretation auch richtig ist.

2. Regel

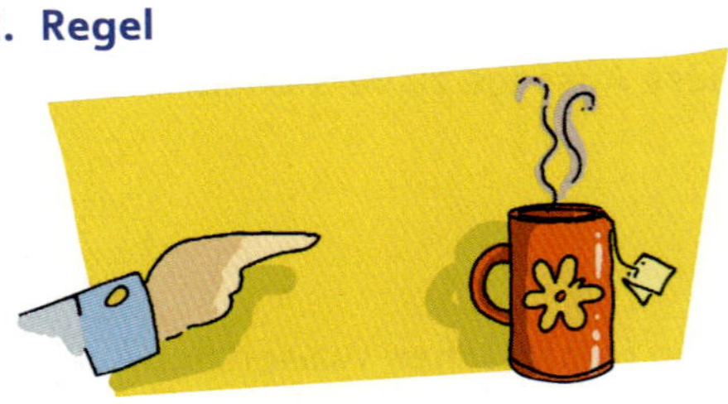

Signale im Kontext deuten.

Nonverbale Signale sollten immer im Zusammenhang mit der Situation gedeutet werden.

3. Regel

Verbale Signale ≠ **Nonverbale Signale**

↓

Nonverbale Signale

Auf Übereinstimmung zwischen verbalen und nonverbalen Signalen achten.

Wenn verbale und nonverbale Signale nicht übereinstimmen, hat das nonverbale Signal Vorrang.

1. Der Herr auf dem Foto leidet unter einer Demenz vom Typ Alzheimer.
   a) Deuten Sie die beobachtbaren Signale.
   b) Welche Regeln wenden Sie dabei zur Bedeutungsabsicherung an?

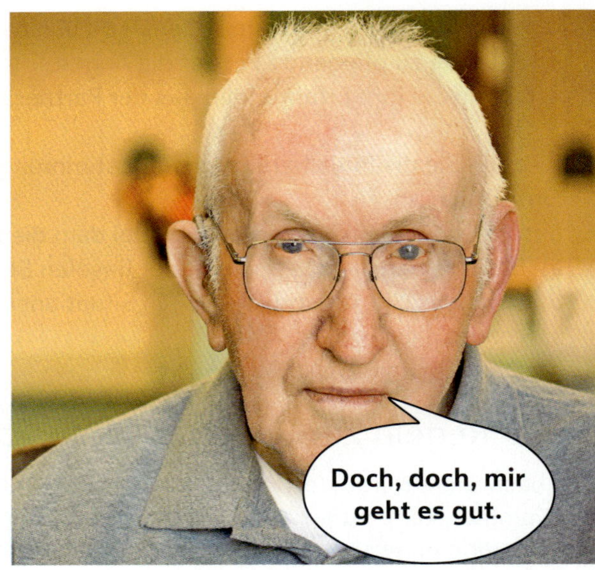

2.6 Vier Seiten einer Nachricht

Die Eltern von Klara sind vor ihrer Operation zum Arztgespräch gebeten worden. Sie warten bereits 45 Minuten auf das Gespräch. Der Vater zur Pflegefachfrau Jutta: „Wir hatten einen Termin um 10:00 Uhr."

1. Welche Botschaften sind in der Aussage des Vaters enthalten?
2. Wie kann Jutta die Nachricht des Vaters verstehen?

Jede Nachricht enthält nach Friedemann Schulz von Thun vier Botschaften:
- **Sachinhalt:** Worum geht es?
- **Selbstkundgabe:** Was teile ich über mich mit?
- **Beziehungshinweis:** Was halte ich von dir und wie stehe ich zu dir?
- **Appell:** Was möchte ich, dass du tust?

Diese vier Seiten einer Nachricht hat Schulz von Thun im Kommunikationsquadrat verdeutlicht. Die Äußerung entstammt dabei den „vier Schnäbeln" des Senders und trifft auf die „vier Ohren" des Empfängers.

Kommunikationsquadrat nach Schulz von Thun

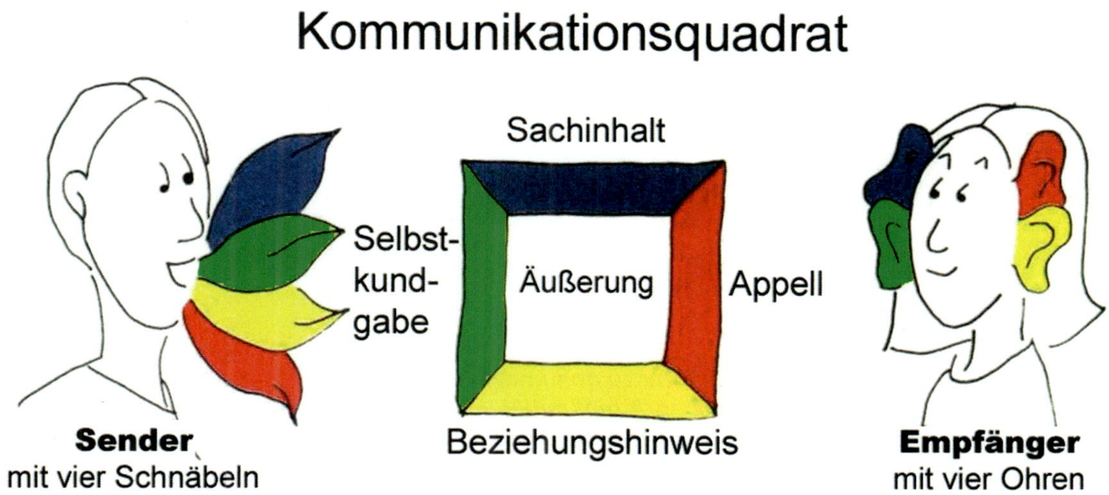

Das Modell verdeutlicht, dass sowohl Sender als auch Empfänger für das Gelingen einer Kommunikationssituation verantwortlich sind. Störungen der Kommunikation ergeben sich aus dem Modell, wenn der Sender einer Nachricht eine bestimmte Seite betont, aber der Empfänger eine andere Seite heraushört.

So kann im Eingangsbeispiel die Äußerung des Vaters **„Wir hatten einen Termin um 10:00 Uhr"** folgende vier Botschaften enthalten:

Vater/Sender („vier Schnäbel")	Botschaft („vier Seiten")	Jutta/Empfängerin („vier Ohren")
Das Gespräch war für 10:00 Uhr vereinbart.	**Sachinhalt**	*Der Vater teilt mir mit, dass er 45 Minuten wartet.*
Ich bin verärgert, dass ich bereits 45 Minuten warten muss.	**Selbstkundgabe**	*Der Vater ist ungeduldig und verärgert.*
Du bist als Pflegefachfrau verantwortlich, dass sich der Termin verzögert.	**Beziehungshinweis**	*Ich bin unfähig, Termine zu organisieren.*
Sorgen Sie dafür, dass das Gespräch jetzt stattfindet.	**Appell**	*Ich soll Abhilfe schaffen.*

Wie eine Äußerung gemeint ist, lässt sich an nonverbalen Signalen wie der Mimik und Gestik sowie am Tonfall „ablesen". So könnte der Vater seine Äußerung z. B. ruhig und in einem freundlichen Ton, mit lauter Stimme, mit rotem Kopf oder kopfschüttelnd tätigen.

Als Pflegefachkraft ist es wichtig, die vier Seiten einer Nachricht immer mitzudenken und zu beachten. In dem Fallbeispiel könnte Jutta deshalb wie folgt reagieren und antworten:

> „Ich weiß, Ihr Termin war um 10:00 Uhr. Ich kann verstehen, dass Sie ungeduldig werden. Es hat leider einen Notfall gegeben. Ich werde dafür Sorge tragen, dass Sie so schnell wie möglich an die Reihe kommen. Ich danke Ihnen für Ihr Verständnis."

1. Formulieren Sie zu den Äußerungen in den Situationen A bis C (ggf. in Tabellenform) die vier Seiten einer Nachricht für die Senderseite („vier Schnäbel").
2. Wie können Sie die Äußerungen hören („vier Ohren")?

Situation A:
In der Pflegeeinrichtung fragt die Tochter der Bewohnerin Frau Boll die Pflegefachkraft: „Hat meine Mutter abgenommen?"

Situation B:
Der Patient Herr Asaf Özdemir sagt bei der Essensausgabe zur Pflegefachkraft: „Schweinebraten esse ich nicht."

Situation C:
Ella, 4 Jahre alt, Patientin der Abteilung für Pädiatrie, zur Pflegefachkraft: „Ich suche meinen Teddy."

3. Wie hören Sie die Frage der Tochter in Situation A, wenn die Tochter in einem „schnippischen Ton" fragt?
4. Vertiefen Sie Ihre Kenntnisse über die „vier Seiten einer Nachricht" mithilfe eines Lernvideos, z. B.: https://youtu.be/ickS3HHpCII
5. Neben dem Kommunikationsmodell (vgl. Kapitel 2.2) und dem Kommunikationsquadrat gibt es auch das sogenannte Organon-Modell von Karl Bühler.
   a) Recherchieren Sie im Internet die Inhalte des Organon-Modells.
   b) Vergleichen Sie das Modell von Karl Bühler mit dem Modell von Friedemann Schulz-Thun.

2.7 Ich-Botschaften

„Immer wieder vergisst du, die Pflegemaßnahme zu dokumentieren."
„Mensch, kannst du nicht aufpassen? – Denk doch mal mit!"
„Immer musst du dich verspäten. Ich möchte nur einmal erleben, dass du pünktlich bist."
„Stellen Sie sich nicht so an!"
„Alle anderen kommen damit klar."
„Da sind Sie aber schlecht informiert."

1. Welche Gefühle verursachen diese Äußerungen bei Ihnen?
2. Welche Reaktion löst das bei Ihnen aus?

Die obigen Äußerungen sind sogenannte **Du-Botschaften**. Der Begriff stammt von dem amerikanischen Psychologen Thomas Gorden. Sie enthalten zumeist eine direkte Sie- oder Du-Ansprache. Du-Botschaften können aber auch in verdeckter Form auftreten, wie z. B. „Können Sie mich vielleicht mal ausreden lassen?" Hier ist ein Befehl versteckt: „Hören Sie auf, mich laufend zu unterbrechen."

Allerdings sind nicht alle im Befehlston oder in Form einer Handlungsanweisung formulierten Äußerungen auch immer Du-Botschaften. Beispiele hierfür sind die Zehn Gebote („Du sollst ..."), eine Dienstanweisung („Diese Maßnahme muss dokumentiert werden.") oder die Praxisanleitung mit Aufforderungen („Du musst unbedingt auf die hygienischen Kautelen achten.").

Du-Botschaften kommen oft in schwierigen Gesprächssituationen vor. Sie lösen – vor allem wenn sie mit einem lauten, erregten Ton und entsprechender Mimik einhergehen – bei den Angesprochenen zumeist negative Gefühle aus, weil sie u. a.

- Schuldgefühle verursachen,
- als Kritik oder gar als Tadel, Abwertung und Herabsetzung empfunden werden,
- als Bestrafung aufgefasst werden,
- den Eindruck erwecken, den anderen zu missachten.

Die Folge ist, dass die Beziehung zwischen den Gesprächspartnern belastet wird, was sich auf das Gesprächsklima auswirkt. Die Du-Botschaften lösen Betroffenheit und Schweigen aus, provozieren Gegenrede, Widerstand oder Rückzug und erschweren ein kooperatives Arbeiten. Die Gefahr ist groß, dass es zu einer Negativ-Spirale kommt.

In den Du-Botschaften steckt ein großer Anteil an „Selbstkundgabe" (vgl. Schulz von Thun), ohne diese ausdrücklich auszusprechen. Vielmehr werden der Gesprächspartner und sein Verhalten thematisiert und (negativ) bewertet.

Der „Beziehungshinweis" (vgl. Schulz von Thun) in der Du-Botschaft signalisiert Dominanz und Überlegenheit des Senders. Zwar soll ein anderes Verhalten („Appell") des Empfängers angeregt werden, doch kommen bei dessen Ohr vor allem Bewertungen, Belehrungen, Befehle, Drohungen, Vorhaltungen oder Unterstellungen an. Das eigentliche Anliegen des Senders, dessen Meinung und Emotionen bleiben auf der Strecke.

Deshalb ist es besser, die „Selbstkundgabe" in sogenannten **Ich-Botschaften** klar auszudrücken und die eigene Meinung sowie die eigenen Emotionen beim Namen zu nennen. Schulz von Thun bezeichnet die Ich-Botschaften deshalb als „Nachrichten mit persönlichem Selbstoffenbarungsanteil".

Ich-Botschaften sollen (nach Thomas Gordon) drei Bestandteile enthalten. Die Reihenfolge kann dabei variieren:

1. Sie sollen sachlich die Situation und das auslösende Verhalten beschreiben, ohne zu bewerten.
2. Sie sollen beschreiben, was die Situation und das Verhalten bewirken.
3. Sie sollen Gefühle ausdrücken, die dadurch beim Sender ausgelöst werden.

Beispiel: Die Du-Botschaft: „Andauernd musst du auf dein Smartphone schauen!" als Ich-Botschaft formuliert: „Ich sehe, du schaust gerade auf dein Smartphone. So kommen meine Erklärungen nicht an. Das macht mich traurig."

Die Ich-Form verhindert verletzende Kritik, der Empfänger muss sich nicht verteidigen. Ich-Botschaften wirken deeskalierend. Sie bieten Raum für eine offene Kommunikation. Damit ermöglichen sie eine partnerschaftliche Kommunikationsbeziehung. Einerseits kann der Sender von Ich-Botschaften seine Gefühle klar aussprechen, zum anderen bietet die Ich-Form dem Empfänger Spielraum, verantwortlich zu handeln und damit „sein Gesicht zu wahren".

Eine andere Möglichkeit, aggressive Du-Botschaften zu vermeiden, bietet das von Marshall B. Rosenberg entwickelte Handlungskonzept der **Gewaltfreien Kommunikation (GfK)**. Wichtig sind dabei aktives Zuhören und Empathie, Respekt, Vertrauen und Wertschätzung – alles Grundlagen für ein gelingendes Gespräch (vgl. Kapitel 3).

Gewaltfreie Kommunikation vollzieht sich in vier Schritten:

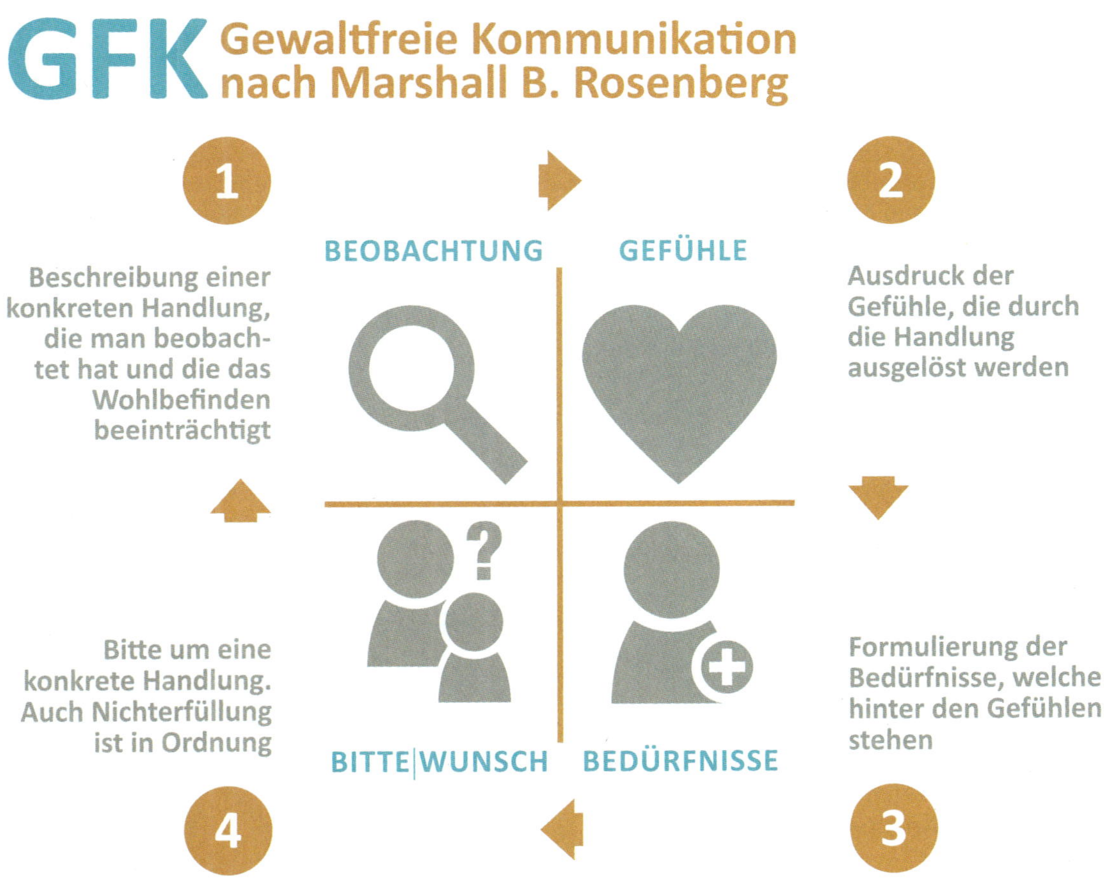
GFK Gewaltfreie Kommunikation nach Marshall B. Rosenberg
1
Beschreibung einer konkreten Handlung, die man beobachtet hat und die das Wohlbefinden beeinträchtigt
BEOBACHTUNG
GEFÜHLE
2
Ausdruck der Gefühle, die durch die Handlung ausgelöst werden
3
Formulierung der Bedürfnisse, welche hinter den Gefühlen stehen
BEDÜRFNISSE
BITTE|WUNSCH
4
Bitte um eine konkrete Handlung. Auch Nichterfüllung ist in Ordnung

Beispiel: Die Du-Botschaft: „Andauernd musst du auf dein Smartphone schauen!" als Äußerung nach der GfK formuliert: „Du schaust gerade auf dein Smartphone. Das macht mich traurig und ärgerlich, weil ich gerade Wichtiges über die Hygiene erläutere. Ich wünsche mir mehr Aufmerksamkeit und bitte dich, das Smartphone jetzt zur Seite zu legen."

Die Ich-Botschaften nach Gordon und die GfK-Äußerungen nach Rosenberg ähneln sich darin, dass Beobachtung und Selbstoffenbarung im Vordergrund stehen. Die GfK-Äußerung mündet schließlich noch in eine Bitte oder in einen klar artikulierten Wunsch.

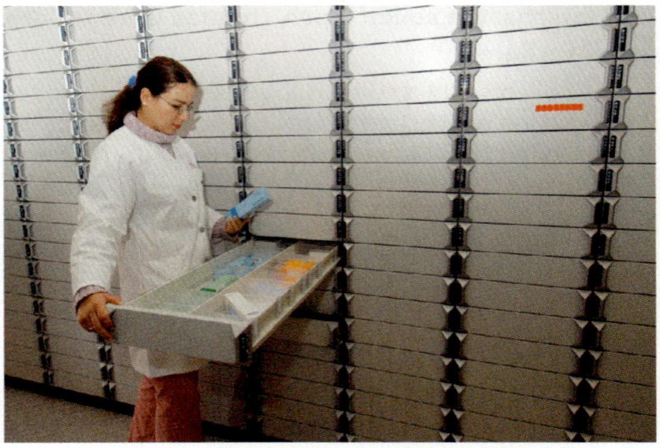

1. Überprüfen Sie, ob Du-Botschaften vorliegen:
   a) Praxisanleiterin bei einer Anleitung zur Auszubildenden im Pflegeberuf: „Du musst den Medikamentenschrank immer abschließen!"
   b) Praxisanleitung während der Arbeit zur Auszubildenden im Pflegeberuf: „Ich habe dir doch schon tausendmal erklärt, dass der Medikamentenschrank abgeschlossen werden muss."
   c) Praxisanleitung während der Arbeit zur Auszubildenden im Pflegeberuf: „Typisch, Miriam. Immer lässt du den Medikamentenschrank offen stehen."
2. Formulieren Sie die Du-Botschaften in Aufgabe 1
   a) in „Ich-Botschaften" (nach Thomas Gordon) um.
   b) in eine GfK-Äußerung nach Rosenberg um.
3. Formulieren Sie die sechs Äußerungen zu Beginn dieses Unterkapitels als „Ich-Botschaften."

1. Achten Sie im Praxiseinsatz ganz bewusst darauf, möglichst „Ich-Botschaften" zu formulieren.
2. Beobachten Sie ihre Wirkung.
3. Berichten Sie von Ihren Erfahrungen in der Lerngruppe.

2.8 Feedback

Svenja ist Auszubildende zur Pflegefachfrau im dritten Ausbildungsjahr. Ihre Praxisanleiterin beauftragt sie, die neuen Auszubildenden im ersten Ausbildungsjahr zu einer rückenschonenden Arbeitsweise anzuleiten und den Erfolg des Anleitungshandelns durch Feedback zu evaluieren.

1. Warum ist ein Feedback über die Anleitung sinnvoll?
2. Wie könnte Svenja die Rückmeldung evaluieren?

Feedback (engl. *Rückmeldung*) bezeichnet in der Kommunikation die Rückmeldung von Informationen durch den Empfänger.

Diese Rückmeldung zeigt dem Sender an, was der Empfänger wahrgenommen bzw. verstanden hat, aber auch, wie er als Mensch wahrgenommen und erlebt wird. Feedbacks ermöglichen dem Sender, aus Fehlern zu lernen und sein Verhalten ggf. zu korrigieren.

Feedback kann mündlich, schriftlich, aber auch nonverbal oder durch Verhalten gegeben werden.

Beispiele:

Ein Auszubildender zum Pflegefachmann zur Anleitung durch Svenja: „Schön, dass du dir die Zeit genommen hast, uns die Techniken zu erklären und sie zu demonstrieren. Jetzt werde ich mehr auf rückenschonendes Arbeiten achten." (= mündlich)

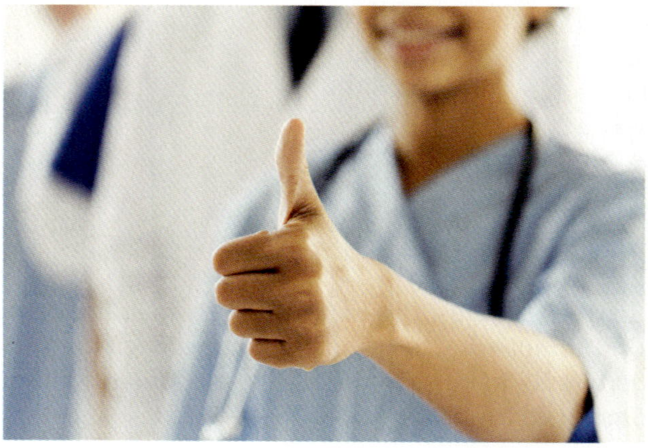

Eine Teilnehmerin quittiert Svenjas Anleitung mit der Geste „Daumen hoch", lächelt sie an und nickt zustimmend. (= nonverbal durch Gestik und Mimik)

Andere Teilnehmerinnen und Teilnehmer kommen zu Svenja und wollen sich noch weiter über das Thema austauschen. (= Verhalten)

Eine angemessene Art, ein Feedback einzufordern, ist eine schriftliche Abfrage mithilfe einer visuellen Unterstützung, z. B.:

Vierer-Matrix

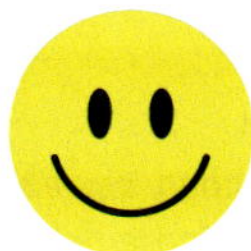

**Was fand ich gut?
Was hat mich begeistert?**

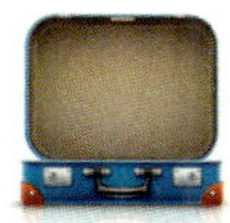

Was nehme ich mit?

Was ist meine wichtigste Erkenntnis?

**Was hat mich gestört?
Was ist offen geblieben?**

Hand- oder Fünf-Finger-Feedback

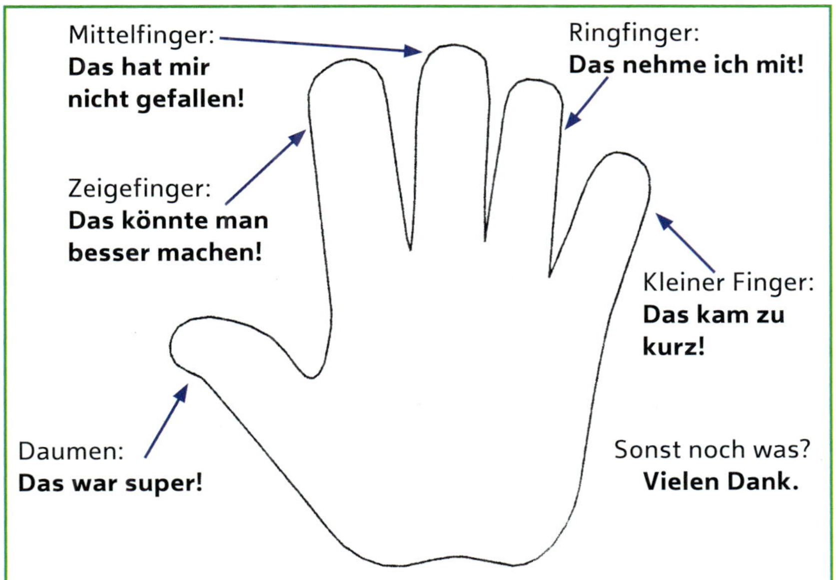

Blitzlicht

Zu den am häufigsten eingesetzten Feedback-Verfahren gehört das Blitzlicht. Alle Teilnehmerinnen und Teilnehmer nehmen mit wenigen Worten der Reihe nach Stellung zu einer konkreten Frage ***(„Was habe ich heute gelernt?“)***. Die Antworten werden nicht kommentiert oder kritisiert.

Regeln, wie Feedback gegeben werden soll:

- Beschreiben Sie Ihre Wahrnehmungen und Beobachtungen. Bewerten und (ver)urteilen Sie nicht.
- Beschreiben Sie ein konkretes Verhalten, nicht die Persönlichkeit des Feedback-Empfängers.
- Das Verhalten muss veränderbar sein.
- Ihr Feedback sollte klar, genau, sachlich richtig und nachvollziehbar sein. Äußern Sie keine Vermutungen.
- Drängen Sie Ihr Feedback anderen nicht auf. Am besten, der Empfänger hat darum gebeten.
- Geben Sie rechtzeitig Feedback, also sobald wie möglich.

Bestimmte Fehler treten beim Feedback-Geben immer wieder auf. Diese sollten und können leicht vermieden werden.

Beispiel: Die Teamkollegin Katja zum Kollegen und Pflegefachmann Marco: „Was ich dir schon immer mal sagen wollte: Du nervst, wenn du morgens ankommst und gleich sagst, dass du heute nicht so gut drauf bist. Wir sollen dann alle darauf Rücksicht nehmen und dich unterstützen. Dass wir auch mal Probleme haben könnten, kommt dir nicht in den Sinn. Ich finde es auch unkollegial, wenn du dir wie selbstverständlich deine Zigarettenpausen nimmst. Übrigens, dass du mich vor zwei Wochen gegenüber der Stationsleitung nicht unterstützt hast, hat mich verletzt.“

Fehler beim Feedback-Geben	Verbesserungen
Du-Botschaften senden *„Du nervst, wenn du morgens ankommst, ...“* *„..., dass du mich vor zwei Wochen gegenüber der Stationsleitung nicht unterstützt hast, hat mich verletzt.“*	**Ich-Botschaften senden** *„Du hast gestern und heute gesagt, dass du nicht gut drauf bist und wir dich unterstützen sollen. Ich muss dann Rücksicht nehmen und mehr arbeiten. Ich fühle mich überlastet und ausgenutzt.“*

Fehler beim Feedback-Geben	Verbesserungen
Rückmeldungen ansammeln *„Wir sollen dann alle Rücksicht nehmen und dich unterstützen."* *„Dass wir auch mal Probleme haben ..."* *„Zigarettenpausen"* *„... gegenüber der Stationsleitung nicht unterstützt ..."*	**Sofortige Rückmeldung in der Situation** *„Heute Morgen sagst du, dass ..."*
Feedback auf negative Beobachtungen beschränken	**Positive und negative Rückmeldung geben** *„Du bist zuverlässig und erledigst die Aufgaben korrekt. Die zu Pflegenden mögen dich. Aber ich habe heute Morgen ein Problem: ..."*
Einseitiges Feedback	**Gegenseitiges Feedback** *„Wie siehst du das? – Ich hätte gern, dass du mir sagst, ob ich falsch liege und du dich ungerecht behandelt fühlst."*

Negatives Feedback kann vom Empfänger als abwertend und tadelnd erlebt werden, vor allem dann, wenn die Feedback-Empfänger nicht kritikfähig sind. **Selbstkritik und Kritikfähigkeit sind deshalb Kernkompetenzen im beruflichen Pflegealltag.** Zur Kritikfähigkeit zählt auch, konkretes Feedback richtig entgegennehmen zu können:

Regeln, wie Feedback empfangen werden soll:
- Zuhören und Aufnehmen. Akzeptieren Sie die Beobachtungen des Feedback-Gebers.
- Fragen Sie zurück, wenn Ihnen etwas unklar ist.
- Fassen Sie wichtige Inhalte zusammen und spiegeln Sie diese.
- Schalten Sie nicht in den Rechtfertigungsmodus. Verteidigen Sie nicht Ihr Verhalten.
- Bleiben Sie gelassen, denken Sie in Ruhe über das Gehörte nach. Geben Sie erst dann eine Rückmeldung.

Feedback trägt dazu bei, die Selbstwahrnehmung und die Fremdwahrnehmung zu verbessern.

Die Sozialpsychologen Joe Luft und Harry Ingham haben ein einfaches grafisches Modell entwickelt, das die Veränderung der Selbst- und Fremdwahrnehmung durch Feedback in einer Gruppe zeigt: das sogenannte **Johari-Fenster**, zusammengesetzt aus den Vornamen der beiden Psychologen.

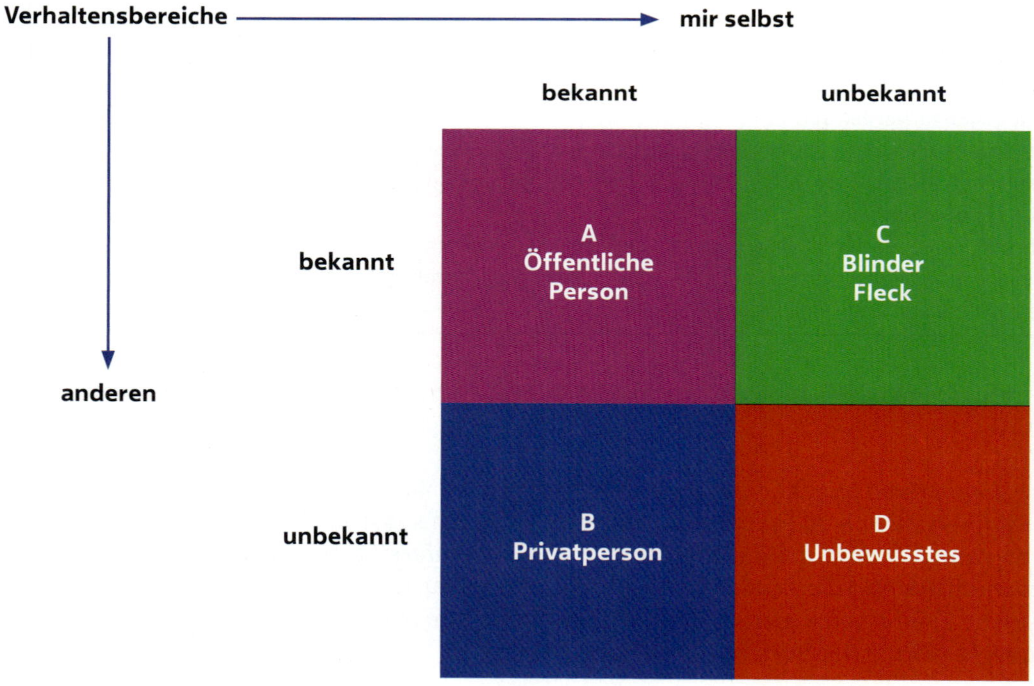

Quadrant A:
Bereich, in dem Verhaltensweisen und Einstellungen sowohl mir selbst als auch anderen bekannt sind.
Dass ich meinen Kaffee gerne mit Milch trinke, wissen die anderen und ich.
Quadrant B:
Bereich, in dem Verhaltensweisen und Einstellungen mir selbst, aber den anderen nicht bekannt sind.
Ich weiß von mir selbst, dass ich ungern eine i.m.-Injektion vornehme, der zu pflegenden Person bleibt dieses jedoch verborgen.
Quadrant C:
Bereich, der mir selbst verborgen bleibt, der aber für andere erkennbar ist.
Meine Kolleginnen und Kollegen nehmen an mir wahr, dass ich mir oft mit den Händen ins Gesicht fasse. Mir selbst ist dies nicht bewusst.
Quadrant D:
Bereich, in dem Verhaltensweisen und Einstellungen weder mir noch anderen bewusst sind.
Dass sich hinter der Angst vor Berührungen im Gesicht ein Trauma steckt, ist mir und den anderen nicht bewusst.

Die Quadranten B und C sind bei einem neuen Teammitglied sehr ausgeprägt. Die anderen Teammitglieder wissen wenig über das neue Mitglied, seine Einstellungen, Gefühle und Bedürfnisse (B). Das neue Teammitglied weiß wenig über Verhaltensweisen, die andere an ihm wahrnehmen, die ihm selbst aber nicht bewusst sind (C). Ziel des Feedbacks ist es, die Bereiche B und C zu verkleinern und den Bereich A zu vergrößern.

Vor dem Feedback:

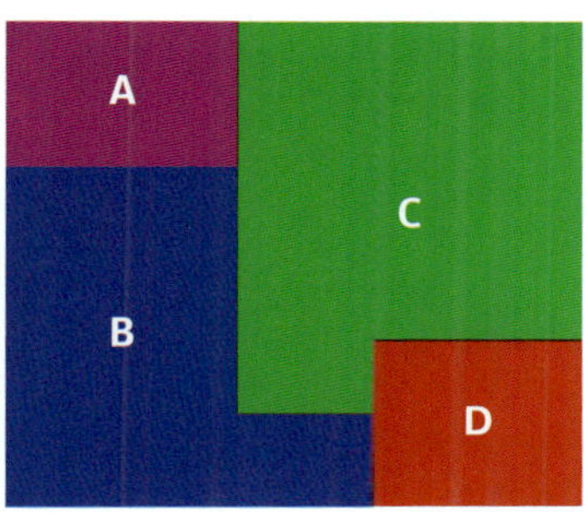

Nach dem Feedback:

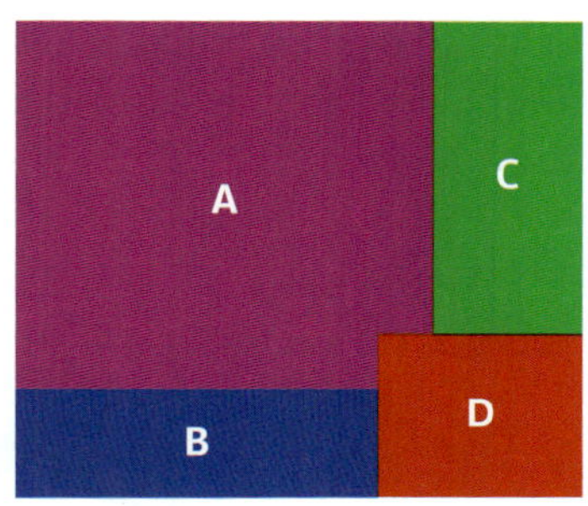

1. Feedback in der Gruppe (fünf bis sechs Mitglieder):
   a) Wählen Sie aus den angeführten Adjektiven sechs Eigenschaften aus, die auf Sie zutreffen. Notieren Sie diese auf einer Karte.
   b) Wählen Sie aus den angeführten Adjektiven für die anderen Gruppenmitglieder jeweils sechs Eigenschaften aus. Notieren Sie diese auf verschiedenen Karten (eine Karte pro Person).
   c) Tauschen Sie die Karten mit der jeweiligen Person aus und vergleichen Sie die Selbst- und Fremdwahrnehmungen.
   d) Tragen Sie in Ihr persönliches Johari-Fenster die Adjektive ein.
   e) Sie können die Ergebnisse in der Gruppe „veröffentlichen“ und darüber diskutieren.

gepflegt	strukturiert	pünktlich	kommunikativ	freundlich
sauber	sorgfältig	zuverlässig	offen	höflich
interessiert	korrekt	engagiert	kontaktfreudig	respektvoll
lernwillig	kompetent	motiviert	hilfsbereit	wertschätzend
aufmerksam	geduldig	belastbar	kollegial	tolerant
wissbegierig	gesundheitsbewusst	flexibel	teamfähig	verständnisvoll

2. Mithilfe einer Feedback-Zielscheibe lassen sich sehr gut Selbst- und Fremdwahrnehmung abrufen und vergleichen.
   a) Teilen Sie eine Zielscheibe in verschiedene Zonen (s. Abbildung) mit verschiedenen beobachtbaren Fähigkeiten und Fertigkeiten.
   b) Bewerten Sie sich selbst, indem Sie sich durch Kreuze positionieren.
   c) Rufen Sie auf gleiche Weise das Feedback aus Ihrer Gruppe ab.
   d) Vergleichen Sie die Ergebnisse.
   e) Analysieren Sie im Gespräch große Streuungen.

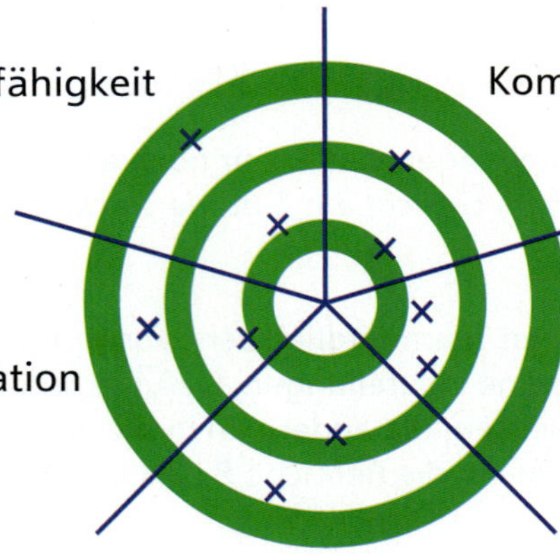

1. Holen Sie in Ihrer Einrichtung ein regelmäßiges Feedback bei Ihrer Praxisanleitung ein.
2. Geben Sie Ihrer Einrichtung ein Feedback zu Ihrer Ausbildung nach der „3 x 3 Methode“:
   a) drei positive Punkte (Lob),
   b) drei Kritikpunkte,
   c) drei Verbesserungsvorschläge.

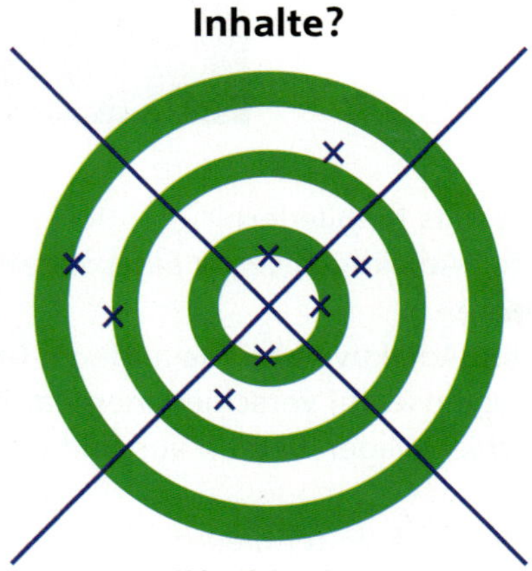

HANDLUNGSIMPULSE

HANDLUNGSIMPULS A: Eine theaterpädagogische Methode zur Kommunikation anwenden

Das Institut für Theaterpädagogik der Hochschule Osnabrück am Campus Lingen hat ein Methodenbuch für die Pflege erarbeitet. Darin werden kreative Methoden vorgestellt, mit zu pflegenden Kindern, aber auch mit älteren Menschen, spielerisch-kreativ alle Sinne zu aktivieren und die Kommunikation zu fördern.

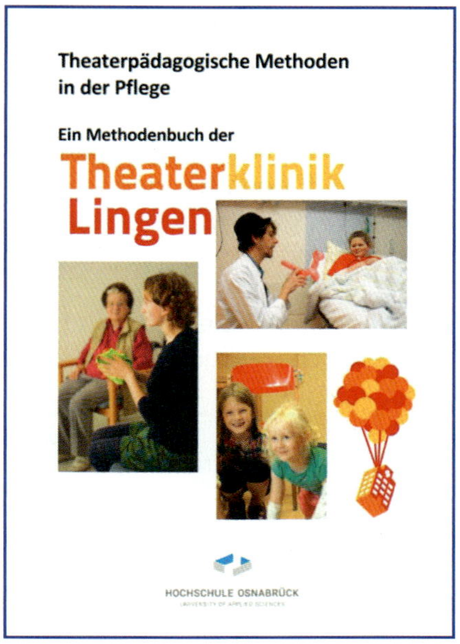

Die theaterpädagogischen Methoden in der Pflege werden „als selbstverständlicher Baustein eines auf den ganzen Menschen und die ihm innewohnenden Heilungskräfte bezogenen Gesundungsprozesses“ gesehen. Die vorgestellten Methoden lassen sich von den Pflegepersonen ohne theaterpädagogische Vorbildung in den Pflegealltag integrieren.

1. Laden Sie sich das „Methodenbuch der Theaterklinik Lingen“ als PDF-Datei kostenlos herunter: www.theaterklinik-lingen.de
2. Bilden Sie Gruppen und suchen Sie sich je eine Methode aus, welche kommunikative Aspekte in den Vordergrund stellt. Informieren Sie sich über die Methode und stellen Sie diese in der Lerngruppe vor, indem Sie die gewählte Methode anwenden.
3. Erproben Sie eine theaterpädagogische Methode in Ihren Praxiseinsätzen.

HANDLUNGSIMPULS B: Das Taubstummen-Alphabet lernen und die Braille-Blindenschrift kennenlernen

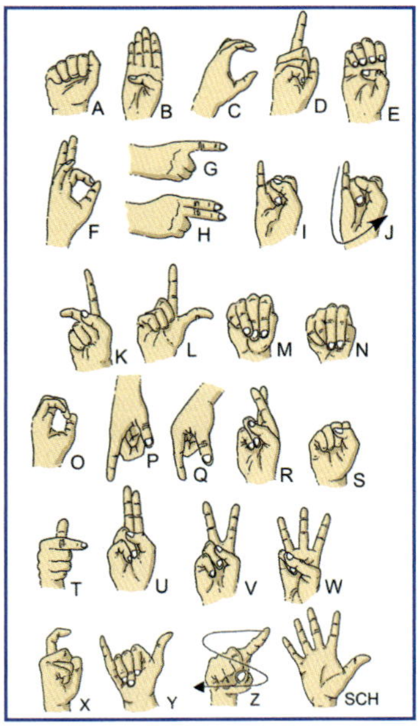

Menschen mit einer Hörbeeinträchtigung können dank der Gebärdensprache kommunizieren und am gesellschaftlichen Leben teilhaben. Die Gebärdensprache und das Taubstummen-Alphabet kommen ausschließlich mit nonverbalen Signalen aus. Für viele Worte gibt es festgelegte Gebärden durch Gestik und Mimik. Für alle anderen Begriffe wird das Taubstummen- oder Finger-Alphabet benutzt.

1. Prägen Sie sich die Handzeichen des Taubstummen-Alphabetes ein.
2. Versuchen Sie mithilfe des Finger-Alphabets Wörter zu bilden.

Menschen mit einer Sehbehinderung können mithilfe der Blindenschrift Braille lesen und schreiben. Dabei werden die Buchstaben des Alphabets durch haptisch erfassbare Punkte abgebildet.

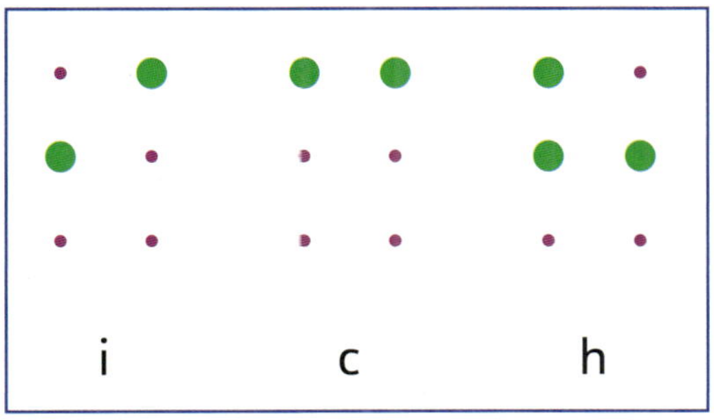

3. Gehen Sie auf die Homepage der Christoffel-Blindenmission Deutschland e. V. (www.cbm.de) und lernen Sie die Braille-Schrift kennen.
4. Schreiben Sie Ihren Namen in der Braille-Schrift.

3 Grundsätze der Gesprächsführung

3.1 Verständigungs- und beteiligungsorientierte Gesprächsführung

„Da brauchen wir gar nicht drüber reden."
„Viel geredet, aber wenig dabei herausgekommen."
„Ich denke, wir sollten das Gespräch besser beenden."
„Wie immer: bla, bla, bla ..."
„Das kann und will ich nicht nachvollziehen und akzeptieren."

Hatten Sie auch schon solche oder ähnliche Gedanken vor, während oder nach einem Gespräch in der Pflege?

Jede Kommunikation kann scheitern. Dann kommt es zu Meinungsverschiedenheiten, Missverständnissen oder Konflikten. Das ist für die Pflegenden, die anderen Akteure im Pflegeprozess, vor allem aber für die zu Pflegenden eine Belastung. Ein gelungenes Gespräch setzt bestimmte Verhaltensweisen voraus. Werden typische Risiken, Barrieren und Sackgassen vermieden, ist ein Gelingen eines Gesprächs wahrscheinlich.

Das abgebildete **Gesprächslabyrinth** macht deutlich, wo die Risiken und Irrwege im Gespräch lauern. Es zeigt aber auch grundlegende Verhaltensweisen, die ein Scheitern im Labyrinth verhindern.

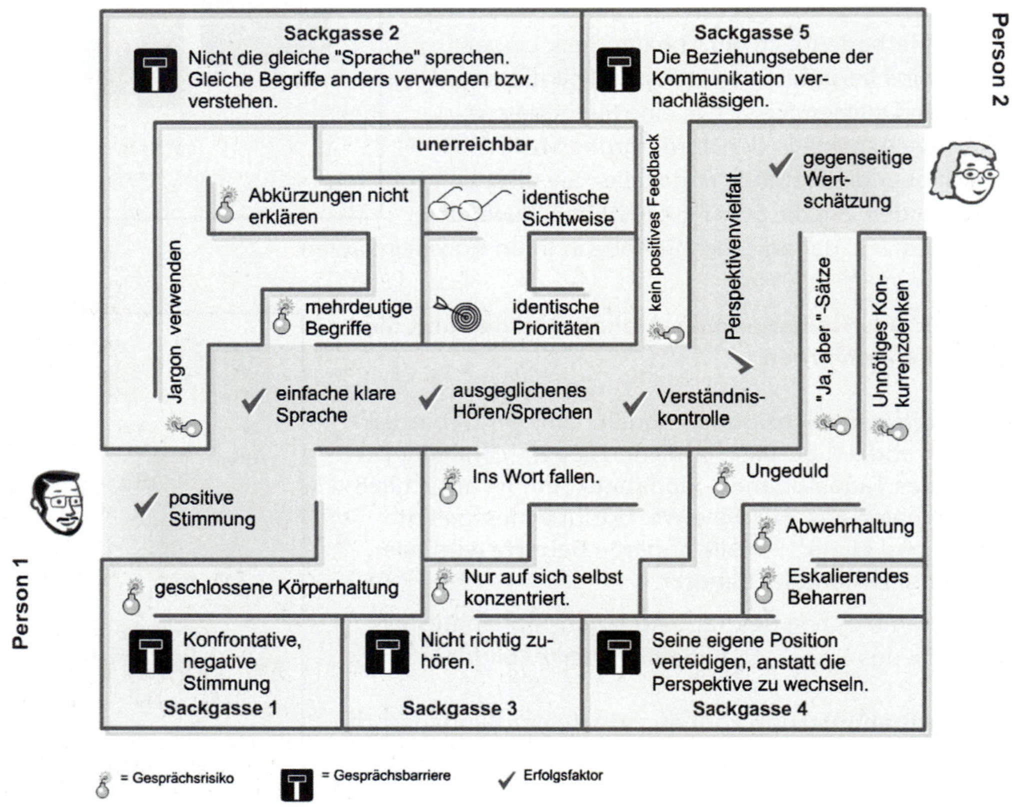

Ausgehend von dem Gesprächslabyrinth empfiehlt der Praxisratgeber der Initiative Neue Qualität der Arbeit (INQA) „Kommunikation und Interaktion in der Pflege", die in der Grafik angeführten Grundlagen für eine gute Kommunikation und Gesprächsführung zu beachten (vgl. www.inqa.de).

1. Bewegen Sie sich durch das Gesprächslabyrinth und erläutern Sie die Verhaltensweisen, die
   a) zu den Sackgassen und
   b) zu einem gelungenen Gespräch führen.
2. Schildern Sie Situationen aus dem Pflegealltag, in denen deutlich wird, wie wichtig die (positiven) Grundregeln im Gesprächslabyrinth für das Gelingen des Gesprächs sind.

Erstellen Sie (für Ihre Lerngruppe) eine für alle gültige Handlungsanweisung mit Grundsätzen und Regeln der verständigungs- und beteiligungsorientierten Gesprächsführung.

3.2 Positive Stimmung, Wohlbefinden und Achtsamkeit

1. Beschreiben Sie Kommunikationssituationen aus Ihrem Pflegealltag, die von negativen Befindlichkeiten geprägt wurden.
2. Beschreiben Sie Kommunikationssituationen in entspannter und positiver Atmosphäre.

Gefühle, Emotionen und Stimmungen sind Bestandteile der zwischenmenschlichen Kommunikation. Eine positive Grundstimmung erleichtert die Kommunikation sowohl im professionellen Team als auch mit den zu Pflegenden. Stimmungen haben Einfluss auf das Denken und das Verhalten. In einer ausgeglichenen Stimmung beurteilt man sich und seine Lebensumstände, aber auch andere Menschen positiver, ist hilfsbereiter und kontaktfreudiger. Hat man schlechte Laune, ist man mit dem eigenen Gesundheitszustand unzufriedener, traut sich weniger zu, ist pessimistischer, weniger hilfsbereit und kontaktärmer (vgl. Andrea Abele: Stimmung und Leistung, Göttingen, 1995, S. 54).

Das Stimmungsbarometer im Pflegeteam wird dabei von vielen Faktoren beeinflusst, z. B. von der Zusammensetzung, dem gegenseitigen Vertrauen, einer offenen Kommunikation oder Stresssituationen. Eine gute Stimmung äußert sich durch eine loyale und kollegiale Haltung der Teammitglieder.

Eine positive Stimmung kann nicht durch Knopfdruck erfolgen und erzwungen werden. Negative Gefühle sind menschlich und lassen sich nicht immer vermeiden. Aber wenn man sich stets vor Augen führt, dass professionelle Pflege auch professionelles Kommunizieren voraussetzt, dann kann eine konfrontative oder gar aggressive Stimmung verhindert werden.

In diesem Zusammenhang ist es wichtig, achtsam zu sein. **Achtsamkeit** bedeutet in Anlehnung an John Kabat-Zinn, aufmerksam zu sein im gegenwärtigen Moment, und zwar ohne Wertung und Beurteilung. Achtsamkeit ist also eine besondere Art und Weise, eine Situation, sich selbst und den anderen wahrzunehmen. Der andere Mensch, z. B. der zu Pflegende, wird akzeptiert und „dort abgeholt, wo er steht". Eine Situation lässt sich mit einer achtsamen Haltung souveräner gestalten.

Achtsamkeit zielt darauf ab, mehr „im Hier und Jetzt" zu leben. Es geht darum, dem Moment mehr Aufmerksamkeit zu schenken. Dazu ist es wichtig, den inneren Autopiloten abzuschalten und das Gedankenkarussell zu stoppen. Mehr Achtsamkeit führt zu mehr Ausgeglichenheit und innerer Gelassenheit. Das Wohlbefinden kann gesteigert und Stress abgebaut werden.

Folgende Verhaltensregeln unterstützen eine positive und achtsame Stimmung in Gesprächssituationen mit zu Pflegenden:

- Grüßen Sie die zu pflegenden Personen. So signalisieren Sie Respekt und Zuwendung.
- Gehen Sie freundlich auf die Menschen zu. Dies beruhigt, baut Sympathie auf und stärkt das Vertrauen.
- Stellen Sie Blickkontakt mit der zu pflegenden Person her. So fühlt diese sich bewusst wahrgenommen.
- Wenden Sie sich dem Gesprächspartner bzw. der Gesprächspartnerin zu, ggf. mit einem Lächeln. Lächeln steht für eine aggressionsfreie Kommunikation.
- Begegnen Sie sich „auf Augenhöhe". Setzen Sie sich ggf. dazu. So bauen Sie Hierarchie ab.
- Unterstützen Sie Ihre Aussagen nonverbal und paraverbal, z. B. durch eine bejahende Körperhaltung, durch Kopfnicken, ein „Hmm" oder ein bestätigendes „Ja", was das Gespräch aufrechterhält.
- Bedanken Sie sich für die Kooperation bei der zu pflegenden Person. Sie signalisieren damit Wertschätzung und Achtung.

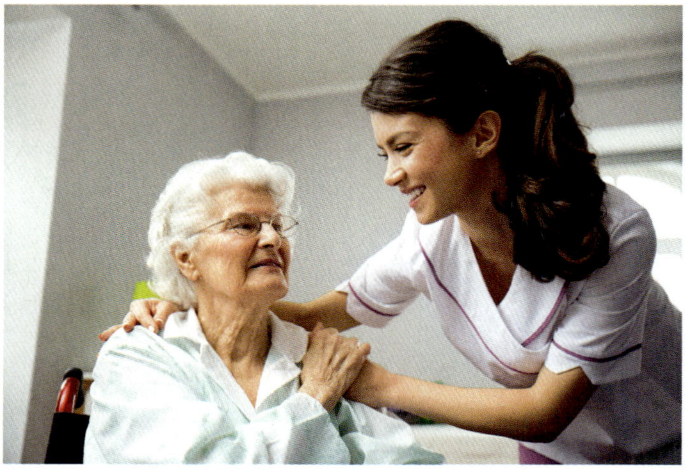

Lachen oder Lächeln sind wichtige Ausdrucksformen in der Kommunikation. Echtes Lächeln ist unwillkürlich: Die Mundwinkel werden nach oben gezogen und gleichzeitig bilden sich in den Augenwinkeln kleine Fältchen.

Ein unechtes, vorgetäuschtes Lächeln ist nicht intuitiv, sondern wird willentlich durch das Großhirn kontrolliert, das die Augenmuskeln nicht steuern kann. Die kleinen Fältchen entfallen.

Damit ehrliches Lächeln gelingen kann, spielt die eigene Psychohygiene bei Pflegepersonen eine wesentliche Rolle.

1. „Stimmungen sind die Wünschelrute der Kommunikation."

Piwinger, Manfred (Unternehmens- und Kommunikationsberater), abgerufen unter: www.piwinger.de/aktuell/StiwuenschelII.html [11.08.2020]

Nehmen Sie Stellung zu dieser Aussage.

2. Stimmungen werden in der Alltagssprache oft bildhaft beschrieben. Erläutern Sie die folgenden Bilder:
   a) Es herrschte eine eiskalte Stimmung.
   b) Die Stimmung war frostig.
   c) Die Stimmung ist auf dem Tiefpunkt.
   d) Es herrschte eine Bombenstimmung.
   e) Er ist eine Stimmungskanone.
   f) Das ist Stimmungsmache.
3. „Der kürzeste Weg zu einem anderen Menschen ist ein Lächeln."
   Nehmen Sie Stellung zu dieser Aussage.
4. Theodore Zeldin, Historiker an der Universität Oxford, kritisiert das Achtsamkeitskonzept:

„Man kann hinausgehen, um die Welt zu verbessern. Oder man kann meditieren und sich vor der Welt und ihren unerwünschten Effekten verstecken."

Zeldin, Theodore: „Achtsamkeit ist ein Tranquilizer", 10.05.2017, abgerufen unter: www.wienerzeitung.at/schnittstelle/heranwachsen/885371_Achtsamkeit-ist-ein-Tranquilizer.html [28.02.2020]

Diskutieren Sie über die kritische Anmerkung zum Achtsamkeitskonzept.

1. Notieren Sie sich im Praxiseinsatz eine Woche lang drei positive und drei negative Dinge, die Sie während des Tages erlebt haben. Ziehen Sie für sich eine „Wochenbilanz".
2. Schreiben Sie einen kurzen „Dankesbrief" an einen Menschen, der Sie im Pflegealltag motiviert hat.
3. Wenn Ihnen in der Hektik des Alltags alles zu viel wird:
   Nehmen Sie sich während der Arbeitszeit dreimal am Tag eine Minute Auszeit. Setzen Sie sich hin. Atmen Sie mehrmals tief durch. Lockern Sie die Schultern. Entspannen Sie.
   Versuchen Sie regelmäßig solche „Atempausen" einzulegen. Berichten Sie über Ihre Erfahrungen.
4. Unter „Resilienz" wird die Aufrechterhaltung bzw. rasche Wiederherstellung der psychischen Gesundheit bei Stress verstanden. Machen Sie nach einem stressigen Berufsalltag folgende Resilienz-Übung:
   Reflektieren Sie den Tag und fragen Sie sich: Welche drei Momente waren heute Lichtblicke im Pflegealltag, die mir gutgetan haben?

3.3 Einfache, klare Sprache

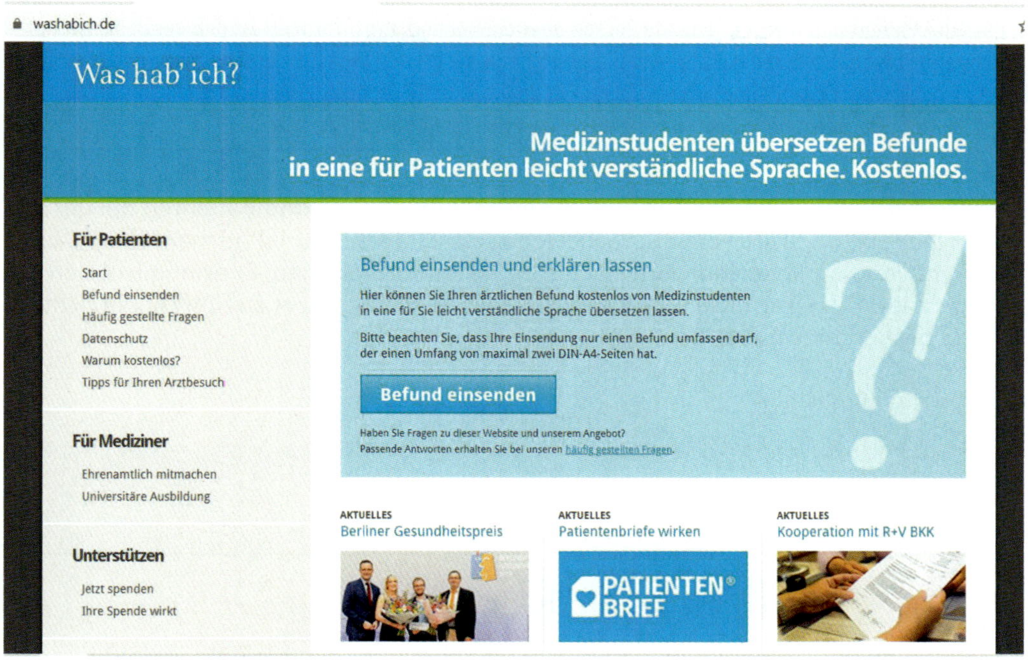

Was hab ich gGmbH, Dresden, abgerufen unter: https://washabich.de [13.08.2020]

1. Wie erklären Sie sich, dass dieser für Patienten kostenlose Service sehr stark nachgefragt wird?
2. Welche „Sprachen“ sprechen Sie im Pflegealltag?

Pflegepersonen sprechen je nach Kommunikationssituation und Gesprächspartnern verschiedene „Sprachen“. Zwischen den Pflegepersonen sowie zwischen Pflegeperson und Arzt dominiert die **Fachsprache aus Medizin und Pflege**. Diese ist klar und eindeutig. So gelingt die Verständigung über Anamnese, Untersuchungen, Diagnosen, Behandlung und Medikation; Missverständnisse können weitestgehend vermieden werden. Fachsprachliche Ausdrücke sind deshalb fester Bestandteil der pflegerischen Ausbildung. Je nach Einsatzgebiet unterscheidet sich die pflegerische Fachsprache in ihrer Weite und Tiefe; streng genommen müsste man von „pflegerischen Fachsprachen“ reden.

Klarheit und Eindeutigkeit der Fachsprache erwachsen aus der Standardisierung und Normierung. Ein einzelner Fachbegriff wird als „Terminus technicus“ oder „Terminus“ bezeichnet. Die Termini und die standardisierten Abkürzungen werden in Fachlexika der Medizin und Pflege digital oder analog notiert. Historisch bedingt finden sich in der medizinischen und pflegerischen Fachsprache viele Begriffe aus dem Lateinischen und Griechischen.

Neben der Fachsprache sind es vor allem **Algorithmen und strukturierte Verfahrensabläufe**, die Missverständnisse in Medizin und Pflege minimieren sollen. Hierzu zählt z. B. das SBAR-Konzept (vgl. Kapitel 4.4.1), das die WHO für eine strukturierte Übergabe empfiehlt.

Der Background der Fachsprache ist Fachwissen. Dies aber kann bei Patienten und zu pflegenden Personen sowie deren Angehörigen nicht vorausgesetzt werden. Somit muss bei diesen Kommunikationspartnern auf Fachsprache weitgehend verzichtet werden. Kurz gesagt: Die Pflegepersonen müssen die Sprache der zu Pflegenden sprechen. Der Medizinjargon auf interprofessioneller und kollegialer Ebene ist durch einfache, verständliche Fragen, Beschreibungen und Erläuterungen zu ersetzen. „Einfach“ heißt aber nicht „simpel“. Kurze einfache Fragen und Sätze führen zu mehr Verständlichkeit. Die Heterogenität der zu pflegenden Menschen verlangt neben der Einfachheit und Kürze auch den Umgang mit regionalen Sprachvariationen und Soziolekten, eine Grundvoraussetzung für eine interkulturelle Pflege (vgl. Kapitel 4.3.7).

Dies alles ist umso wichtiger, je mehr die Patienten- und Angehörigen-Edukation an Bedeutung gewinnt, also anleiten, beraten und informieren. Selbstverantwortung kann nur gestärkt werden, wenn Patientinnen und Patienten, zu pflegende Personen und Angehörige auch verstehen, was sie selbst leisten sollen. Nur so kann eine Therapie nach dem **Konzept der Adhärenz** gelingen.

Adhärenz (engl. ad-herence für Befolgen, Festhalten) bezeichnet das Einhalten der gemeinsam vom Patienten und dem medizinischen Fachpersonal (Ärzte, Pflegepersonal) gesetzten Therapieziele. **Kommunikation und Festlegen der Behandlungsziele auf Augenhöhe – das ist Adhärenz.**
Konkret bedeutet dies, dass der Patient und die zu pflegende Person über die Behandlung informiert ist und versteht, warum und wie die Therapie durchgeführt wird. So sind der Patient und die zu pflegende Person motiviert und mitverantwortlich für die Therapie. Adhärenz ist also mehr als **Compliance**, wo der Patient in der Rolle des Befolgers einer vom medizinischen Fachpersonal verordneten Therapie verharrt, ohne ausreichend informiert und eingebunden zu sein.

In diesem Zusammenhang gibt es immer mehr Kliniken, die ihren Patientinnen und Patienten bei der Entlassung einen in einfacher und verständlicher Sprache verfassten Patientenbrief aushändigen. Der Patientenbrief enthält leicht verständliche, individuelle Gesundheitsinformationen. Er ermöglicht den Patientinnen und Patienten, leichter Gespräche mit dem weiterbehandelnden Arzt zu führen, die richtigen Fragen zu stellen und besser informierte Entscheidungen zu treffen.

Beispiel eines Patientenbriefes (Auszug):

Ihre Diagnosen

Eine Diagnose ist das Ergebnis einer Untersuchung. Dieses Ergebnis wird dabei einer bestimmten Kategorie zugeordnet. Im Allgemeinen wird mit einer Diagnose eine Krankheit benannt. Aber auch besondere Umstände oder bestimmte Maßnahmen können als Diagnose eingeordnet werden.

Wir erklären Ihnen die Krankheiten, die mit Ihrem aktuellen Aufenthalt im Krankenhaus zusammenhängen. Es kann sein, dass Sie weitere Erkrankungen haben.

Bitte beachten Sie außerdem, dass wir Ihre Erkrankungen in der Gegenwarts-Form beschreiben. Möglicherweise beschreiben wir Beschwerden oder Probleme, die Sie inzwischen nicht mehr haben.

Die Blutgefäße an Ihrem Herzen sind verengt.
I25.13 Atherosklerotische Herzkrankheit: Drei-Gefäß-Erkrankung

Das Herz wird über die Herz-Kranzgefäße mit sauerstoffreichem Blut versorgt. Die Herz-Kranzgefäße sind Blutgefäße, die um das Herz herum verlaufen.

Man unterscheidet 3 große Herz-Kranzgefäße. Von diesen großen Blutgefäßen zweigen viele kleinere Blutgefäße ab. Alle 3 großen Herz-Kranzgefäße sind bei Ihnen verengt. Der Grund dafür sind Ablagerungen in den Wänden der Blutgefäße. Durch diese Ablagerungen werden die Gefäßwände dicker und härter.
[...]

Sie haben zu viel Fett im Blut.
E78.1 Reine Hypertriglyzeridämie

Die Fette haben im Körper verschiedene Aufgaben. Sie sind zum Beispiel für den Aufbau von Zellen wichtig und um bestimmte Botenstoffe herstellen zu können. Die Fette werden im Blut durch Fett-Transporter befördert.

Sie haben zu hohe Fettwerte oder zu viel von einem bestimmten Fett-Transporter im Blut. Dieser Fett-Transporter besteht selbst zu einem großen Teil aus Fett.

Es gibt unterschiedliche Ursachen dafür, dass man zu viel von bestimmten Fetten im Körper hat. Zum einen kann die Ernährung eine Rolle spielen. Zum anderen spielt das Erbgut eine wichtige Rolle. Es gibt zum Beispiel Familien, in denen zu viel von einem bestimmten Fett erblich ist.

Herzzentrum Dresden GmbH Universitätsklinik: Patientenbrief, 15.01.2020, abgerufen unter: https://patientenbriefe.de/res/pdf/beispiel-patientenbrief.pdf, S. 4 f. [13.08.2020]

1. Erklären Sie analog zum obigen Patientenbrief in einfacher Sprache folgende Fachbegriffe:
   a) Elektrokardiografie
   b) Adipositas
   c) Hypertonie
   d) Angina tonsillaris
   e) Pertussis
2. Auch die Wirkweise von Medikamenten sollte Patienten einfach erklärt werden. Erklären Sie die Wirkung von
   a) ASS 100 mg
   b) Metoprololsuccinat 95 mg
   c) Simvastatin 40 mg
   d) Ampicillin 1000 mg
3. „Der alte Arzt spricht lateinisch, der junge Arzt englisch. Der gute Arzt spricht die Sprache seiner Patienten." (Ursula Lehr, Gerontologin und Bundesministerin a. D.)

   „Der gute Arzt spricht die Sprache des Patienten", 12.06.2009, abgerufen unter: www.aerztezeitung.de/Politik/Der-gute-Arzt-spricht-die-Sprache-des-Patienten-368370.html [12.08.2020]

   Übertragen Sie die Aussage auf das Pflegefachpersonal.
4. Formulieren Sie die folgenden Berichte einer Pflegefachkraft in einen angemessenen fachsprachlich geprägten Text um:
   a) Der Pflegefachmann Marvin zum diensthabenden Stationsarzt der Pädiatrie im Städtischen Klinikum über die fünfjährige Lena Oswald:
   „Herr Dr. Reichelt, kommen Sie bitte mal mit zu Lena im Zimmer 5. Vor drei Tagen ist sie an den Mandeln operiert worden. Ihr ist so übel und sie muss ständig Blut brechen. Zuvor hatte sie noch mit den anderen beiden Kindern Lisa und Anna gespielt. Lena sieht schon ganz ausgetrocknet aus."
   b) Pflegefachfrau Katrin Deubel ist Mitarbeiterin im ambulanten Pflegedienst. Bei der zu Pflegenden Irmgard Bullinger klingelt sie heute vergeblich. Deshalb öffnet sie mit dem Notfallschlüssel die Haustür. Nach den Pflegemaßnahmen ruft Katrin den Hausarzt von Frau Bullinger an. Dessen Medizinische Fachangestellte verbindet sie mit ihm:
   „Hallo Herr Dr. Reinhardt. Ich bin gerade bei Frau Bullinger in der Hauptstraße 4. Sie ist so komisch schläfrig und sie sagt, nachdem ich sie an den Schultern schüttelte, dass ihr übel ist. Es riecht auch nach Erbrochenem bei ihr. Ich habe ihr den Puls und Blutdruck gemessen. Der Puls ist unregelmäßig und ihr Blutdruck viel zu hoch. Sie atmet ziemlich schnell und kriegt kaum Luft und ich höre dabei ein Rasseln. Frau Bullinger hat Wasser in den Beinen. Was hat Frau Bullinger? Was soll ich machen?"
5. Die Weltgesundheitsorganisation (WHO) unterscheidet fünf Dimensionen der Adhärenz. Recherchieren Sie diese im Internet.

3.4 Ausgeglichenes Hören und Sprechen: aktives Zuhören

„Der muss immer das letzte Wort haben."
„Das Geschwätz geht mir auf die Nerven."
„Die redet wie ein Wasserfall."
„Nun sag doch auch mal was dazu."
„Hörst du mir überhaupt zu?"
„Kannst du mich mal bitte ausreden lassen!"

1. Wann sind Ihnen solche oder ähnliche Aussagen oder Gedanken begegnet?
2. Was haben Sie in dieser Situation gedacht und gefühlt?

Kommunikation findet zwischen Menschen statt und ist in der Regel ein Austausch von Botschaften. Dies wird auch als **Dialog** bezeichnet. Gerade Gespräche in der Pflege sind in ihrer Struktur dialogisch angelegt, also im Wechsel von Sprechen und Hören, von Rede und Gegenrede. Wichtig ist dabei, den Gesprächspartner ausreden zu lassen und sich auf ihn zu konzentrieren, um nicht in der Sackgasse, nicht richtig zuzuhören, zu landen (vgl. Gesprächslabyrinth im Kapitel 3.1). Ganz nach der Erkenntnis des griechisch-römischen Philosophen Epiktet, dass wir zwei Ohren und einen Mund haben, damit wir doppelt so viel von anderen hören, als wir selbst sprechen.

Hören ist aber nicht gleich Hören. Passives „Hinhören“ reicht nicht. Vielmehr ist ein **„aktives Zuhören“** eine Grundvoraussetzung, um die Botschaften des Gesprächspartners richtig zu verstehen und richtig und erfolgreich zu handeln.

Was das aktive Zuhören ausmacht ist, dass der Hörer sich nicht nur auf den Inhalt des Gesagten konzentriert, sondern zusätzlich bemüht ist, die Emotionen zu erfassen, also „zwischen den Zeilen zu lesen“. Es gilt auch zu „hören“, was unausgesprochen bleibt.

Voraussetzung für aktives Zuhören ist eine Grundhaltung, die gekennzeichnet ist durch
- **Wertschätzung** und **Respekt** gegenüber dem Gesprächspartner,
- **Empathie** und die Fähigkeit, sich in die Lage, Meinungen und Gefühle des Gesprächspartners zu versetzen,
- **Authentizität (Echtheit)** des Zuhörers, der Verständnis und Gefühle nicht nur vorspielt.

Mit folgenden nonverbalen Signalen kann dem Gesprächspartner angezeigt werden, dass man ihm zugewandt ist und ihm wirklich zuhört:
- zugewandte Körperhaltung,
- Blickkontakt halten,
- Ruhe ausstrahlen und zeigen, dass man Zeit hat,
- keine „Nebentätigkeiten“ ausführen,
- Pausen aushalten,
- Nicken,
- ggf. Notizen machen.

> Diese Signale können durch minimale sprachliche Verstärker wie *„Mmmh“*, *„Ja, ja“* oder *„Ach“* verstärkt werden.

Verbale Mittel und Techniken für aktives Zuhören sind:
- **Paraphrasieren:** Die Aussagen des Gesprächspartners werden mit eigenen Worten sinngemäß ohne Wertung wiedergegeben und auf den Punkt gebracht. Paraphrasieren spiegelt zwar den Gesprächspartner, allerdings nicht in Form eines unbeteiligtes Echos („Nachäffen“).
  Hilfreiche Satzanfänge:
  - *„Wenn ich Sie richtig verstehe, ...“*
  - *„Das heißt, dass Sie ...“*
  - *„Sie meinen, dass ...“*

> Wirkung auf den Gesprächspartner: Ich werde verstanden.

- **Verbalisieren:** Die beobachteten Emotionen des Gesprächspartners (z. B. Tränen in den Augen) werden mit eigenen Worten beschrieben und angesprochen, z. B.:
  - *„Ich sehe, Sie leiden darunter, dass, ...“*
  - *„Es macht Sie traurig, wenn ...“*
  - *„Es scheint Ihnen Angst zu machen, dass ...“*

> Sprechtempo und Lautstärke sollten an den Gesprächspartner angepasst sein.

- **Nachfragen:** Durch Fragen können Unklarheiten beseitigt werden. Noch wichtiger ist es aber, durch Fragen Impulse zu setzen, damit sich der Gesprächspartner weiter erklärt. Geschlossene Fragen, die nur mit „Ja“ oder „Nein“ beantwortet werden können, wirken standardisiert. Deshalb sind offene Fragen besser geeignet:
  - *„Warum bereitet Ihnen dies große Sorgen?“*
  - *„Können Sie den Schmerz genauer beschreiben?“*
    (besser als: „Ist es ein bohrender oder stechender Schmerz?“

> Lieber fragen als sagen!

- **Zusammenfassen:** Die wesentlichen Inhalte und Emotionen nochmals zusammenfassen und den Gesprächspartner um Ergänzungen oder Korrekturen bitten, z. B.:
  - *„Wenn ich nochmals kurz zusammenfassen darf ...“*
  - *„Habe ich so alles richtig verstanden?“*
  - *„Wollen Sie etwas ergänzen?“*

Welche Kräfte das aktive Zuhören haben kann, wird im folgenden Ausschnitt aus Michael Endes Roman „Momo" deutlich:

Was die kleine Momo konnte wie kein anderer, das war: zuhören. Das ist nichts Besonderes, wird nun vielleicht mancher Leser sagen, zuhören kann doch jeder. Aber das ist ein Irrtum. Wirklich zuhören können nur ganz wenige Menschen. Und so wie Momo sich aufs Zuhören verstand, war es ganz und gar einmalig.

Momo konnte so zuhören, dass dummen Leuten plötzlich sehr gescheite Gedanken kamen. Nicht etwa, weil sie etwas sagte oder fragte, was den anderen auf solche Gedanken brachte, nein, sie saß nur da und hörte einfach zu, mit aller Aufmerksamkeit und Anteilnahme. Dabei schaute sie den anderen mit ihren großen, dunklen Augen an und der Betreffende fühlte, wie in ihm auf einmal Gedanken auftauchten, von denen er nie geahnt hatte, dass sie in ihm steckten.

Sie konnte so zuhören, dass rastlose oder unentschlossene Leute auf einmal ganz genau wussten, was sie wollten. Oder dass Schüchterne sich plötzlich frei und mutig fühlten. Oder dass Unglückliche und Bedrückte zuversichtlich und froh wurden. Und wenn jemand meinte, sein Leben sei ganz verfehlt und bedeutungslos und er selbst nur irgendeiner unter Millionen, einer, auf den es überhaupt nicht ankommt und der ebenso schnell ersetzt werden kann wie ein kaputter Topf – und er ging hin und erzählte alles das der kleinen Momo, dann wurde ihm, noch während er redete, auf geheimnisvolle Weise klar, dass er sich gründlich irrte, dass es ihn, genauso wie er war, unter allen Menschen nur ein einziges Mal gab und dass er deshalb auf seine besondere Weise für die Welt wichtig war. So konnte Momo zuhören!

Ende, Michael: Momo oder Die seltsame Geschichte von den Zeit-Dieben und von dem Kind, das den Menschen die gestohlene Zeit zurückbrachte. Ein Märchen-Roman, Schulausgabe mit Materialien, Stuttgart, Thienemann, 1973, S. 14 f.

1. Führen Sie Gesprächssituationen in Ihrem Pflegealltag an, in denen aktives Zuhören besonders wichtig ist.
2. Paraphrasieren Sie folgende Aussagen einer zu pflegenden Person:
   a) *„Mein Sohn arbeitet im Außendienst. Er nimmt seine Arbeit sehr ernst. Oft ist er auch mehrere Tage unterwegs. Er hat viel um die Ohren. Deshalb kann er mich auch nicht so oft besuchen. Ich weiß das. Umso mehr freue ich mich, wenn er mal wieder bei mir vorbeischauen kann. Nächste Woche will er ja wieder kommen. – Wenn seine Zeit es zulässt."*
   b) *„Ob ich jemals wieder laufen kann? Der Oberarzt macht mir ja Hoffnung. Aber meine Nachbarin, die hatte die gleiche Operation und sitzt jetzt im Rollstuhl. Wahrscheinlich sind meine Befürchtungen unbegründet. Aber Sie verstehen, dass ich mir Sorgen mache."*
   c) *„Jetzt habe ich mein Bein gebrochen. Wo ich doch so gerne Ski fahre. Das kann ich für diesen Winter vergessen. Ich fahre mit den Freunden immer gerne nach Ischgl. Da geht so richtig die Post ab. Tagsüber auf der Piste, nachmittags Après-Ski, abends in der Disco. Volles Programm. Aber bis nächstes Jahr wird das schon wieder werden."*
3. Verbalisieren Sie die obigen Patienten-Aussagen, wobei Sie folgende Emotionen wahrnehmen:
   Aussage 2a) weinerlicher Ton,
   Aussage 2b) stirnrunzelnd,
   Aussage 2c) Wechsel vom Ausdruck des Bedauerns zu begeisterndem Tonfall.
4. Üben Sie in Partnerarbeit die Techniken des aktiven Zuhörens.
   a) Nehmen Sie abwechselnd die Rolle des Erzählers und des Zuhörers ein. Sie können z. B. folgende Themen oder Situationen wählen: Freizeit, Urlaub, berufliche Begebenheit, Familie, Freundeskreis ...
   b) Berichten Sie über Ihre Erfahrungen.

1. Wählen Sie für Ihren nächsten praktischen Einsatz als Schwerpunkt in der Gesprächsführung die Techniken des aktiven Zuhörens.
2. Berichten Sie über die Wirkung bei Ihnen und Ihren Gesprächspartnern.

3.5 Verständniskontrolle

Im Vinzentius-Krankenhaus Landau in der Pfalz ist die Übergabe des Schlüssels für den Schrank mit den Betäubungsmitteln (BTM) wie folgt geregelt: Die Pflegefachperson, die den Schlüssel übergibt, sagt: „BTM-Schlüssel sicher übergeben." Die Pflegefachperson, die ihn annimmt, antwortet: „BTM-Schlüssel sicher übernommen!" Seit dieses sogenannte Readback-Verfahren eingeführt wurde, wird der Schlüssel seltener gesucht.

Vgl. Gaede, Kirsten: Kommunizieren wie in der Pilotenkabine, in: Pflegekammer (RLP), Nr. 12/2019, S. 54

1. Wie funktioniert die Readback-Methode?
2. Was wird durch sie erreicht?

Gespräche sind nur dann sinnvoll, wenn die Verständigung auch funktioniert. Wer Informationen weitergibt, kann nicht immer davon ausgehen, dass diese auch vom Empfänger verstanden werden. Schon aus Gründen der Patientensicherheit ist eine gelingende Verständigung zwischen den Akteuren im multiprofessionellen Team wichtig. Hierzu sind Verständniskontrollen durchaus angebracht.

Das oben erwähnte **Readback-Verfahren** stammt aus der Luftfahrt und dem Militär, lässt sich aber auch bei vielen Situationen im Pflegealltag anwenden, vor allem in der Notfallversorgung. Durch eine geschlossene Kommunikationsschleife (**„closed loop communication"**) wird das Verständnis gefördert und die Kommunikation sicherer. Das Prinzip des Readback-Verfahrens: Der Sender übermittelt eine Nachricht, die der Empfänger unaufgefordert wiederholt. Der Sender kann sich von der Richtigkeit des Verstandenen überzeugen. Solche standardisierten Verfahren erhöhen die Konzentration der Gesprächspartner und minimieren Missverständnisse.

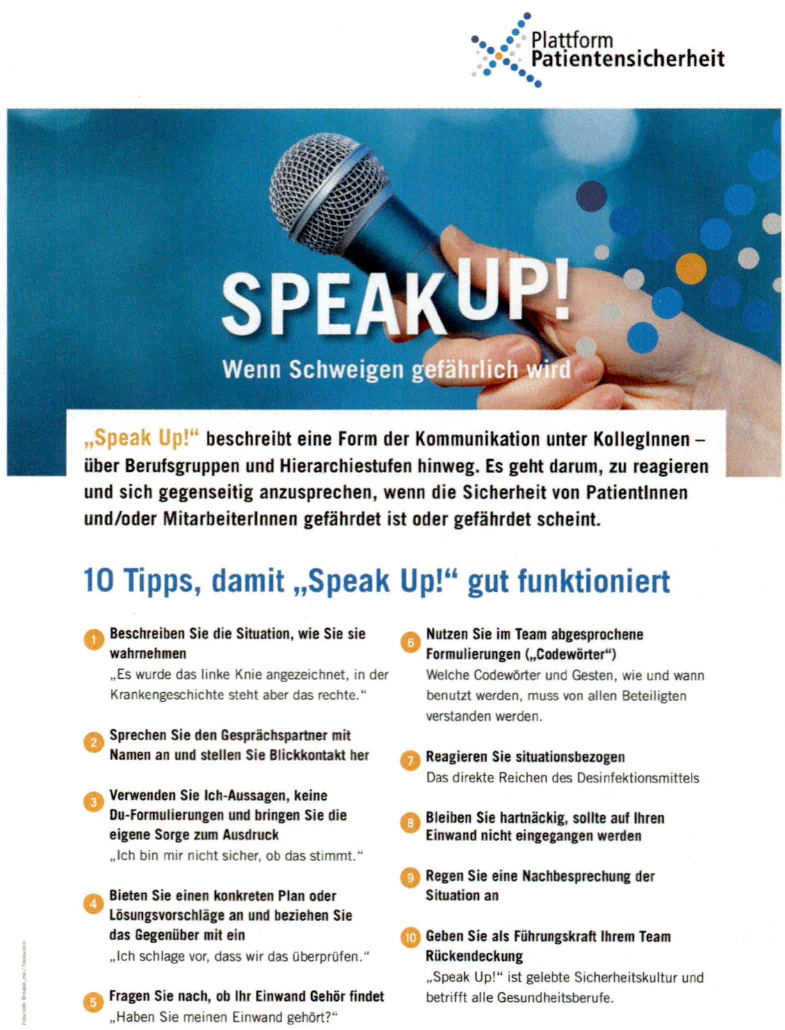
Plattform Patientensicherheit
SPEAK UP!
Wenn Schweigen gefährlich wird
„Speak Up!" beschreibt eine Form der Kommunikation unter KollegInnen – über Berufsgruppen und Hierarchiestufen hinweg. Es geht darum, zu reagieren und sich gegenseitig anzusprechen, wenn die Sicherheit von PatientInnen und/oder MitarbeiterInnen gefährdet ist oder gefährdet scheint.
10 Tipps, damit „Speak Up!" gut funktioniert
1 Beschreiben Sie die Situation, wie Sie sie wahrnehmen
„Es wurde das linke Knie angezeichnet, in der Krankengeschichte steht aber das rechte."
2 Sprechen Sie den Gesprächspartner mit Namen an und stellen Sie Blickkontakt her
3 Verwenden Sie Ich-Aussagen, keine Du-Formulierungen und bringen Sie die eigene Sorge zum Ausdruck
„Ich bin mir nicht sicher, ob das stimmt."
4 Bieten Sie einen konkreten Plan oder Lösungsvorschläge an und beziehen Sie das Gegenüber mit ein
„Ich schlage vor, dass wir das überprüfen."
5 Fragen Sie nach, ob Ihr Einwand Gehör findet
„Haben Sie meinen Einwand gehört?"
6 Nutzen Sie im Team abgesprochene Formulierungen („Codewörter")
Welche Codewörter und Gesten, wie und wann benutzt werden, muss von allen Beteiligten verstanden werden.
7 Reagieren Sie situationsbezogen
Das direkte Reichen des Desinfektionsmittels
8 Bleiben Sie hartnäckig, sollte auf Ihren Einwand nicht eingegangen werden
9 Regen Sie eine Nachbesprechung der Situation an
10 Geben Sie als Führungskraft Ihrem Team Rückendeckung
„Speak Up!" ist gelebte Sicherheitskultur und betrifft alle Gesundheitsberufe.

Für Nachfragen und Hinweise von Kolleginnen und Kollegen, aber auch von zu pflegenden Personen sollten Pflegende ein offenes Ohr haben; hier spricht man von **„Speak Up!"**

In Gesprächen zwischen Pflegekräften und zu pflegenden Personen kann es zu Verständnisproblemen kommen. Das kann mehrere Gründe haben, z. B.:

- Die Nachricht war nicht klar und eindeutig formuliert.
- Kognitive Störungen (z. B. Demenz) oder Schwerhörigkeit erschweren das Verstehen.
- Die Gesprächspartner haben einen unterschiedlichen Wissensstand.

- Die pflegende Person hat Angst nachzufragen.
- Es gibt sprachliche Probleme wie Dialekte oder unzureichende Deutschkenntnisse.
- Kulturelle Barrieren erschweren das Verständnis.
- Situation und Zeitpunkt sind ungünstig, z. B. Hintergrundgeräusche, Ablenkung oder Stress.

Voraussetzung für das Verstehen ist eine eindeutige und klare Kommunikation. Um kulturbedingte Missverständnisse zu vermeiden, sollten die Prinzipien einer kultursensiblen Pflege (vgl. Kapitel 4.3.7) beachtet werden. Zeitpunkt und Umgebung sollten passen. Der zu pflegenden Person muss das Gefühl vermittelt werden, dass sie jederzeit nachfragen und sich äußern kann. Einfache Verständnisfragen sind besser als keine Verständniskontrolle. Sie haben sich in der Praxis durchaus bewährt. Solche Fragen sind:

- *„Habe ich Sie richtig verstanden ...?"*
- *„Haben Sie mich verstanden?"*
- *„Wann sollen Sie die Medikamente nehmen?"*
- *„Haben Sie noch Fragen?"*

1. Führen Sie folgendes Experiment durch: Es werden zwei Gruppen mit jeweils drei Mitgliedern gebildet, die vor dem Lernraum warten, bis sie einzeln hereingerufen werden. Die Mitglieder geben eine Nachricht (z. B. ein Bericht über Impfpflicht) nacheinander wieder,
   a) bei der Gruppe 1 ohne die Möglichkeit einer Verständniskontrolle,
   b) bei der Gruppe 2 mit Verständniskontrolle.
   Werten Sie die Ergebnisse aus.
2. Üben Sie das Readback-Verfahren in Partnerarbeit, indem der eine Partner eine kurze Nachricht sendet und der andere Partner die Inhalte wiederholt.
3. „Verständnis" ist mehr als „verstehen" und „verstehen" ist mehr als „hören".
   Diskutieren Sie über diese Aussage.

1. Erkunden Sie in Ihrer Ausbildungseinrichtung, in welchen Prozessen es (standardisierte) Kontrollverfahren gibt, um Missverständnisse auszuschließen.
2. Berichten Sie über Ihre Erkundungsergebnisse.

3.6 Perspektivenwechsel und Empathie

In der Pflegeschule haben die Auszubildenden zur Pflegefachkraft mithilfe eines Alterssimulationsanzugs typische Einschränkungen im Alter erfahren.

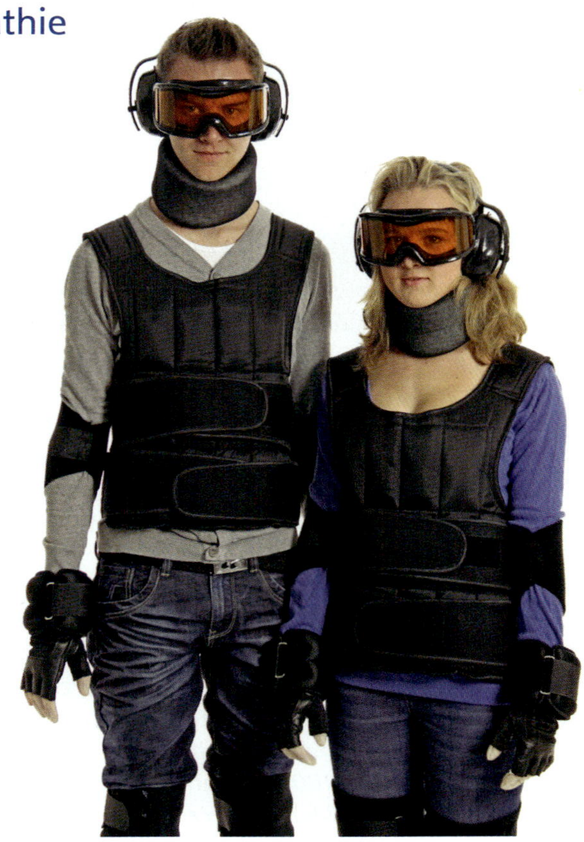

1. Welche Einschränkungen lassen sich simulieren?
2. Warum ist es sinnvoll, als Pflegeperson in einen Alterssimulationsanzug zu schlüpfen?

Sich in die Situation, Bedürfnisse und Gefühle der zu pflegenden Person hineinzuversetzen, ist eine wichtige Fähigkeit für den Pflegeberuf. Diese als **„Empathie"** bezeichnete Fähigkeit hat sowohl eine kognitive als auch eine affektive Seite: Kognitiv, weil die emotionale Situation der zu pflegenden Person wahrgenommen, erkannt und verstanden wird. Affektiv, weil diese Emotionen von der Pflegeperson mitgefühlt werden können. Mitgefühl heißt hier also, dass die gefühlte Emotion nicht die eigene, sondern die Emotion des anderen Menschen ist. Deshalb ist es besser, von Einfühlen zu sprechen.

Um sich in andere hineinzuversetzen, ist ein **Perspektivenwechsel** unumgänglich. Ein anschauliches Beispiel: Von unten sieht der Berg riesengroß aus, von oben erscheint alles weit und klein. Die Welt aus der Sicht des anderen zu sehen, ist Voraussetzung, um dessen Emotionen und Reaktionen zu verstehen. Die eigene Perspektive zu verlassen und in die eines anderen zu schlüpfen, ist der erste Schritt zur **Empathiefähigkeit**.

Empathie ist bei der Interaktion zwischen Pflegeperson und zu pflegender Person neben wissensbasiertem und körperorientiertem Handeln eine charakteristische Komponente für gute Pflege. Und dazu ist auch eine **empathische Kommunikation** notwendig. Eine einfühlsame Sprache erzeugt bei zu pflegenden Personen das Gefühl, angenommen und verstanden zu werden. Hieraus erwachsen Geborgenheit, Sicherheit und Vertrauen und damit die Fähigkeit, auch in schwierigen Situationen richtige Entscheidungen zu treffen und konstruktiv zu handeln. Mehrere Studien belegen, dass Empathie Heilungsprozesse positiv beeinflusst und Belastungsstörungen mindert.

Empathiefähigkeit darf nicht mit Mitleid verwechselt werden, das eher beim passiven Mitgefühl verharrt. Erst durch eine aktive Reaktion und ein Eingehen auf den anderen erwächst Empathie.

Empathische Kommunikation geht einher mit aktivem Zuhören und ist geprägt durch eine wertschätzende Haltung. Die kommunikativen Kompetenzen für eine empathische Pflege lassen sich trainieren und damit lassen sich empathische Situationen reflektiert gestalten.

Eine empathische Interaktion und Kommunikation vollzieht sich (in Anlehnung an das vom Bundesministerium für Bildung und Forschung geförderten Projekt „empCARE") in vier Schritten.

Vier Schritte der empathischen Interaktion und Kommunikation:

1. Wahrnehmung Durch Beobachtung erkennt die Pflegeperson emotionale Signale. Diese können verbaler und nonverbaler Art sein.	*„Ich sehe, Sie haben geweint."*
2. Gefühl Die Emotion wird durch die Pflegeperson identifiziert, gespiegelt und verbalisiert.	*„Was bedrückt Sie?"* *„Sind Sie traurig?"* *„Haben Sie Sorgen und Ängste, weil ...?"*
3. Bedürfnis Die Bedürfnisse der zu pflegenden Person werden ermittelt.	*„Wünschen Sie ein offenes Gespräch?"* *„Brauchen Sie Unterstützung?"* *„Was wäre für Sie in dieser Situation wichtig?"*
4. Angebot/Unterstützung Die Pflegeperson bietet, wenn Situation und Zeit es zulassen, selbst eine Unterstützungsleistung an.	*Die Pflegeperson bleibt bei der zu pflegenden Person, hört aktiv zu, zeigt emotionale Unterstützung durch Berührung oder in den Arm nehmen.*
Die Pflegeperson organisiert Unterstützung, indem andere Personen herangezogen werden.	*„Möchten Sie den Seelsorger/Arzt/Ihre Angehörigen/... sprechen?"*

Vgl. empCARE. Pflege für Pflegende. Ein empathiebasiertes Entlastungskonzept, abgerufen unter: www.pflegekongress.at/html/publicpages/154417550047587.pdf [13.08.2020]

Zeitdruck, die Verdichtung der Arbeit oder Überforderung in der Situation lassen es im vierten Interaktionsschritt zuweilen angebracht erscheinen, andere Personen und Experten einzubinden, auch um sich selbst vor emotionaler Erschöpfung zu schützen.

Sind Pflegekräfte nicht (mehr) in der Lage, die empathischen Emotionen auszuhalten und zu managen, wächst der Wunsch sich zu entziehen und Äußerungen zu formulieren, die nicht von echter Empathie getragen werden. Solche Äußerungen sind der Situation geschuldet, irgendeine Antwort geben zu müssen. Solche typischen Reaktionen sind z. B. die Patienten und die zu Pflegenden in ihrer Not zu trösten, sie zu beschwichtigen, zu ermutigen, zu belehren oder auf eigene Erfahrungen zu verweisen:
- *„Wir sind doch immer für Sie da."*
- *„Sie können noch 100 Jahre alt werden."*
- *„Sie sehen das viel zu schwarz."*
- *„Morgen sieht die Welt schon wieder ganz anders aus."*

- *„Sie müssen da jetzt durch."*
- *„Ich würde mir darüber keine Sorgen machen."*
- *„Halten Sie sich an den Therapieplan. Sie werden sehen, dann geht es Ihnen bald besser."*
- *„Glauben Sie mir, das wird schon wieder."*
- *„Ich kenne das und kann Sie sehr gut verstehen."*

Solche Äußerungen sind im Pflegealltag häufiger zu hören. Sie führen aber die zu pflegenden Personen und Patienten nicht gezielt zu deren Bedürfnissen.

ICN-Ethikkodex für Pflegende: Pflegende und ihre Mitmenschen

Die Pflegende zeigt in ihrem Verhalten professionelle Werte wie Respekt, Aufmerksamkeit und Eingehen auf Ansprüche und Bedürfnisse, sowie Mitgefühl, Vertrauenswürdigkeit und Integrität.

International Council of Nurses (ICN): ICN-Ethikkodex für Pflegende, 2012, dt. Übersetzung des DBfK (2013), abgerufen unter: www.wege-zur-pflege.de/fileadmin/daten/Pflege_Charta/Schulungsmaterial/Modul_5/Weiterfu%CC%88hrende_Materialien/M5-ICN-Ethikkodex-DBfK.pdf, S. 2 [27.07.2020]

Art. 8 EACH-Charta (Erläuterungen zur Charta von Kindern im Krankenhaus)
Kinder sollen von Personal betreut werden, das durch Ausbildung und Einfühlungsvermögen befähigt ist, auf die körperlichen, seelischen und entwicklungsbedingten Bedürfnisse von Kindern und ihren Familien einzugehen.

§

1. Schauspielerinnen und Schauspieler müssen, um authentisch zu wirken, in ihre Rolle schlüpfen, sie sozusagen „empathisch ausfüllen". Spielen Sie im Rollenspiel verschiedene Situationen und Emotionen. Als Pflegefachfrau bzw. Pflegefachmann begegnen Sie
   a) einem Patienten, der nach einer gerade erhaltenen Diagnose geschockt ist.
   b) einer zu pflegenden Person, die ihren Angehörigen nicht mehr zur Last fallen will.
   c) einem Kind auf der Krankenstation, das sich allein gelassen fühlt.

2. „Empathische Pflege braucht Selbstpflege."
   Analysieren Sie den Kurzfilm *„Mitarbeiterin des Monats" – Pflege, Empathie und Belastung* auf https://youtu.be/Ix93GIrEnfk. Eine junge Frau hilft Nachbarn aus. Was zunächst als harmloses Anliegen der Nachbarn beginnt, weitet sich aus. Die Situation überfordert und erdrückt schließlich die junge Frau. Was mit dem Verleihen von Salz beginnt, endet in einer ausgeräumten Wohnung. Nur ihre letzte Reißzwecke gibt „die Mitarbeiterin des Monats" nicht aus der Hand.
   a) Übertragen Sie die Situation auf die Belastungen im Pflegealltag.
   b) Was ist Ihre „letzte Reißzwecke"?

3. Üben Sie sich in Selbsterfahrung durch Simulationen von Behinderungen und Handicaps, z. B. mit Fäustlingen Schuhe binden, Rollstuhlparcours, präparierte Brillen zur Simulation von Augenerkrankungen, mit verbundenen Augen geführt werden ...

Empathiefähigkeit kann man auch durch Anschauung lernen. Begleiten und beobachten Sie in Ihrem praktischen Einsatz Kolleginnen und Kollegen, die große Empathiefähigkeit aufweisen.
Berichten Sie, was Sie beobachten und lernen konnten.

3.7 Gegenseitige Wertschätzung

Die Auszubildende zur Pflegefachfrau Azra hat zu Beginn der Ausbildung das Pflegeleitbild Ihrer Einrichtung ausgehändigt bekommen. Darin findet sie folgende Aussage:
„Unser Menschenbild beruht auf **gegenseitiger Wertschätzung** und Annahme des Menschen in seiner Individualität, unabhängig von seiner Religion und Weltanschauung. Die Bedürfnisse der Pflegebedürftigen werden von uns respektiert und bilden die Grundlage allen Handelns."

1. Was bedeutet „gegenseitige Wertschätzung" konkret im Pflegealltag?
2. Wie ist eine wertschätzende Kommunikation zu gestalten?

Es gibt wohl kaum ein **Pflegeleitbild**, in dem nicht von **Wertschätzung** die Rede ist. Dies sagt viel über den Stellenwert dieses Handlungsgrundsatzes bei der Interaktion und Kommunikation in der Pflege aus.

Wertschätzung ist zunächst eine innere Haltung, die jeden Mitmenschen als „wertvoll" und „gleichwertig" ansieht. Die Einzigartigkeit und Individualität wird respektiert, unabhängig von Status, Religion, Geschlecht, Hautfarbe oder Leistungsfähigkeit. Deshalb ist Wertschätzung immer mit Respekt, Aufmerksamkeit, Interesse und Freundlichkeit verbunden. Der Gegensatz (Antonym) von Wertschätzung ist Geringschätzung oder gar Verachtung.

Wertschätzung gegenüber zu pflegenden Personen kann gezeigt werden, indem die Pflegeperson

- nicht „hochnäsig" ist, die zu pflegende Person nicht „übersieht", sondern sich ihr zuwendet,
- die zu pflegende Person persönlich mit Namen anspricht und die Person nicht als Krankheitsfall definiert („die Galle von Zimmer 125"),
- „auf Augenhöhe" agiert und kommuniziert (sich hinsetzen oder zum Kind hinunterbeugen),
- insbesondere bei an Demenz erkrankten Menschen nicht in den Baby-Talk („Bitte noch ein Schlückchen Tee") abgleiten.

Eine wertschätzende Haltung und Kommunikation gelingt eher, wenn die Pflegeperson sich selbst wertschätzt, also Selbstvertrauen und eine hohes Selbstwertgefühl aufweisen kann. Es hat sich gezeigt, dass den Pflegekräften selbst mehr Wertschätzung entgegengebracht wird. Gegenseitige Wertschätzung ist keine Einbahnstraße in der Beziehung. Offenheit, Kontaktfreude und Kommunikationsfähigkeit sind Voraussetzungen für gegenseitige Wertschätzung. Wertschätzung findet dann ihre Grenzen, wenn diese Gegenseitigkeit nicht gegeben ist.

§

§ 6 Pflege-Charta: Kommunikation, Wertschätzung und Teilhabe an der Gesellschaft
Jeder hilfe- und pflegebedürftige Mensch hat das Recht auf Wertschätzung, Austausch mit anderen Menschen und Teilhabe am gesellschaftlichen Leben.

Gerade in Konfliktfällen und Diskussionen ist eine wertschätzende Kommunikation wichtig. Beleidigende Äußerungen sollten unterbleiben. Kritik, Meinungen, Haltungen und Verhalten sind von der Wertschätzung gegenüber der Person zu trennen. Das gilt für die Arbeit im Team oder in der Kommunikation mit Vorgesetzten genauso wie mit zu pflegenden Personen. Hier haben sich „Ich-Botschaften" und die Prinzipien der „gewaltfreien Kommunikation" nach Marshall Rosenberg bewährt mit den vier Schritten (vgl. Kapitel 2.7):

1. Wertfreies Wahrnehmen und Beobachten: Zahlen, Daten, Fakten
2. Gefühle wahrnehmen und benennen
3. Eigene Bedürfnisse wahrnehmen und benennen
4. Bitte zur Erfüllung des Bedürfnisses äußern

Unaufhaltsam

Hilde Domin (1909–2006)

Das eigene Wort,
wer holt es zurück,
das lebendige,
eben noch ungesprochene
Wort?

Wo das Wort vorbeifliegt
verdorren die Gräser,
werden die Blätter gelb,
fällt Schnee.
Ein Vogel käme dir wieder.
Nicht dein Wort,
das eben noch ungesagte,
in deinen Mund.
Du schickst andere Worte
hinterdrein,
Worte mit bunten, weichen Federn.
Das Wort ist schneller,
das schwarze Wort.
Es kommt immer an,
es hört nicht auf an-
zukommen.

Besser ein Messer als ein Wort.
Ein Messer kann stumpf sein.
Ein Messer trifft oft
am Herzen vorbei
Nicht das Wort.
Am Ende ist das Wort,
immer
am Ende
das Wort.

Domin, Hilde: Unaufhaltsam, in: Gesammelte Gedichte, Frankfurt a. M., S. Fischer Verlag, 1987, S. 170

1. Jeder Mensch hat das Recht auf Wertschätzung. Was konkret darunter zu verstehen ist, kann sehr unterschiedlich sein. Schreiben Sie die Buchstaben des Wortes „WERTSCHAETZUNG" senkrecht untereinander wie in einem Kreuzworträtsel. Notieren Sie Ihre Vorstellungen von gegenseitiger Wertschätzung und wertschätzender Kommunikation, ordnen Sie diese den 14 Buchstaben zu, z. B.

......................................*Meine* **W** *ünsche äußern dürfen*..................................
.... **E** ....

2. Interpretieren Sie das obige Gedicht von Hilde Domin unter dem Aspekt wertschätzender Kommunikation.

3. *Frau Müller hat Diabetes mellitus Typ 2. Zur Regulierung ihres Blutzuckerspiegels wird ihr zweimal am Tag Insulin gespritzt. Bei der BZ-Kontrolle am Abend misst die Pflegefachkraft vor dem Abendbrot einen überhöhten BZ-Wert von 240 mg/dl. Auf Nachfrage stellt sich heraus, dass Frau Müller wieder drei Stücke Streuselkuchen gegessen hat.*
Formulieren Sie wertschätzend Ihre Kritik als Pflegekraft an dem Verhalten der Patientin nach den vier Schritten der gewaltfreien Kommunikation.

Die Artikel der Pflege-Charta sind als Rechtekatalog und Maßstab für eine würdevolle und wertschätzende Pflege formuliert.

a) Gehen Sie auf die Internetseite www.zqp.de/wp-content/uploads/zqp-pflegecharta-hosentasche.pdf und laden Sie das Faltblatt „Pflege-Charta für die Hosentasche" herunter.
b) Drucken Sie die Seite aus und falten Sie das Blatt zu einem Booklet.
c) Stecken Sie das Booklet bei Ihrem Praxiseinsatz ein und benutzen Sie es ganz bewusst zur Unterstützung und Vergewisserung in Pflegesituationen.

HANDLUNGSIMPULSE

HANDLUNGSIMPULS A: „Schattentage in der Pflege" durchführen

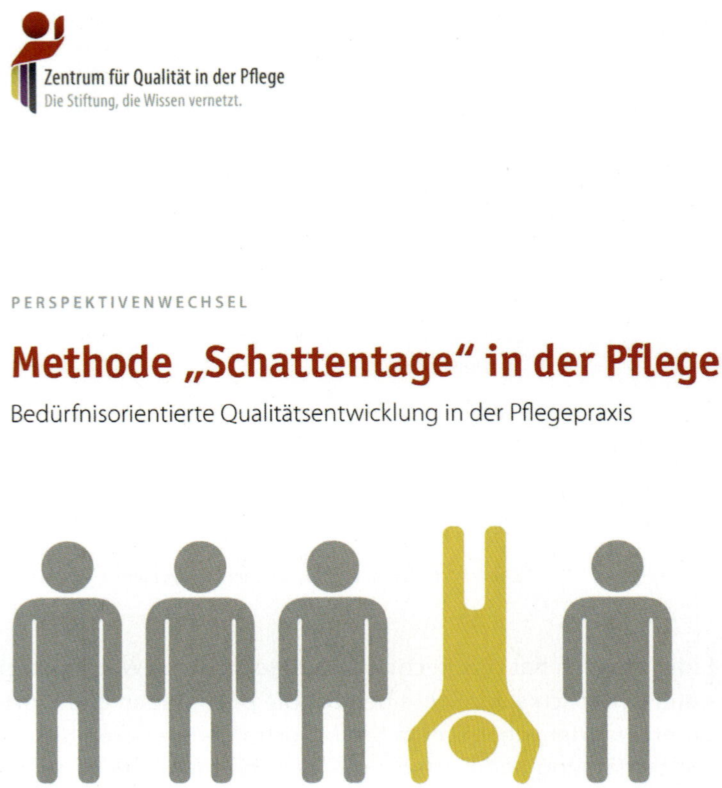

Die Methode „Schattentage in der Pflege" (gefördert durch das Bundesfamilienministerium zur Unterstützung der Pflege-Charta) wurde entwickelt, um Pflegende für die Sichtweisen pflegebedürftiger Menschen zu sensibilisieren: Eine Pflegekraft nimmt die Rolle einer pflegebedürftigen Person für eine bestimmte Zeit als „Schattenfrau" bzw. „Schattenmann" ein.

1. Informieren Sie sich über das Modell des Zentrums für Qualität in der Pflege unter: www.zqp.de/methode-schattentage-pflege/
2. Initiieren Sie solche „Schattentage" in der Pflegeschule und/oder in der Ausbildungsstelle. Im Arbeitsmaterial finden Sie eine Checkliste zur Umsetzung der „Schattentage".
3. Evaluieren Sie Ihre Erfahrungen während der „Schattentage". Dazu finden Sie im Arbeitsmaterial eine Vorlage zur Auswertung.

HANDLUNGSIMPULS B: Zu den Grundlagen der Gesprächsführung Symbole und Icons erstellen

Icons und Symbole sind selbstredend und erzeugen Aufmerksamkeit.

1. Entwickeln Sie zu den Grundlagen der Gesprächsführung solche Icons oder Symbole mit „Untertitel", z. B. Grundsatz Perspektivenwechsel:

Perspektiven 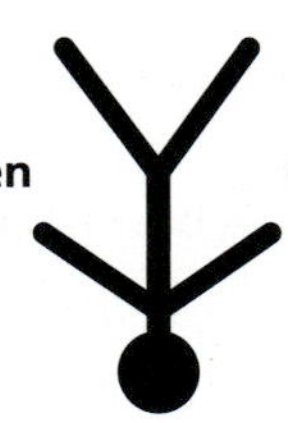 **wechsel**

2. Plakatieren Sie Ihre Icons und Symbole in Ihrem Lernraum.
3. Legen Sie im Unterricht der Pflegeschule den Schwerpunkt jeweils auf ein Gesprächsführungs-Icon und achten Sie besonders auf den dargestellten Grundsatz einer guten Gesprächsführung.

4 Pflegeprozesse kommunikativ begleiten und gestalten

Kernprozesse im Krankenhaus

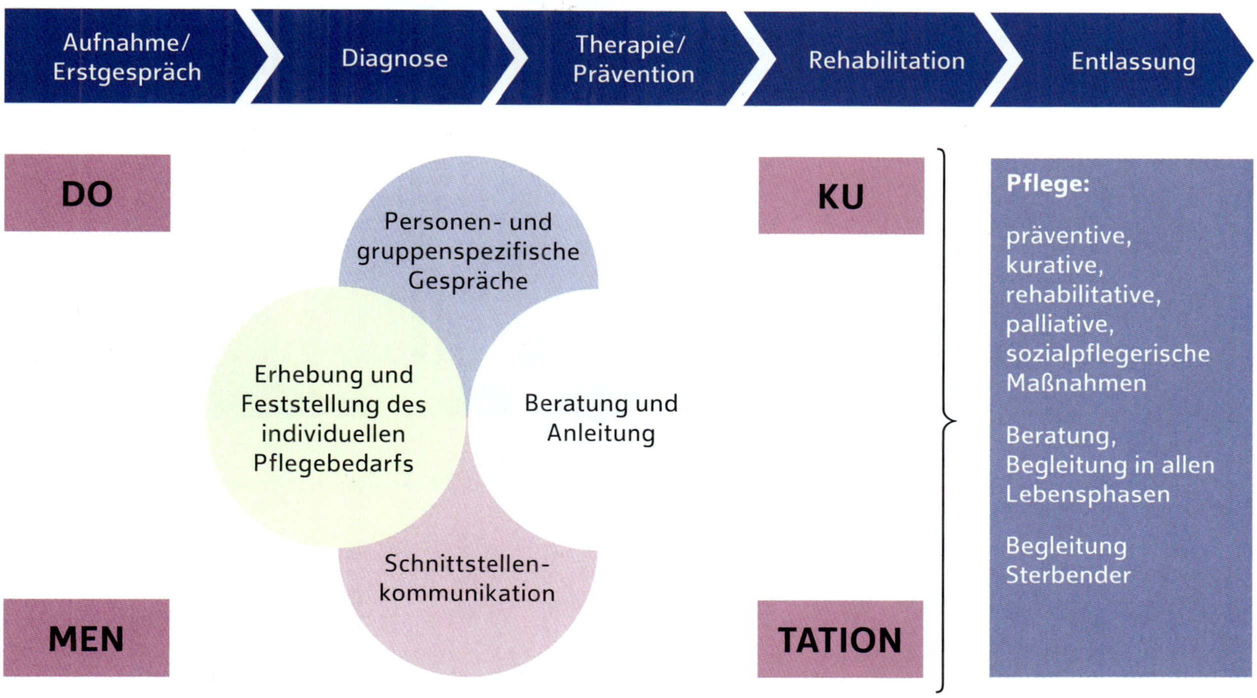

Kernprozesse in der stationären und ambulanten Altenhilfe

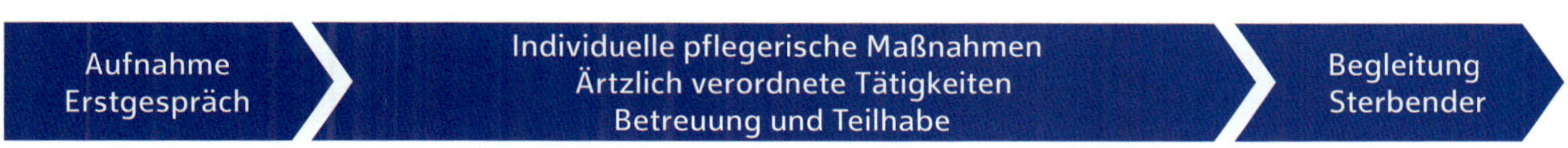

In vielen Prozessen in Kliniken, Einrichtungen der Altenhilfe und der ambulanten Pflege sind im Rahmen der pflegerischen Maßnahmen, bei an- bzw. verordneten ärztlichen Tätigkeiten, bei der Beratung, Betreuung und Begleitung von zu pflegenden Menschen aller Altersstufen kommunikative Kompetenzen gefragt. Vor allem in den oben abgebildeten Aufgabenkreisen und der Dokumentation sind sowohl angemessen geführte Gespräche als auch schriftliche Kommunikationsformen unerlässlich.

Zwar gibt es in den verschiedenen Einrichtungen unterschiedliche Prozesse und die Kommunikationsformen und -schwerpunkte sind jeweils einrichtungsspezifisch gestaltet. Aber dennoch sind die kommunikativen Grundsätze und Prinzipien in all diesen Pflegeprozessen ähnlich. Sie werden deshalb im Folgenden exemplarisch thematisiert.

Gespräche mit Patientinnen und Patienten sowie deren Angehörigen machen im Pflegealltag einen großen Teil der Pflegearbeit aus. Interaktion und Kommunikation zwischen Pflegenden und zu pflegenden Personen sind wichtig. Sie finden nicht immer in genau definierten Situationen und klaren Settings statt, sondern ereignen sich eher „en passant“ während der Pflege. Die Grundlage hierfür ist und bleibt die vertrauensvolle Beziehung.

4.1 Erhebung und Feststellung des individuellen Pflegebedarfs

4.1.1 Aufnahme- und Erstgespräch

Auszug aus der Internetseite einer Klinik:

„Wenn Sie zu uns auf die Station kommen, führen wir zunächst ein persönliches Gespräch mit Ihnen, um Ihren pflegerischen Bedarf aufzunehmen. Anhand dessen planen wir die pflegerischen Leistungen, die wir in einem regelmäßigen Rhythmus vornehmen. Alle erfolgten Maßnahmen, wie beispielsweise die regelmäßige Nachfrage nach Schmerzen, dokumentieren wir in Ihrer digitalen Akte.

Das pflegerische Erstgespräch dient dazu, pflegerelevante Informationen über die Patienten zu gewinnen."

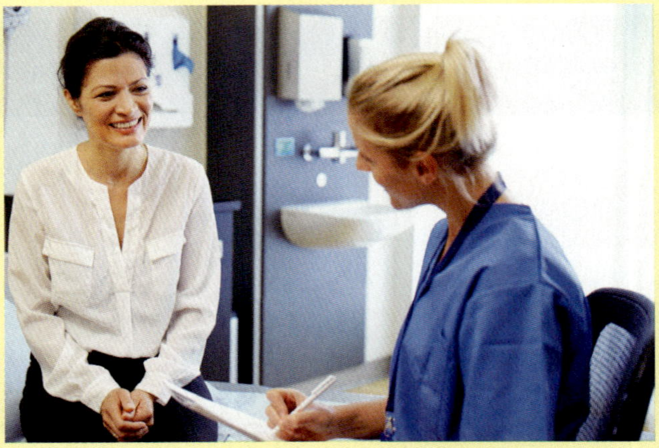

Helios Klinikum Krefeld: Unsere Pflege stellt sich vor, abgerufen unter www.helios-gesundheit.de/kliniken/krefeld/unser-angebot/mitarbeiter/pflege/ [03.02.2020]

1. Wozu dient das pflegerische Erstgespräch?
2. Worauf ist beim Aufnahme- und Erstgespräch zu achten?

1. Je nach Art der Einrichtung verläuft das Aufnahme- und Erstgespräch unterschiedlich. Berichten Sie, wie in Ihrer Einrichtung das Erstgespräch erfolgt.

Eine stationäre Patientenaufnahme beginnt bei terminierten Einweisungen bereits vor dem Klinikaufenthalt mit Vorinformationen und Checklisten, eventuell auch mit (digitalen) Fragebögen für die Aufnahme und Anamnese. Die eigentliche Aufnahme verläuft nach einem klar gegliederten Prozess: Anmeldung, ärztliches Erstgespräch und Eingangsuntersuchung sowie das pflegerische Erst- und Aufnahmegespräch. Akute Krankenhausaufenthalte oder Notaufnahmen haben selbstverständlich andere Prozessabläufe.

Eine stationäre Aufnahme in einer Pflegeeinrichtung verläuft ähnlich, nur dass das Arztgespräch in der Einrichtung entfällt. Die Vorabinformationen sind nach dem Wohn- und Betreuungsvertragsgesetz sogar verpflichtend. Das Erstgespräch in der ambulanten Pflege gehört zum Leistungskomplex (SGB XI) des ambulanten Dienstes und umfasst neben der Erfassung von Daten und Bedarfen auch die Information und Beratung sowie Absprachen über Verantwortlichkeiten und Zuständigkeiten.

Krankenhausaufnahmen oder der Einzug in eine stationäre Pflegeeinrichtung sind für die meisten Menschen Ausnahme- und Stresssituationen. Sie haben Angst, machen sich Sorgen und fühlen sich abhängig. Existenzielle Fragen drängen sich auf. Dessen sollten sich die Pflegepersonen stets bewusst sein, selbstsicher agieren und das Erstgespräch empathisch führen.

Ziele des Erstgespräches sind:

- Beziehung aufbauen, Vertrauensverhältnis schaffen und ein Gefühl von Sicherheit geben,
- Selbstbestimmung der zu pflegenden Person wahren,
- Informationen für die Stammdaten einholen:
  - persönliche Daten, z. B. Name, Geburtsdatum, Wohnort,
  - Strukturdaten, z. B. Bezugspersonen, Angehörige, Hausarzt, Kranken- und Pflegekasse, Pflegegrad, Patientenverfügung, rechtliche Betreuung,
  - familiäre, soziale und biografische Aspekte,
- Pflege- und Betreuungsbedarf ermitteln und abstimmen:
  - Ängste, Gewohnheiten, Vorlieben, Abneigungen,
  - Ressourcen, Risikofaktoren, Prophylaxen, Hilfsmittelbedarf, Pflegebedarf,
  - ärztliche Anordnungen, Medikamente,

- Patienten und zu Pflegende informieren und beraten,
- Informationen für die Pflegeplanung gewinnen und Dokumentation anlegen.

Für alle diese Informationen und Daten gilt der **Grundsatz der Vertraulichkeit**.

Patientendaten unterliegen dem Patientengeheimnis, das nach strafrechtlichen, standesrechtlichen und datenschutzrechtlichen Vorschriften geschützt ist. Gegenüber Personen, die nicht in die Behandlung und Pflege des Patienten eingebunden sind, dürfen Patientendaten grundsätzlich nicht offenbart werden.

Das pflegerische Erstgespräch sollte in einer persönlichen, störungsfreien Gesprächsatmosphäre unter Wahrung der Intimsphäre und des Datenschutzes erfolgen. Es soll keine „Verhörsituation" entstehen. Die Dauer des Gesprächs richtet sich nach dem Informationsumfang und orientiert sich an der Aufnahmekapazität der Pflegeperson. Bei der Aufnahme von Kindern und Jugendlichen sind die Erziehungsberechtigten anwesend und einzubeziehen.

Tipps für einen erfolgreichen Verlauf von Erstgesprächen

Eröffnung des Gespräches:

Die Pflegeperson sollte den Patienten und zu Pflegenden

- begrüßen und sich persönlich vorstellen,
- über Ziele des Erstgespräches informieren und verdeutlichen, dass Fragen willkommen sind.

Während des Gespräches:

- Mit allgemeinen Fragen zum Befinden der Person beginnen.
- Nonverbale Signale (z. B. Mimik, Gestik, Haltung) beachten und selbst gezielt einsetzen.
- Sich im Sprachverhalten dem Patienten und zu Pflegenden anpassen und unverständliche (Fach-)Ausdrücke vermeiden.
- Ungenaue Begriffe wie „langsam", „schnell", „viel", „wenig" konkretisieren.
- Dem Patienten und zu Pflegenden ausreichend Zeit zur Beantwortung von Fragen einräumen und Gesprächspausen zulassen.
- Keine suggestiven (stark lenkenden) Fragen stellen.
- Überforderung vermeiden.

Zum Abschluss des Gespräches:

- Wichtige Gesprächsinhalte zusammenfassen und vom Patienten und der zu pflegenden Person überprüfen lassen.
- Nachfragen, wie das Erstgespräch empfunden wurde.
- Den Patienten und zu Pflegenden über das weitere Vorgehen informieren.
- Sich für die Mitarbeit bedanken.

Damit möglichst alle wichtigen Informationen zur Erhebung und Feststellung des individuellen Pflegebedarfs erfasst werden, verwenden die meisten Einrichtungen **Checklisten**. Eine solche Standardisierung sollte jedoch den Aspekten der Individualität und Personenorientierung nicht zuwiderlaufen.

Auszug aus einer Checkliste Aufnahme- und Erstgespräch

	Von der Pflegefachkraft auszufüllen					
Name: ________________ Vorname: ________________ Geb.datum: __________	mitgebracht		Handlungsbedarf		Re-Assessment	
1. Bewegen	+	–	+	–	+	–
Haben Sie körperliche oder funktionelle Einschränkungen? ❑ nein ❑ ja ❑ Lähmungen (Plegien) ❑ Schwächen ❑ Erschlaffungen (Paresen) ❑ Sensibilitätsstörungen ❑ Amputationen ❑ Krämpfe (Spastiken) ❑ veränderter Gang ❑ Kontrakturen Wo haben Sie diese Einschränkungen? ____			❑	❑	❑	❑
Benutzen Sie Hilfsmittel? ❑ nein ❑ ja ❑ Gehstock ❑ Unterarmgehstützen ❑ Orthesen ❑ Rollator ❑ Rollstuhl ❑ Prothesen	❑	❑	❑	❑	❑	❑
Sind Sie in letzter Zeit gestürzt? ❑ Nach meiner fachlichen Einschätzung besteht keine Sturzgefahr. ❑ nein ❑ ja ❑ wann? ______________________ Haben Sie sich dabei verletzt? ❑ nein ❑ ja ❑ wo? ____________ Sturzrisikoskala ausfüllen!			❑	❑	❑	❑
Haben Sie Gleichgewichtsstörungen? ❑ nein ❑ ja ❑ Schwindel ❑ Fallneigung			❑	❑	❑	❑
2. Kommunikation						
Haben Sie körperliche oder funktionelle Einschränkungen? ❑ nein ❑ ja ❑ Sehschwäche ❑ blind ❑ rechts ❑ links ❑ Hörschwäche ❑ taub ❑ rechts ❑ links ❑ Sprachstörungen ❑ stottern ❑ stumm ❑ Wortfindungsstörungen ❑ verwaschene Sprache ❑ Aphasie			❑	❑	❑	❑
Benutzen Sie Hilfsmittel? ❑ nein ❑ ja ❑ Brille ❑ Kontaktlinsen ❑ Hörgerät ❑ rechts ❑ links ❑ Augenprothese ❑ rechts ❑ links	❑	❑				
Sind Deutschkenntnisse vorhanden? ❑ ja ❑ nein Dolmetscher erforderlich? ❑ nein ❑ ja, welche Sprache? ____________			❑	❑	❑	❑
3. Schlafen						
Haben Sie Einschlaf- oder Durchschlafprobleme? ❑ nein ❑ ja, welche? ______________________ ❑ Schlafapnoe CPAP (Beatmungsgerät) ❑ nein ❑ ja	❑	❑	❑	❑	❑	❑
4. Körperpflege						
Benötigen Sie Unterstützung bei der Körperpflege? ❑ nein ❑ ja ❑ Hilfestellung ❑ vollständige Übernahme ❑ Kompressionsstrümpfe			❑	❑	❑	❑
Wie ist Ihr Hauttyp? ❑ normal ❑ trocken ❑ feucht ❑ fettig						
Benutzen Sie spezielle Pflegemittel? ❑ nein ❑ ja, welche? ______________________	❑	❑				
Ist Ihre Haut intakt? ❑ ja ❑ Nach meiner fachlichen Einschätzung besteht zurzeit keine Dekubitusgefährdung. ❑ nein ❑ Hautverletzungen Wunddokumentation anlegen! ❑ Druckgeschwür Fotodokumentation anlegen! Braden-Skala ausfüllen!			❑	❑	❑	❑
Haben Sie Hautveränderungen? ❑ nein ❑ ja, welche? ______________________ wo? ______________________			❑	❑	❑	❑

Erstgespräch (Auszug)

Städtisches Klinikum, Station 3, Viszeralchirurgie, Zimmer 304
Patientin (Pat): Frau Judith Simona, 41
Pflegefachfrau (PFF): Andrea Smolenska, 32
Grund für Klinikaufenthalt: Akutes Abdomen
Gesprächssituation: Patientin im Krankenbett, Pflegefachfrau auf einem Stuhl neben dem Bett, mit Tablet und digitaler Krankenakte, sonst niemand anwesend

PFF: Guten Tag, Frau Simona. Mein Name ist Andrea. Ich bin Pflegefachfrau und mit meinen Kolleginnen und Kollegen für die Pflege auf Station 3 zuständig. Ich möchte mit Ihnen das Aufnahme- und Erstgespräch führen. Wir benötigen einige Informationen zu Ihrem aktuellen Gesundheitszustand, damit wir Sie bestens betreuen und versorgen können. Ich werde mir ein paar Notizen machen. Ist das in Ordnung für Sie?

Pat: Selbstverständlich.

PFF: Wie geht es Ihnen? Ich sehe, Sie schwitzen stark. Haben Sie noch Schmerzen?

Pat: Ja, mir ist übel, und ich habe immer noch krampfartige Schmerzen. (*Zeigt auf ihren rechten Mittel- und Oberbauch.*) Die Schmerzen ziehen sogar bis in den Rücken.

PFF: Wie würden Sie Ihre Schmerzen auf einer Skala von 0 (kein Schmerz) bis 10 (sehr starke Schmerzen) einordnen?

Pat: So etwa 5 bis 6.

PFF: Ich werde nach unserem Gespräch den Stationsarzt darüber informieren. Oder soll ich den Arzt sofort kontaktieren?

Pat: Nicht nötig. Solange werde ich noch warten können.

PFF: Haben Sie eine Patientenverfügung?

Pat: Nein.

PFF: Haben Sie eine Vorsorgevollmacht?

Pat: Nein.

PFF: Sind Sie nach einem Pflegegrad eingestuft?

Pat: Nein.

PFF: Benötigen Sie für Ihren Arbeitgeber eine Bescheinigung für die stationäre Behandlung?

Pat: Ja, bitte.

PFF: Haben Sie Hilfsmittel oder Wertgegenstände bei sich?

Pat: Meine Brille und ein Hörgerät. Ich hatte vor zwei Jahren einen Hörsturz. Einen Ring und eine Kette sowie meine Geldbörse.

PFF: Gut. Sie haben in Ihrem Schrank auch einen kleinen Safe. Schließen Sie dort bitte Ihre Wertgegenstände ein. Mit dem Zahlenschloss kommen Sie klar?

Pat: Ja, kein Problem. Meine Geldbörse habe ich schon dort eingeschlossen.

PFF: Super. Ich gehe jetzt mit Ihnen gerne noch eine Checkliste über pflegerelevante Bereiche durch von „Bewegen" über „Kommunikation", „Schlafen", „Körperpflege", „Atmung", „Ernährung" und „Ausscheidung" bis zu „Allergien". Selbstverständlich unterliegen alle Angaben dem Datenschutz.

Pat: Okay.

PFF: Haben Sie körperliche Einschränkungen beim Bewegen? Haben Sie Gleichgewichtsstörungen?

Pat: Nein.

PFF: Sie haben ein Hörgerät. Haben Sie ein Hörgerät für beide Ohren?

Pat: Nein, nur für das rechte Ohr.

PFF: Brille habe ich ja schon vermerkt. – Zu Ihren Schlafgewohnheiten: Haben Sie Einschlaf- oder Durchschlafprobleme?

Pat: Ja, manchmal habe ich Probleme beim Einschlafen. Sie wissen ja, der Stress bei der Arbeit, die Sorgen über die Kinder ...

PFF: Haben Sie bestimmte Schlafrituale oder nehmen Sie Schlafmittel ein?

Pat: Schlafmittel nehme ich äußerst selten. Und wenn, dann nur Baldrian-Tabletten.

PFF: Wollen Sie mal einen kalten Unterschenkelguss ausprobieren, um besser einschlafen zu können? Wenn Sie möchten, kann ich Ihnen ein kleines Info-Blatt mitgeben.

Pat: Oh, gerne. Warum nicht? Danke.

PFF: Benötigen Sie Unterstützung bei der Körperpflege?

[...] -

PFF: So, Frau Simona. Das war's schon. Wie war das Erstgespräch für Sie?

Pat: In Ordnung.

PFF: Ich bedanke mich für Ihre Mitarbeit. Ich werde Herrn Doktor Fuchs noch wegen Ihrer Schmerzen informieren. Wegen Ihres Brechreizes bringe ich Ihnen eine Nierenschale und noch einen nassen Waschlappen, damit Sie sich den Schweiß abwischen können. – Brauchen Sie sonst noch was?

Pat: Nein. Danke. Im Moment nicht.

1. Analysieren Sie den obigen Auszug aus einem Erstgespräch im Krankenhaus.
   a) Wie beurteilen Sie die Gesprächssituation?
   b) Wie leitet die Pflegefachfrau das Gespräch ein?
   c) Wie beurteilen Sie die Äußerungen der Pflegefachfrau in Zeile 13 ff.?
   d) An welchem Pflegemodell orientieren sich die Fragen der Checkliste?
   e) Wie beendet die Pflegefachfrau das Erstgespräch?
2. Vergleichen Sie das Gespräch mit den Vorgaben der Checkliste.
   a) Worin bestehen Übereinstimmungen?
   b) Wo weicht die Pflegefachfrau von der Checkliste ab?
   c) Wie lassen sich diese Abweichungen begründen?
3. Erstellen Sie drei Lernkarteikarten zum „Erstgespräch mit dem Patienten“:
   a) erste Karte mit Stichworten für die Einleitung des Gesprächs,
   b) zweite Karte mit Stichworten für den Schluss des Gesprächs,
   c) dritte Karte mit Stichworten zur Gesprächssituation und Gesprächshaltung.
4. Üben Sie im Rollenspiel das Aufnahme- und Erstgespräch mit einem Patienten.

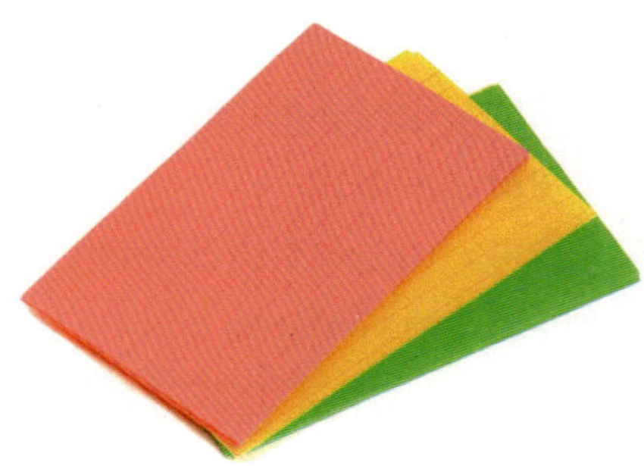

Rollenkarte Patient: Michael Weber, 54 Jahre

Stammdaten: geschieden, zwei Kinder, katholisch, Pflegegrad II, Versorgung durch ambulanten Pflegedienst, Patientenverfügung vorhanden, keine Vorsorgevollmacht oder Betreuung, Benachrichtigung für den Notfall: Tochter Selina
Grund für Krankenhausaufenthalt: Laryngektomie mit Tracheostoma-Anlage und Tracheostoma-Versorgung
Diagnosen: Multiple Sklerose (seit 9 Jahren bekannt), Kehlkopfkarzinom T2 (vor 14 Tagen diagnostiziert)
Symptome: Halsschmerzen (Schmerzskala 2–3), Heiserkeit, raue Stimme, Fremdkörpergefühl im Hals (Globusgefühl), Räusperzwang, Schluckbeschwerden
Pflegeanamnese: sturzgefährdet, mit Rollator mobil, klare und verständliche Ausdrucksweise, nimmt regelmäßig Schlaftabletten ein, braucht Unterstützung bei der Körperpflege (Rücken,

untere Extremitäten, Intimbereich), intakte Haut, ständige Atembeschwerden, Raucher (1 Schachtel Zigaretten am Tag), nimmt pürierte Kost zu sich, mag gerne gegrilltes Fleisch und Peperoni, trinkt gerne Bier und Schnaps, hat einen suprapubischen Blasendauerkatheter, neigt zu Obstipation (nimmt bei Bedarf Abführmittel ein), hat keine Allergien.

1. Begleiten Sie im praktischen Einsatz eine Pflegefachkraft beim Aufnahme- und Erstgespräch.
2. Berichten Sie im Unterricht von Ihren Erfahrungen und Einsichten.

4.1.2 Strukturierte Informationssammlung

Viele Einrichtungen in der ambulanten und stationären Pflege arbeiten mit der entbürokratisierten Pflegedokumentation (vgl. www.ein-step.de). Hier ist das Erstgespräch Teil der Strukturierten Informationssammlung (SIS®). Aus dem sechsphasigen Pflegeprozessmodell nach Fiechter und Meier wird ein vierphasiger Prozess:

1. Strukturierte Informationssammlung (SIS®)
2. Individueller Maßnahmenplan
3. Berichteblatt
4. Evaluation

Die ersten drei Phasen nach Fiechter und Meier („Informationssammlung", „Erkennen von Problemen und Ressourcen", „Festlegung der Pflegeziele") sind in der Strukturierten Informationssammlung (SIS®) zu einer Phase zusammengefasst.

Die SIS® verfolgt einen personzentrierten Ansatz. Gewohnheiten, Fähigkeiten, Pflege- und Hilfsbeschreibung werden zunächst aus der Sicht der pflegebedürftigen Person und ggf. der Angehörigen erfasst: „die selbsterzählte Geschichte". Äußerungen der zu pflegenden Person werden wörtlich notiert. Nachdem die Pflegefachkraft die Perspektive und die Wünsche der zu pflegenden Person kennengelernt hat, erfolgt die fachliche Einschätzung aus Sicht der Pflegefachkraft. Im Anschluss werden die Pflegerisiken mithilfe einer Matrix eingeschätzt.

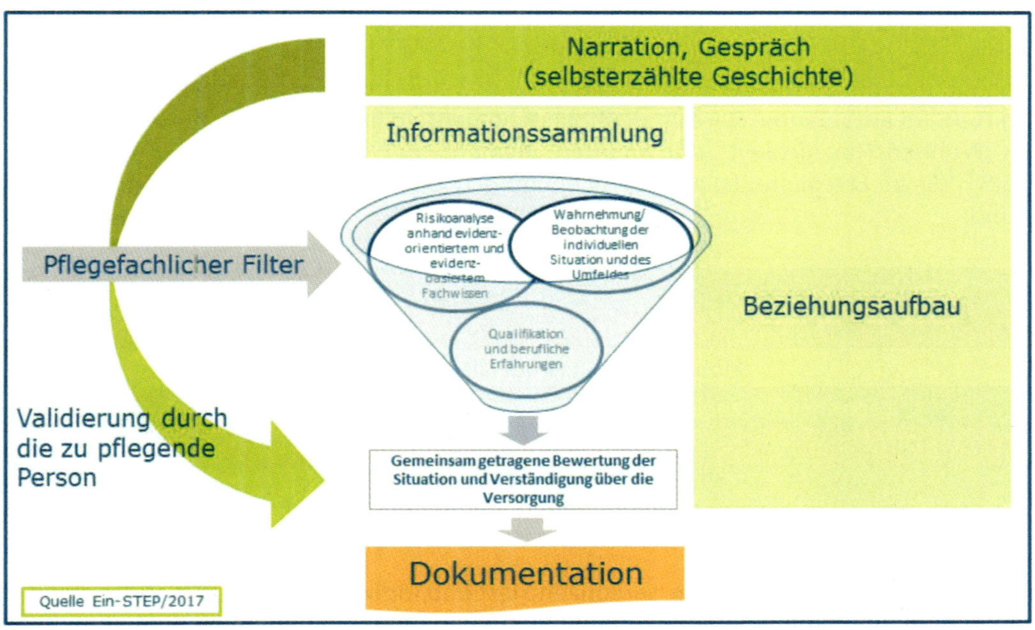

Quelle: Informations- und Schulungsunterlagen Ein-STEP/Version 2.0, Oktober 2017, S. 24; www.ein-step.de

Die SIS® beginnt ambulant wie stationär mit der aktuellen Eigeneinschätzung der pflegebedürftigen Person, ggf. erfolgt eine Unterstützung durch die Angehörigen. Drei Leitfragen dienen der Strukturierung:

1. „Was bewegt Sie im Augenblick?"
2. „Was brauchen Sie?"
3. „Was können wir für Sie tun?"

In der Tages- und Kurzzeitpflege wird eine zusätzliche Frage gestellt:
4. „Was bringt Sie zu uns?“

Was bewegt Sie im Augenblick? Was brauchen Sie? Was können wir für Sie tun?

Durch diese Fragestellungen kann das Gespräch eröffnet (ggf. auch beendet) werden. Nimmt ein Angehöriger, Betreuer oder Bevollmächtigter teil, so wird dies ausdrücklich vermerkt.

Die Selbsteinschätzung der Pflegeperson wird im Originalton ohne Filterung durch die Pflegefachkraft erfasst. Perspektivwechsel und Empathie werden so unterstützt, die Selbstbestimmung der zu pflegenden Person gewahrt.

Wichtig sind eine wertschätzende Gesprächsführung, aktives Zuhören und ein ausgeglichenes Hören und Sprechen.

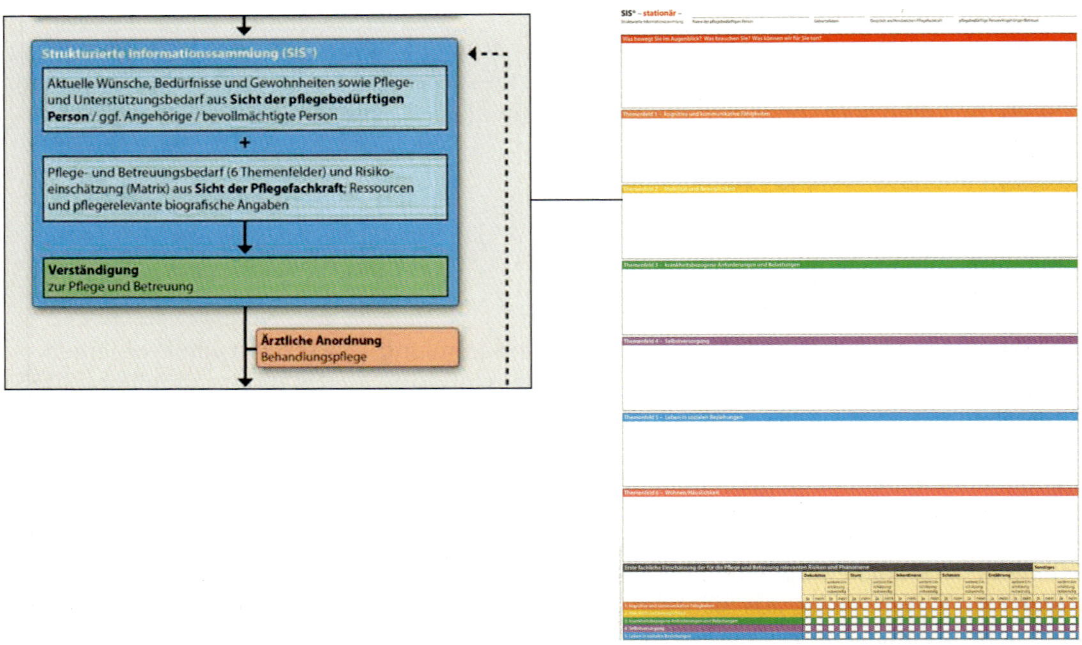

Quelle: Auszug aus Abb. Einbettung der SIS® in das Konzept des Strukturmodells (Version2.0 stationär/teilstationär); Informations- und Schulungsunterlagen Ein-STEP/Version 2.0, Oktober 2017, S. 17; www.ein-step.de

Nach der Selbsteinschätzung der zu pflegenden Person wird der Hilfe- und Pflegebedarf in sechs Themenfeldern ermittelt. Im ambulanten Bereich heißt das Themenfeld 6 „Haushaltsführung“, im stationären Bereich „Wohnen/Häuslichkeit“. Alle anderen Themenfelder sind identisch. Die sechs Themenfelder der SIS®, die im Erstgespräch angesprochen und in die Informationssammlung aufgenommen werden, sind:

	ambulant	stationär
1	Kognitive und kommunikative Fähigkeiten	
2	Mobilität und Beweglichkeit	
3	Krankheitsbezogene Anforderungen und Belastungen	
4	Selbstversorgung	
5	Leben in sozialen Beziehungen	
6	Haushaltsführung	Wohnen/Häuslichkeit

Alle Themenfelder werden durch eine **Leitfrage** personzentriert und individuell im Gespräch mit der pflegebedürftigen Person angesprochen. Wichtig ist auch hier das Narrativ der zu pflegenden Person. Die Wünsche, Bedürfnisse und Gewohnheiten der zu pflegenden Person werden wie in der Eingangsfrage wortwörtlich dokumentiert. Erst im zweiten Schritt erfolgt eine professionelle Einschätzung des Hilfebedarfs durch die Pflegefachkraft.

Im folgenden Überblick sind die Themenfelder aus der ambulanten Pflege mit den Leitfragen sowie mit Stichwörtern zu Gesprächsinhalten und zur pflegefachlichen Einschätzung (in Anlehnung an die Leitgedanken in Ein-STEP und die Handreichungen des Diakonie-Pflege Verbund Berlin) aufgeführt.

Eine Wiederholung der Stichwörter aus den (Leit-)Fragen der Themenfelder oder ein „Abarbeiten“ der darin enthaltenen inhaltlichen Fragen zu den Themenfeldern sollte unbedingt vermieden

werden. Die individuelle Situation der pflegebedürftigen Person in Bezug auf den jeweiligen Themenbereich ist entscheidend.

Relevante **biografische Hintergründe** kommen zur Sprache und werden in die SIS® einbezogen.

Themenfeld 1: kognitive und kommunikative Fähigkeiten
Leitfrage: Inwieweit ist die pflegebedürftige Person in der Lage, sich zeitlich, persönlich und örtlich zu orientieren und zu agieren sowie Risiken und Gefahren, auch unter Beachtung von Aspekten des herausfordernden Verhaltens, zu erkennen? Zum Beispiel: Orientierung, Sprechen, sich nonverbal äußern, Bedürfnisse äußern, sich an Gesprächen beteiligen, Gefahren erkennen, Gedächtnis und Erinnerungsvermögen, Informationen und Sachverhalte verstehen, Aufforderungen folgen, Antrieb, Stimmung, Wahrnehmung, Schreiben, Entscheidungen treffen, mehrschrittige Alltagshandlungen ausführen, Hilfsmittel (Brille, Hörgerät ...), herausforderndes Verhalten wie nächtliche Unruhe, Umherwandern, Hin- und Weglauftendenz, aggressiv-abwehrendes Verhalten ...

Themenfeld 2: Mobilität und Beweglichkeit
Leitfrage: Inwieweit ist die pflegebedürftige Person in der Lage, sich frei und selbstständig innerhalb und außerhalb der Wohnung bzw. des Wohnbereichs, auch unter Beachtung von Aspekten des herausfordernden Verhaltens, zu bewegen? Zum Beispiel: individuelle Beeinträchtigungen (körperlich, psychisch, kognitiv), Positionswechsel im Bett, stabile Sitzposition halten, Aufstehen aus sitzender Position, Umsetzen, Transfer, Fortbewegen innerhalb der Wohnung, Treppensteigen, Verlassen der Wohnung (Hilfsmittel), Bewegungseinschränkungen, Spastiken, Paresen, Dekubitus, Kontraktur, Sturzgefahr, Nutzung ÖPNV, Mitfahrmöglichkeit im Pkw, freiheitsentziehende Maßnahmen ...

Themenfeld 3: krankheitsbezogene Anforderungen und Belastungen
Leitfrage: Inwieweit liegen krankheits- und therapiebedingte sowie für Pflege und Betreuung relevante Einschränkungen bei der pflegebedürftigen Person vor? Individuelle, situationsgerechte Erfassung und Beschreibung, inwieweit die pflegebedürftige Person in der Lage ist, z. B. Körperpflege, Ankleiden, Essen und Trinken selbstständig vorzunehmen. Hierbei sind Aspekte der größtmöglichen Selbstständigkeit zu berücksichtigen. Zum Beispiel: Oberkörper, Intimbereich waschen, Duschen/Baden, Haare waschen, Rasieren, Kämmen, Mund- und Zahnpflege, Prothesenreinigung, Nagelpflege, Hautzustand, Pflegeartikel, Hilfsmittel, Oberkörper/Unterkörper an- und auskleiden, Kleiderwahl, Schuhe, Essen, Trinken, Vorlieben, Abneigungen, Unverträglichkeiten, Essen zubereiten, Getränke zubereiten, Sondenernährung, Toilette/Toilettenstuhl benutzen, Harn- und Stuhlinkontinenz (Risiken und Folgen), Umgang mit harn- und stuhlableitenden Systemen sowie Inkontinenzmaterial ...

Themenfeld 4: Selbstversorgung
Leitfrage: Inwieweit ist die Fähigkeit der pflegebedürftigen Person zur Körperpflege, zum Kleiden, zur Ernährung und zur Ausscheidung eingeschränkt? Individuelle, situationsgerechte Erfassung und Beschreibung, inwieweit die pflegebedürftige Person in der Lage ist, z. B. Körperpflege, Ankleiden, Essen und Trinken selbstständig vorzunehmen. Hierbei sind Aspekte der größtmöglichen Selbstständigkeit zu berücksichtigen. Zum Beispiel: Oberkörper, Intimbereich waschen, Duschen/Baden, Haare waschen, Rasieren, Kämmen, Mund- und Zahnpflege, Prothesenreinigung, Nagelpflege, Hautzustand, Pflegeartikel, Hilfsmittel, Oberkörper/Unterkörper an- und auskleiden, Kleiderwahl, Schuhe, Essen, Trinken, Vorlieben, Abneigungen, Unverträglichkeiten, Essen zubereiten, Getränke zubereiten, Sondenernährung, Toilette/Toilettenstuhl benutzen, Harn- und Stuhlinkontinenz (Risiken und Folgen), Umgang mit harn- und stuhlableitenden Systemen sowie Inkontinenzmaterial ...

Themenfeld 5: Leben in sozialen Beziehungen
Leitfrage: Inwieweit kann die pflegebedürftige Person Aktivitäten im näheren Umfeld und im außerhäuslichen Bereich selbst gestalten? Zum Beispiel: Ruhen und Schlafen, sich beschäftigen, Tagesverlauf gestalten und an Veränderungen anpassen, Interaktionen mit Personen im direkten Kontakt (Angehörige, Pflegepersonen etc.) oder eine Kontaktpflege zu Personen außerhalb des direkten Wohnumfelds, Verlust des Ehepartners, Kontakt zur Familie (Kinder, Enkelkinder, andere Verwandte) und zu Freunden, Mediennutzung, Religion und Glauben, Teilnahme an kulturellen, religiösen oder anderen Veranstaltungen, gewünschte Betreuungsangebote, Hobbys, Äußerungen zu eigenen Vorstellungen von Tod und Sterben ...

Themenfeld 6: Haushaltsführung
Die selbstständige oder mit Unterstützung erfolgte Organisation und Bewältigung des eigenen Haushalts der pflegebedürftigen Person wird individuell und situationsgerecht erfasst. Zum Beispiel: Einkaufen für den täglichen Bedarf, Zubereitung und Kochen von Mahlzeiten, Aufräumarbeiten, Reinigung der Wohnung, Wäschepflege, Nutzung von Dienstleistungen (Essen auf Rädern, Getränkeservice), Regelungen finanzieller Angelegenheiten, Behördenangelegenheiten, Unterstützungsleistungen durch Familie, Nachbarschaft, Umfeld ...

Im ambulanten Bereich beinhaltet die Risikomatrix eine gesonderte Spalte zur Einschätzung und Planung des Beratungsbedarfs.

1. Warum sind in dem SIS®-Konzept keine Textbausteine zulässig?
2. Warum ist es sinnvoll, dass eine erfahrene Pflegefachkraft die SIS® und das Erstgespräch durchführt?

1. Gehen Sie auf www.ein-step.de/schulungsunterlagen/schulungsunterlagen/ und laden Sie die Varianten der Strukturierten Informationssammlung (SIS®) in DIN A3 oder DIN A4 für die ambulante und stationäre Pflege sowie die Tagespflege und die Kurzzeitpflege herunter (PDF-Dateien).
2. Nehmen Sie in Ihrem praktischen Einsatz an einem Erstgespräch und der Informationssammlung teil. Benutzen Sie die PDF-Dateien, um das Erstgespräch und die Informationssammlung im praktischen Einsatz zu protokollieren.

4.2 Beratung und Anleitung

4.2.1 Patientenedukation

„Frau Melchior, ich reiche Ihnen jetzt ihre Medikamente. Ich will Sie dabei auch kurz über deren Wirkungsweise informieren. Zudem sollten Sie auf bestimmte Dinge beim Einnehmen achten. Ist das für Sie so in Ordnung?"

„Ja, selbstverständlich, Schwester Mira."

„Diese Tablette ist notwendig, da Ihre Schilddrüse entfernt wurde und deshalb keine Schilddrüsenhormone mehr produziert werden. Es ist eine Ersatztherapie. Wichtig ist, dass Sie das Medikament immer eine halbe Stunde vor dem Frühstück einnehmen, da sonst die Wirkstoffaufnahme durch die Nahrung gehemmt würde."

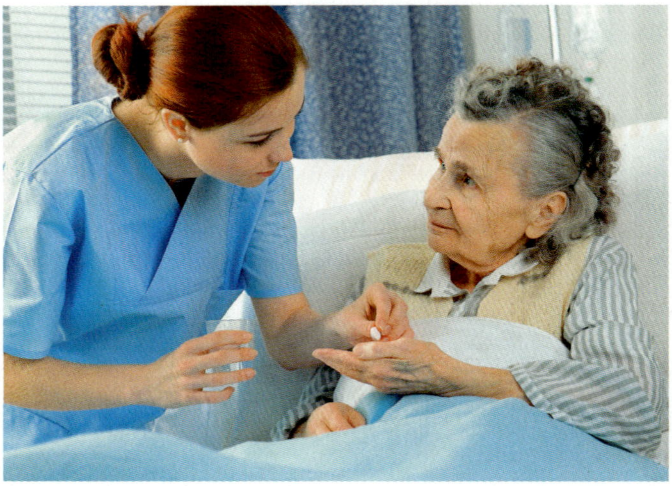

1. Wofür nutzt die Pflegefachkraft die Medikamentengabe am Bett?
2. Wo geht die Information bereits in Beratung über?

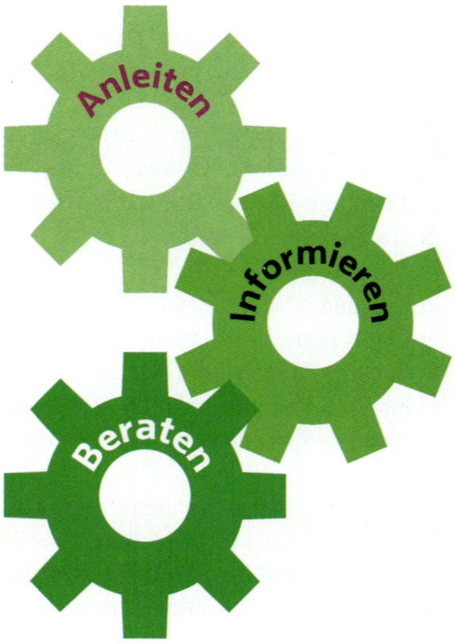

Im Pflegealltag greifen Informations-, Beratungs- und Anleitungssituationen oft ineinander. Man spricht auch von **„Patientenedukation"** im Pflegealltag. Dabei ist das englische „education" hier eher mit „Bildung" als mit „Erziehung" zu übersetzen. Selbst kurze Gespräche und Pflegehandlungen können genutzt werden, auch ad hoc, wenn die Situation dazu Anlass bietet. Zum Beispiel kann die Medikamentengabe durch Informationen zu den Medikamenten, deren Wirkung und deren richtigen Einnahme begleitet werden. Ohne zusätzliche Zeit steigt durch diese Interventionen die Qualität der pflegerischen Arbeit und die Gesundheitskompetenzen der zu Pflegenden.

Patientenedukation gewinnt in der Pflege immer mehr an Bedeutung. Das liegt auch am Case-Management, wodurch die Verweildauer der Patienten im Krankenhaus immer kürzer wird. Die Menschen brauchen Informationen, Beratung und Anleitungen, damit sie gut vorbereitet in die Klinik kommen und in der Nachsorge zu Hause richtig und gesundheitsbewusst handeln können. Aber auch für ambulant und stationär betreute Pflegebedürftige und deren Angehörige sind Informations- und Beratungsgespräche wertvoll.

Nicht zuletzt wird dadurch die Zusammenarbeit zwischen Pflegefachkräften und zu pflegenden Personen erleichtert.

Plakate, Poster, Informationsblätter oder Broschüren, aber auch Apps können beim Informieren, Beraten und Anleiten hilfreiche Ergänzungen sein und den Prozess der Patientenedukation unterstützen. Das zeigt auch ein Erfahrungsbericht aus dem Krankenhaus der Barmherzigen Brüder in Trier:

> „Die Erfahrung zeigt, dass die Broschüren und Handzettel von Patienten und Angehörigen dankbar angenommen werden. Durch die individuelle Zuwendung und verständliche Informationsweitergabe fühlen sich viele Betroffene sicherer und gestärkt im Umgang mit der Erkrankung.
> [...]
> In der kontinuierlichen Auseinandersetzung mit dem Thema Patientenedukation als pflegerisches Handlungsfeld hat sich die Grundhaltung der Pflegenden im Laufe der Jahre geändert, Gespräche erhalten eine neue Wertigkeit und werden in den Pflegeprozess integriert."

Adler, Gudrun: Jede Chance für Gespräche nutzen, in: Die Schwester Der Pfleger, Heft 1/2017, S. 32

Die sogenannte „Wittener Liste", entwickelt vom Department Pflegewissenschaft der Universität Witten/Herdecke, kann zur Beurteilung von Broschüren herangezogen werden. Die Liste zeigt zehn Beurteilungskriterien zur Gestaltung, Wissensbasierung und zum Nutzen von Broschüren auf. Die zehn Kriterien können unter dem folgenden Link aufgerufen werden: https://patientenedukation.de/sites/default/files/downloads/Wittener_Liste.pdf

In einigen Krankenhäusern gibt es sogenannte Patienteninformationszentren (PIZ). Das PIZ ist eine Informations- und Beratungsstelle für Patienten, zu Pflegende und deren Angehörige. Themen der Beratung sind u. a. Gesundheit, Prävention, Pflege und Umgang mit Erkrankungen.

1. Recherchieren Sie Patienteninformationszentren (PIZ) in Ihrer Nähe.
2. Informieren Sie sich über die Beratungsangebote der PIZ.

4.2.2 Informationsgespräch

1. Beschreiben Sie eine Situation, in der Sie sich unsicher fühlten, weil Ihnen Informationen gefehlt haben, um angemessen handeln zu können.

Der Pflegefachmann Michael Kunz informiert die Bewohnerin Anna Scheldt über den für Dienstag geplanten Tagesausflug in den Rosengarten. Frau Scheldt hatte zu Hause gerne Gartenarbeit verrichtet.

Patient Wolfgang Müller fragt bei der Pflegefachfrau Ivanka Boll nach, wann sein Termin für die manuelle Therapie sei und wo er hingehen müsse. Frau Boll teilt Herrn Müller mit, dass er sich um 15:00 Uhr in der Abteilung der Physikalischen Therapie im Erdgeschoss einfinden soll. Er möge bitte an sein Handtuch denken und in Sportbekleidung erscheinen.

Die Auszubildende in der Pflege Annika Hübsch soll Jonas (5 Jahre) die Temperatur messen. Sie erklärt Jonas den Vorgang der Messung im Ohr: „Jonas. Schau mal, ich habe das Ohrthermometer dabei. Ich möchte dir gerne die Temperatur messen. Zeig mir mal dein Ohr. Wenn es piepst, wissen wir, ob du Fieber hast."

1. Wozu dienen diese Gespräche?
2. Worauf ist bei einem Informationsgespräch zu achten?
3. Worin unterscheidet sich das Informationsgespräch in der Kinderkrankenpflege von der Erwachsenenpflege?

Informationsgespräche dienen dazu,

- Informationen zu geben und Auskunft zu erteilen,
- jemanden zu unterrichten oder zu benachrichtigen,
- Wissen zu übermitteln und angemessenes Handeln zu sichern.

Für das Gelingen eines Informationsgesprächs sollten folgende Aspekte beachtet werden:

Eine direkte und angemessene Ansprache fördert die Aufmerksamkeit.
Respektvoll mit Namen, junge Patienten kindgerecht ansprechen und ggf. die Eltern einbeziehen.

Zum Informieren steht ausreichend Zeit zur Verfügung in einer ruhigen Atmosphäre.
Nicht „zwischen Tür und Angel" informieren.

Der Informant ist vertrauenswürdig.
Eine vertrauensvolle Beziehung ermöglicht es dem Gegenüber, wirklich alle ihm wichtigen Fragen zu stellen und Vorbehalte einzubringen. Gerade ältere Menschen trauen sich oft nicht nachzufragen, auch wenn sie eine Information nicht richtig verstanden haben.

Die Informationen sind verständlich.
Verständlichkeit kann erreicht werden durch
- eine einfache, anschauliche Sprache sowie das Vermeiden von Fremdwörtern und Fachausdrücken,
- eine geordnete Information in sinnvoller Reihenfolge,
- Nachfragen im Gespräch, um sich zu vergewissern, ob die Informationen verstanden wurden.

Die Informationen bauen auf dem Vorwissen des Gesprächspartners auf.
Was bereits bekannt ist, muss nicht wieder angesprochen werden.

Der Umfang an Informationen ist angemessen (nicht zu viel, nicht zu wenig).
Informationen auf das Wesentliche beschränken.

Zu Pflegende und Patienten sind immer über die Pflegemaßnahme zu informieren. Das gilt insbesondere bei der Übernahme von ärztlich verordneten Tätigkeiten. Zu beachten ist das **Selbstbestimmungsrecht**: Die Einwilligung der Patienten und zu Pflegenden in eine Maßnahme ist erforderlich. Der Patient und zu Pflegende hat sozusagen „das letzte Wort". Ansonsten liegt der Straftatbestand der Körperverletzung nach § 223 ff. StGB vor.

2. Schildern und reflektieren Sie eine Pflegesituation, in der zu Pflegende eine Maßnahme abgelehnt haben. Zeigen Sie Lösungswege auf und diskutieren sie diese.

§

Art. 3 EACH-Charta (Erläuterungen zur Charta für Kinder im Krankenhaus)
Um an der Pflege ihres Kindes teilnehmen zu können, sollen Eltern über die Pflege und Betreuung und den Stationsalltag informiert werden. Ihre aktive Teilnahme daran soll unterstützt werden.

Art. 4 EACH-Charta (Erläuterungen zur Charta für Kinder im Krankenhaus)
Kinder und Eltern haben das Recht, in angemessener Art ihrem Alter und ihrem Verständnis entsprechend informiert zu werden.

Konkret heißt das:

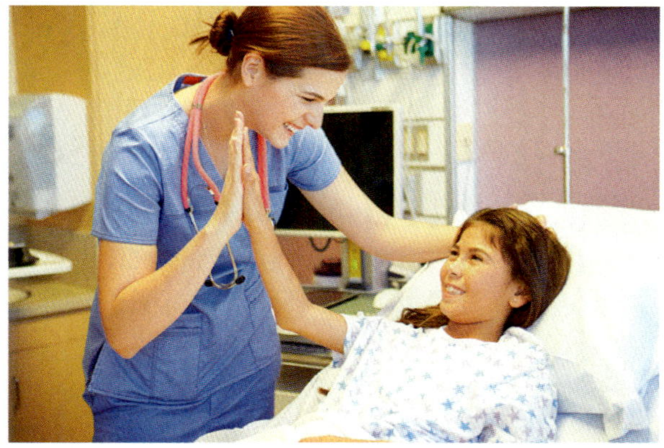

- Informationen für Kinder sollen
  - dem Alter und Verständnis des Kindes angepasst sein und seinen Entwicklungsstand berücksichtigen,
  - die augenblickliche Situation des Kindes verstehen,
  - die Aufnahmefähigkeit und -bereitschaft des Kindes ebenso berücksichtigen wie seine Meinung,
  - dazu ermutigen, Fragen zu stellen, die gestellten Fragen beantworten und beruhigend auf Kinder eingehen, wenn sie Sorgen oder Ängste äußern,
  - geeignete mündliche, visuelle und schriftliche Formen beinhalten, die durch Illustrationen, Modelle, Spiele oder andere Medien unterstützt werden,
  - wenn immer möglich, in Gegenwart der Eltern weitergegeben werden.
- Informationen für Eltern sollen
  - klar und verständlich sein,
  - die augenblickliche Situation der Eltern berücksichtigen, insbesondere ihre durch den Zustand ihres Kindes hervorgerufenen Gefühle der Angst, Sorge, Schuld oder Stress,
  - dazu ermutigen, Fragen zu stellen,
  - den Bedürfnissen der Eltern nach umfassender Information entsprechen, indem sie Eltern auf zusätzliche Informationsquellen und unterstützende Organisationen hinweisen,
  - Eltern uneingeschränkte Einsicht in alle schriftlichen und bildgebenden Dokumentationen bezüglich der Erkrankung ihres Kindes ermöglichen.
- Das Kind oder seine Geschwister sollen nicht als Übersetzer für ihre Eltern eingesetzt werden.
- Informationen, die den Bedürfnissen von Kindern und ihren Eltern entsprechen, sollen
  - kontinuierlich von der Aufnahme bis zur Entlassung des Patienten erfolgen,
  - Vorgehensweisen zur Betreuung nach der Entlassung beinhalten,
  - in einer stressfreien, geschützten und vertraulichen Umgebung ohne Zeitdruck gegeben werden,
  - durch erfahrenes Personal erfolgen, das kompetent ist, Informationen in verständlicher Form zu geben,
  - so oft wie nötig wiederholt werden, um das Verständnis zu erleichtern. Das Personal soll sich vergewissern und sicherstellen, dass die vermittelten Informationen vom Kind und seinen Eltern verstanden worden sind.
- Kinder haben das Recht, ihre eigene Meinung zu äußern und können unter der Voraussetzung, dass sie die Reife haben, die Vorgänge zu verstehen, ihren Eltern den Zugang zu Informationen über ihre Gesundheit untersagen. In einem solchen Fall ist das Personal verpflichtet, die größtmögliche Sorgfalt aufzuwenden, um die Situation einzuschätzen. Dem Kind sollen Schutz, Beratung und Unterstützung gegeben werden. Das Personal soll jedoch sicherstellen, dass auch die Eltern, die unter Umständen psychologische und soziale Hilfe und Rat brauchen, die notwendige Unterstützung und Beratung erhalten.

AKIK-Bundesverband e. V.: Erläuterungen zur Charta für Kinder im Krankenhaus „EACH-Charta“, in: AKIK-ASPEKTE, Heft 1/2002 (Sonderausgabe August 2002), S. 8 f.

Ein gelungenes Beispiel für eine kindgerechte Information vor dem Klinikaufenthalt der Kinder- und Jugendpsychiatrie und Psychotherapie am Universitätsklinikum Ulm:

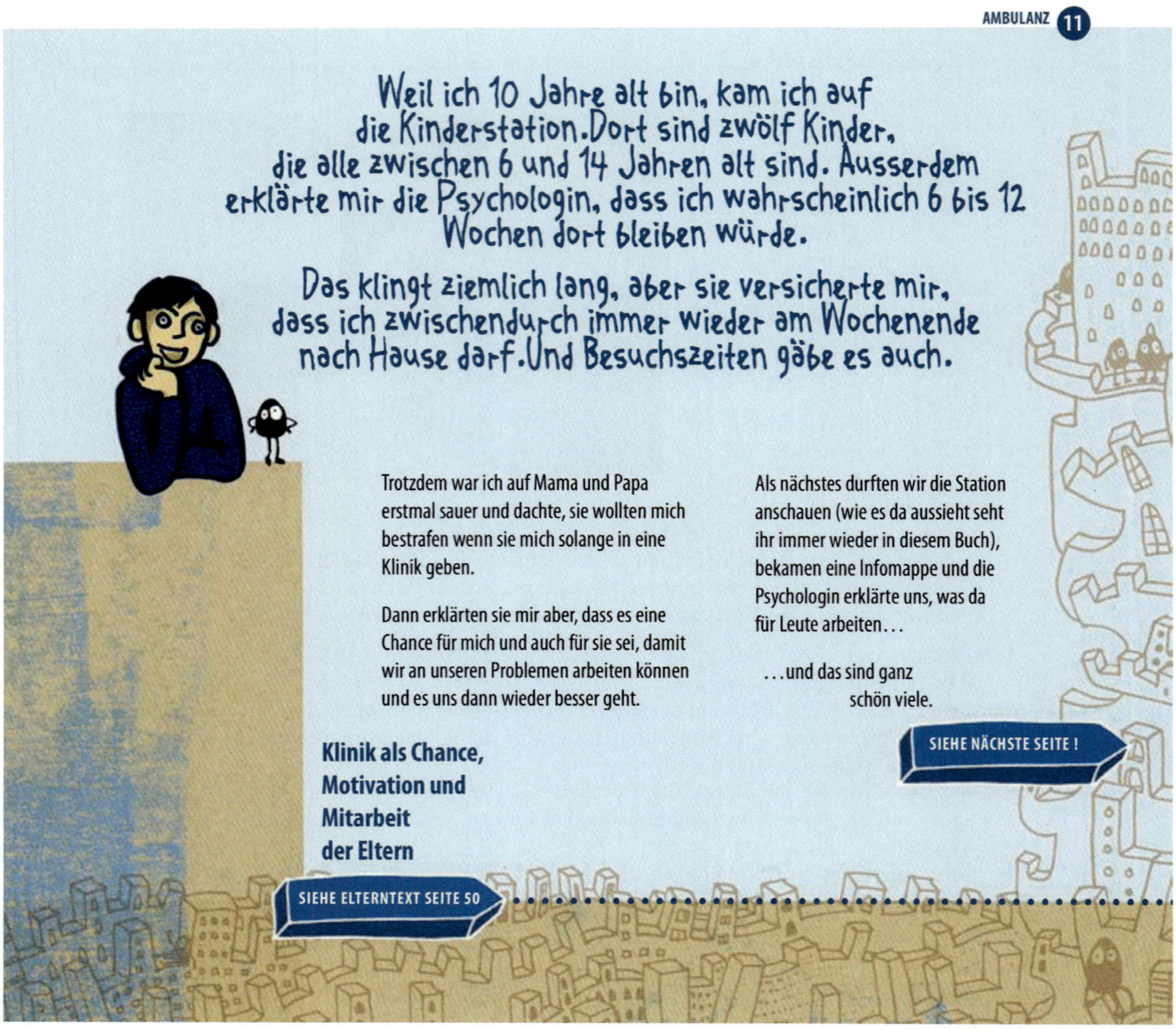
AMBULANZ 11
Weil ich 10 Jahre alt bin, kam ich auf die Kinderstation. Dort sind zwölf Kinder, die alle zwischen 6 und 14 Jahren alt sind. Ausserdem erklärte mir die Psychologin, dass ich wahrscheinlich 6 bis 12 Wochen dort bleiben würde.
Das klingt ziemlich lang, aber sie versicherte mir, dass ich zwischendurch immer wieder am Wochenende nach Hause darf. Und Besuchszeiten gäbe es auch.
Trotzdem war ich auf Mama und Papa erstmal sauer und dachte, sie wollten mich bestrafen wenn sie mich solange in eine Klinik geben.
Dann erklärten sie mir aber, dass es eine Chance für mich und auch für sie sei, damit wir an unseren Problemen arbeiten können und es uns dann wieder besser geht.
Als nächstes durften wir die Station anschauen (wie es da aussieht seht ihr immer wieder in diesem Buch), bekamen eine Infomappe und die Psychologin erklärte uns, was da für Leute arbeiten…
…und das sind ganz schön viele.
SIEHE NÄCHSTE SEITE !
Klinik als Chance, Motivation und Mitarbeit der Eltern
SIEHE ELTERNTEXT SEITE 50

Was ist denn schon normal?, hrsg. von der Kinder- und Jugendpsychiatrie und Psychotherapie Universität Ulm, 2. Aufl., 11/2010, S. 11

Untersuchungen haben gezeigt, dass Kinder wie Erwachsene wissen möchten, was sie im Krankenhaus erwartet. Sie wollen über ihre Behandlung informiert werden, vor allem darüber, was genau passieren und wann eine bestimmte Behandlung stattfinden wird.

1. Führen Sie Gespräche zu den Situationen A bis C im Rollengespräch durch (ggf. mit Tonaufnahme).

Situation A:
Die Auszubildende zur Pflegefachfrau Lisa ist neu auf der Station im örtlichen Krankenhaus. Die Praxisanleiterin informiert sie über die Station und ihre Aufgaben an diesem Tag.

Situation B:
Der Auszubildende Jens möchte den neu im Pflegeheim aufgenommenen Bewohner über die Räumlichkeiten, den Tagesablauf und die grundlegenden Gepflogenheiten in der Einrichtung informieren, damit sich der Bewohner möglichst bald im Haus zurechtfindet.

Situation C:
Die Auszubildende Vanessa informiert die Kinder von Zimmer 08 darüber, dass heute Nachmittag der Clown Peppito auf die Station kommen wird.

2. Analysieren Sie Ihre Gesprächsführung und machen Sie Verbesserungsvorschläge.
3. Rollenspiel: Informieren Sie als Auszubildende oder Auszubildender in der Pflege im Rahmen einer Informationsveranstaltung Ihrer Pflegeschule oder Ihrer Ausbildungseinrichtung interessierte Leute über den Pflegeberuf.
4. Rollenspiel: Informieren Sie zu Pflegende oder Patientinnen und Patienten über
   a) das Verabreichen einer subkutanen Injektion,
   b) eine venöse Blutentnahme,
   c) die Durchführung einer Urostomapflege.
5. Kinder im Krankenhaus haben nicht nur ein Recht auf Information, sondern auch auf Mitwirkung. In dem Handbuch „Mitwirkung von Kindern im Krankenhaus“ werden praktische Beispiele gezeigt, wie Kinder im Pflegealltag einbezogen werden können.
   Informieren Sie sich über die verschiedenen Projekte unter: www.akik.de/downloads/
6. Einige Krankenhäuser und Reha-Einrichtungen bedienen sich zusätzlich zum Informationsgespräch digitaler Medien, z. B. einer App, um Patienten im Vorfeld, während des Aufenthalts oder während der Nachsorge zu informieren. Testen Sie eine (kostenlose) App (z. B. „Meine Sana Rummelsberg App“) und diskutieren Sie über deren zusätzlichen Nutzen.

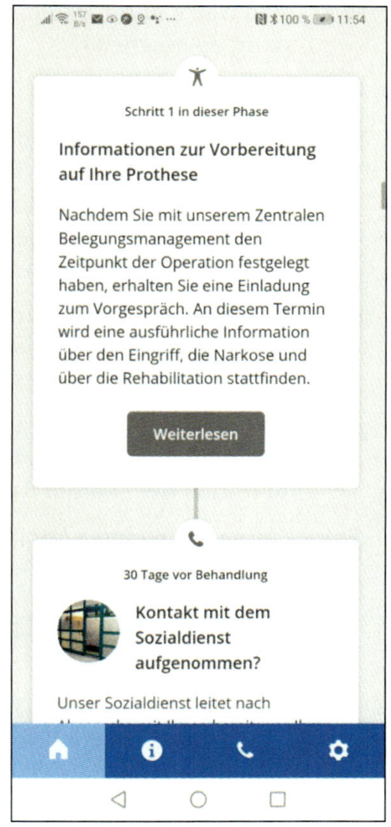

1. Sammeln Sie Eindrücke und reflektieren Sie eigene Gedanken und Gefühle
   a) beim Betreten eines Zimmers,
   b) von der ersten Begegnung mit zu pflegenden Menschen.

4.2.3 Beratungsgespräch

Herr Müller (62) ist seit zwei Tagen Patient der Inneren Medizin, da sein Blutzucker erneut eingestellt werden muss. Er hat Diabetes mellitus Typ 2. Häufig kommt es bei Herrn Müller zu einer Blutzuckerentgleisung, da es ihm schwer fällt, diätetische Maßnahmen einzuhalten und sich zu bewegen. Pflegefachfrau Annika (PFF) trifft Herrn Müller (Pat) während ihres Rundgangs zum Schichtbeginn im Bett liegend an.

PFF: Guten Tag, Herr Müller. Wie geht es Ihnen heute?

Pat: Guten Tag, Schwester Annika. Seit ich hier im Krankenhaus bin, habe ich noch keinen Stuhlgang gehabt. Sowieso neige ich zu Verstopfung. Aber jetzt habe ich das Gefühl, als würde mein Bauch bald platzen.

PFF: *(schaut in die digitale Patientenakte)*: Ja, Sie hatten zu Hause, also vor vier Tagen, das letzte Mal Stuhlgang.

Pat: Hmm. Es geht mir gar nicht gut.

PFF: Was hilft Ihnen denn gegen die Verstopfung, wenn Sie zu Hause das Problem haben?

Pat: Zu Hause gibt mir meine Frau Tropfen. Das hilft dann meistens.

PFF: Ich werde gleich Herrn Dr. Minges über Ihre Beschwerden informieren. Er kann Ihnen vielleicht ein Abführmittel verordnen. – Aber gerne zeige ich Ihnen auch andere Möglichkeiten auf, wie Sie auch ohne Abführmittel eine geregelte Darmtätigkeit haben können.

Pat: Ja, sehr gerne.

PFF: Wichtig ist, dass Sie ausreichend Wasser über den ganzen Tag verteilt trinken. Wenn Sie schon gleich morgens ein Glas warmes Wasser trinken, wird der Darm angeregt. Außerdem sollten Sie sich viel bewegen. Könnten Sie in Ihren Tagesablauf einen halbstündigen Spaziergang einbauen? Die Bewegung bringt auch Ihren Darm in Trab.

Pat: Leider bin ich ein Bewegungsmuffel. Ich nehme lieber den Aufzug und den Parkplatz in der ersten Reihe in der Nähe der Eingänge.

PFF: Wie wär`s denn, wenn Sie es dennoch mal probieren, vorzugsweise am Abend einen Spaziergang zu machen?

Pat: Hmm.

PFF: Sie wissen bestimmt, dass auch ballaststoffreiche Kost – frisches Obst und Gemüse – die Darmtätigkeit anregt. Sie können Gemüsesticks als Zwischenmahlzeit einnehmen. Dadurch halten Sie dann auch Ihren Blutzuckerspiegel in einer normalen Stoffwechsellage. Also das Glas Wasser am Morgen, mehr Bewegung und ballaststoffreiche Kost helfen auch bei Diabetes mellitus. – Können Sie sich vorstellen, davon etwas auszuprobieren?

Pat: Ja, einiges schon. Das mit dem Glas Wasser am Morgen werde ich sofort ausprobieren. Und mehr bewegen wäre auch gut. Vielleicht achte ich zunächst einmal darauf, nicht gleich neben dem Eingang zu parken. Das ist machbar.

PFF: Ja, prima. Das ist ein guter Anfang. – Ich kann Ihnen noch einige Tipps geben und zeigen. Wenn Sie wollen, komme ich heute Abend und zeige Ihnen noch eine Atemtechnik und die Methode der „kalten Bauchwaschung“. Die haben sich auch bewährt.

Pat: Gerne, Schwester Annika. Vielen Dank.

1. Was ist der Anlass für das Beratungsgespräch zwischen Pflegefachfrau Annika und dem Patienten, Herrn Müller?
2. Was ist das Ziel der Beratungsintervention der Pflegefachfrau Annika?
3. Welche Beratungskompetenzen werden deutlich?
4. a) Welche Lösungswege werden in der Beratung aufgezeigt?
   b) Für welche Maßnahmen entscheidet sich Herr Müller?

Guter Rat muss nicht teuer sein. Im Gegenteil: Beratungsgespräche in der Pflege können vielfach ohne normiertes Setting stattfinden. Doch, was ist ein „guter Rat“? Folgende Merkmale machen nach Gröning und Gerhold in Anlehnung an Aristoteles einen guten Rat aus (vgl. Gröning/Gerhold: Der Beratungsprozess und die Prinzipien und Probleme der Sozialleistungsberatung, Bielefeld, 2016, S. 6):

- sachliche Richtigkeit,
- eine reflexive Haltung der oder des Beratenden, der die Person und deren Lebensumstände im Blickfeld hat,
- Wissen und Erfahrung der oder des Beratenden sowie
- die Anwendung des sachlichen Wissens auf einen konkreten Fall.

Eine kompetente Beratung ist ein wesentlicher Bestandteil der pflegerischen Intervention, insbesondere in der ambulanten Pflege. Sie verfolgt als übergeordnetes Ziel, gemeinsam Strategien zu Problemlösungen zu finden und zu entwickeln. Die pflegebedürftigen Personen und ihre Angehörigen sollen in die Lage versetzt werden, auf der Grundlage von Informationen zu entscheiden. Andere **Ziele** ausführlicher Beratungsgespräche sind:

- Information und Aufklärung,
- Prävention,
- Stabilisierung oder Verbesserung des Gesundheitszustandes und der Lebensqualität,
- Stärkung der Eigenverantwortung und Unabhängigkeit der zu pflegenden Person und ihrer Angehörigen (Selbstmanagement).

Oft sind sich Pflegebedürftige und deren Angehörige über Risiken, die von Erkrankungen und falschem Verhalten ausgehen, nicht bewusst. Aufgabe einer guten Beratung muss es sein, die gesundheitlichen Probleme und Risiken und die daraus entstehenden Konsequenzen aufzuzeigen. Erst dann können Lösungswege gefunden und Entscheidungen getroffen werden, wobei dem Pflegebedürftigen möglichst Handlungs- und Entscheidungsspielräume eingeräumt werden sollten. Folglich verbieten sich ein Dozieren und Belehren oder gar Drohen oder Beschämen des zu Pflegenden.

Die Haltung der oder des Beratenden beeinflusst den Prozess der Beratung. Empathie und andere Grundlagen der Gesprächsführung sind entscheidend für den Erfolg des Beratungsverlaufs. Die Beratung in der Pflege muss sich am Alltag und der individuellen Situation der zu pflegenden Person orientieren. Die Lebensumstände der zu beratenden Person sind zu respektieren und als gegeben zu akzeptieren.

Ein Beispiel: Eine pflegebedürftige Person wohnt im zweiten Stock eines Mehrfamilienhauses ohne Aufzug. Für ihre Mobilitätsprobleme wäre es zwar besser, ohne Treppensteigen die Wohnung zu erreichen, eine barrierefreie Wohnung zu empfehlen, wäre aber nicht angemessen.

Grundlage für ein erfolgreiches Beratungsgespräch ist, dass zwischen Pflegeperson und zu pflegender Person eine **Vertrauensbasis** existiert. Darüber hinaus benötigen Pflegende folgende **fachliche und personale Kompetenzen**:

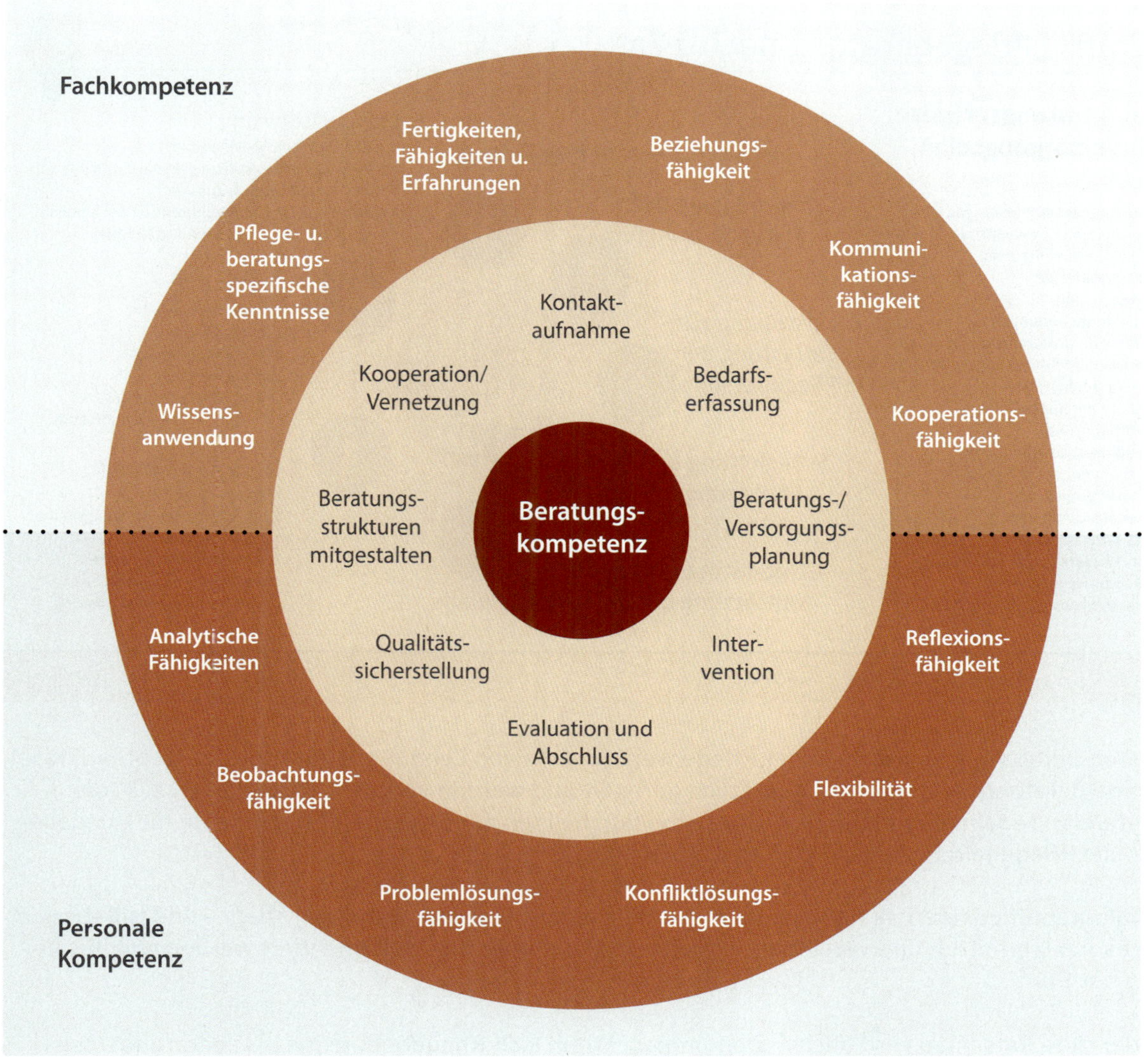

Qualitätsrahmen für Beratung in der Pflege, hrsg. vom Zentrum für Qualität in der Pflege, 1. Aufl., Berlin, 2016, S. 21

Die Breite und Tiefe der Beratung orientiert sich am Pflegebedürftigen. Während sich einige nur wenige Fakten merken können, sind andere daran interessiert, die Hintergründe zu verstehen und zu Experten ihrer Situation zu werden.

Der Ablauf eines Beratungsgesprächs sollte folgende Punkte enthalten:

- Problemsituation klären,
- Lösungswege aufzeigen,
- Unterstützungsleistungen anbieten,
- konkrete Schritte planen.

Beratungsgespräche sind zu dokumentieren. Wichtig ist auch, den Umsetzungsprozess zu begleiten und zu evaluieren.

Pflegebedürftige und deren Angehörige haben einen **Rechtsanspruch auf eine qualifizierte Pflegeberatung**. Die Pflegekasse weist Anspruchsberechtigten unverzüglich einen Pflegeberater zu, der fester Ansprechpartner ist und Hilfe bei der Auswahl und Inanspruchnahme von Unterstützungsangeboten im

Sinne des Fallmanagements leistet. Dies sind in der Regel die Pflegestützpunkte oder für Privatversicherte die COMPASS Private Pflegeberatung GmbH.

§ 7a SGB XI: Pflegeberatung
(1) Personen, die Leistungen nach diesem Buch erhalten, haben Anspruch auf individuelle Beratung und Hilfestellung durch einen Pflegeberater oder eine Pflegeberaterin [...].

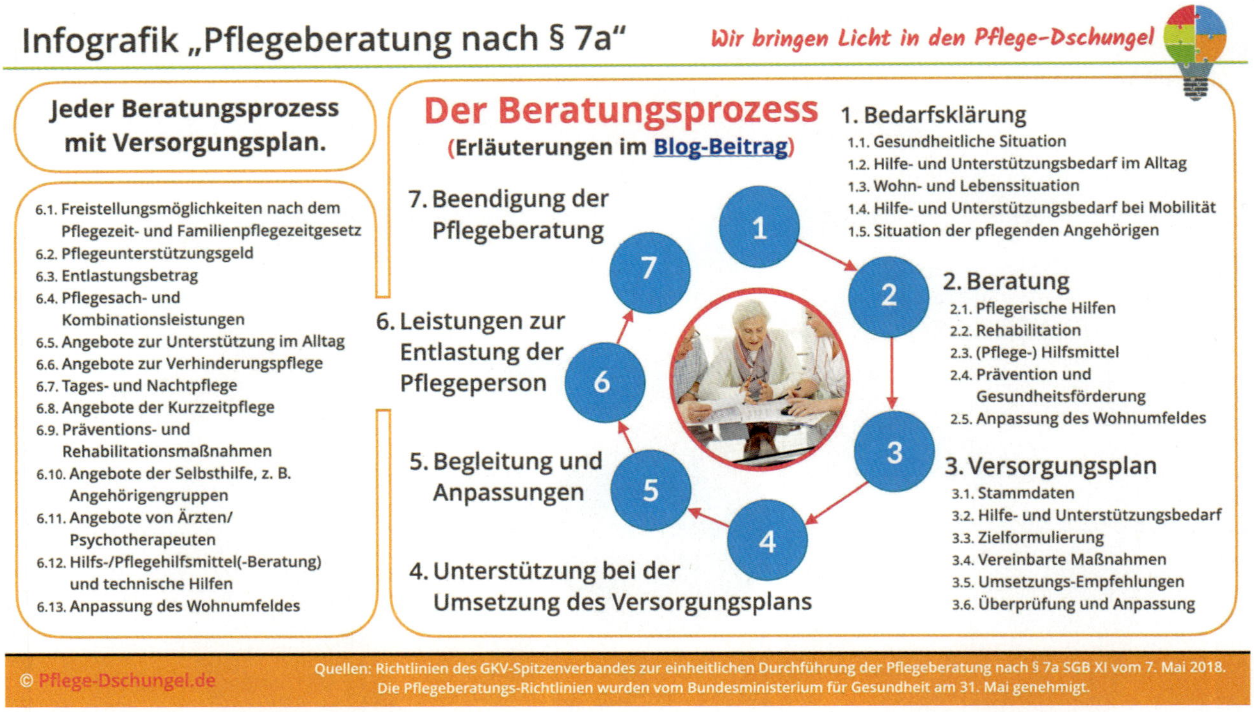

Die meisten Beratungsgespräche in der Pflege werden nicht von Leistungserfassungskonzepten erfasst. Nur wenige Beratungssettings sind gesetzlich geregelt und werden vergütet. Dazu zählen z. B. die verpflichtenden regelmäßigen Beratungsbesuche durch einen zugelassenen Pflegedienst für Pflegebedürftige, die Pflegegeld beziehen (§ 37 Abs. 3 SGB XI).

Die ambulanten Pflegedienste haben zudem die Pflicht zur Beratung, wenn der Pflege- und Hilfebedarf im Erstgespräch ermittelt und vereinbart wird. Diese Beratung muss dokumentiert werden (vgl. Risikomatrix in der SIS®).

Nicht jeder gute Ratschlag wird auch angenommen. Wenn sich Pflegebedürftige als „beratungsresistent" erweisen, wird deutlich, was für die Beratung allgemein gilt: Nicht die Beratung bestimmt, was mit dem oder der zu Pflegenden passiert, sondern die zu pflegende Person bestimmt, was mit der Beratung passiert. Zunächst sollte sich die beratende Pflegekraft selbstkritisch fragen, ob das Beratungsgespräch angemessen verlaufen ist, und einen neuen, optimierten Anlauf wagen. Zuweilen hilft auch eine „Politik der kleinen Schritte": Man handelt dabei kleine Veränderungsschritte aus, die gerade noch vom Pflegebedürftigen akzeptiert werden.

1. Was raten Sie einem Pflegebedürftigen bzw. Patienten bei der Medikamenteneinnahme von
   a) Antibiotika?
   b) Simvastatinen?
2. Üben Sie in Partnerarbeit im Rollenspiel eine Beratungssituation aus Ihrem Pflegealltag.

4.2.4 Anleitung

Pflegefachfrau Annika (PPF) beginnt mit den mit Herrn Müller (Pat) vereinbarten Anleitungen im Patientenzimmer (vgl. Kapitel 4.2.3). Herr Müller ist allein im Zimmer.
[...]

PFF: Eine ganz einfache Maßnahme, die Sie auch im Sitzen durchführen können, um die Darmtätigkeit anzuregen, ist eine tiefe Bauchatmung. Dazu legen Sie beide Hände zwischen Bauchnabel und Brustbein und atmen bewusst tief ein bis in den Bauch – und dann ausatmen. Ich mache Ihnen die Bauchatmung mal vor.
(Pflegefachfrau Annika atmet tief ein und aus.)
Herr Müller, jetzt atmen Sie bitte mit: Tief in den Bauch atmen. – Und ausatmen.
(Pflegefachfrau Annika und Herr Müller atmen tief ein und aus.)
Prima. Diese Bauchatmung sollten Sie fünf- bis achtmal durchführen. Die Ausatmung ist doppelt so lange wie die Einatmung. Wenn Sie sich auf Ihre Atmung konzentrieren, merken Sie, dass nach der Ausatmung eine Atempause eintritt, bis der Impuls zum Einatmen erfolgt. Die Übung können Sie mehrmals am Tag wiederholen.
Versuchen Sie es bitte noch einmal.
(Herr Müller atmet wie angeleitet achtmal tief ein und aus.)
Wie fühlen Sie sich?

Pat: Gut. Ja, diese Übung ist einfach. Die kann ich anwenden.

PFF: Sehr schön. Ich will Ihnen jetzt noch die „kalte Bauchwaschung“ zeigen und mit Ihnen einüben. Ist das für Sie in Ordnung?

Pat: Ja. Was bedeutet eigentlich „kalte Bauchwaschung“?

PFF: Das ist eine Methode nach Kneipp. Sie ist eine natürliche und nebenwirkungsfreie Möglichkeit, die Verdauung anzuregen. Wichtig ist der Grundsatz: Nie eine kalte Waschung auf kalte Haut und bei kalten Füßen!
Was Sie dazu benötigen, habe ich mitgebracht: einen Waschlappen und bei der Waschung im Bett eine Waschschüssel mit kaltem Wasser.

Pat: Kann ich das auch am Waschbecken machen?

PFF: Das geht auch. Aber im Bett können Sie zusätzlich die Beine angewinkelt aufstellen, um damit die Bauchdecke zu entspannen.
Bevor Sie abends ins Bett gehen, waschen Sie mit leichtem Druck Ihren Unterleib nach dem Dickdarmverlauf. Von unten rechts im Becken beginnen, senkrecht an der Flanke entlang bis unterhalb des Brustkorbs. Dann waagrecht unterhalb des Brustkorbs zur linken Seite, senkrecht an der Flanke zum linken Becken in einem Waschzug. Die Wischrichtung im Uhrzeigersinn ist wichtig, weil dies dem Verlauf des Dickdarms entspricht.
(Pflegefachfrau Annika nimmt ihren Notizblock aus ihrer Kitteltasche und skizziert den Dickdarmverlauf auf.)
Dann den Waschlappen umdrehen und diese Waschung des Dickdarms nochmals durchführen. Den Waschlappen wieder mit kaltem Wasser auswaschen und den gesamten Dickdarmverlauf nochmals waschen. Diese Aktion achtmal durchführen.

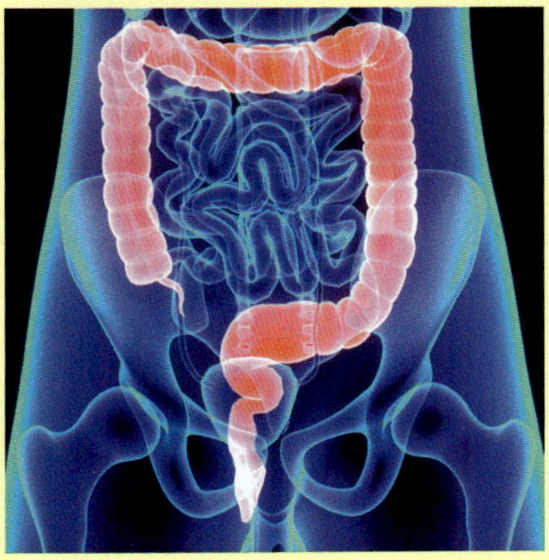

Pat: *(Herr Müller führt die Waschung selbst aus.)* Ist es so richtig?

PFF: Ja, Sie machen das sehr gut.
Könnten Sie sich vorstellen, diese Maßnahmen, die ich Ihnen gezeigt habe, anzuwenden?

Pat: Ja. Das waren tolle Anregungen, Schwester Annika.

PFF: Wenn Sie wollen, kann ich heute Abend die kalte Bauchwäsche bei Ihnen durchführen. Ich decke Sie dann auch zu, sodass Sie es wohlig warm bekommen. Sie werden dann auch gut schlafen können.

Pat: Ja, das wäre nett von Ihnen. Vielleicht hilft`s mir ja.

PFF: Dann bis heute Abend, Herr Müller.

Pat: Danke, Schwester Annika.

1. Wie geht die Pflegefachfrau bei der Anleitung vor?
2. Wo wird sichtbar, dass sich die Pflegefachfrau auf die Anleitung vorbereitet hat?
3. Welchen Sprachstil verwendet die Pflegefachfrau häufiger?

Anleitungen sind zielgerichtete und auf längere Zeit angelegte Interventionen.

Durch Anleitung sollen die Selbstmanagement-Kompetenzen einer zu pflegenden Person und deren Angehörigen vermittelt werden. Im Mittelpunkt stehen dabei Pflegetechniken, die erlernt werden, also die Selbstpflegekompetenz der Pflegebedürftigen und/oder die Pflegekompetenz der Angehörigen. Dadurch kann die Selbstständigkeit der zu pflegenden Personen erhöht und das Pflegepersonal entlastet werden. Zudem können durch gute Anleitung gesundheitliche Risiken minimiert und Unfälle vermieden werden.

Eine Anleitung verlangt von der Pflegeperson neben kommunikativen Fähigkeiten sowie fachlichem Wissen und pflegerischen Fähigkeiten und Fertigkeiten auch eine gewisse **didaktische Kompetenz**, also die Fähigkeit zu unterrichten. Das heißt, eine gute Anleitung muss gut vorbereitet sein. Die anzuleitende Person sollte entweder selbst nach einer Beratung mit Anleitung nachfragen oder durch die Pflegefachkraft motiviert sein, die Schulung anzunehmen. Nur so ist ein nachhaltiger Erfolg der Maßnahme wahrscheinlich.

Die pflegerische Anleitung lässt sich in vier Phasen untergliedern, wobei sich in der Durchführungsphase die Vorgehensweise nach der **VENÜ-Methode** (**V**ormachen, **E**rklären, **N**achmachen, **Ü**ben) bewährt hat.

1. Vorbereitung	▪ Sachanalyse (Fachwissen, Standards) ▪ Bereitstellung der Materialien
2. Orientierungsgespräch	▪ Analyse der Pflegsituation ▪ Analyse des Vorwissens der anzuleitenden Person ▪ Zielvereinbarung
3. Durchführung	▪ **V**ormachen (in klaren Schritten) ▪ **E**rklären ▪ **N**achmachen ▪ **Ü**ben ▪ Fragen, Probleme klären
4. Nachbereitung	▪ Überprüfung der Nachhaltigkeit

Anleitungen durch das Pflegepersonal sind zu dokumentieren.

Tipps zur Durchführung der Anleitung:

- Gliedern Sie die Anleitung in klare Schritte.
- Benutzen Sie klar gliedernde Ausdrücke: *zuerst, dann, erstens, zweitens, Schritt 1, Schritt 2.*
- Verwenden Sie den Infinitiv-Stil (die Grundform des Verbs, z. B. *tief ein- und ausatmen, den Waschlappen auswaschen*) ähnlich wie bei einem Kochrezept.

Zuweilen findet sich in der Fachliteratur auch der Begriff der **Mikro-Schulung**; darunter wird eine Anleitung von kleineren Pflegeinterventionen im Zeitrahmen von bis zu 30 Minuten verstanden.

1. Sie sollen die Praktikantinnen und Praktikanten zur Händedesinfektion anleiten.
   a) Führen Sie die Sachanalyse durch.
   b) Gliedern Sie die Durchführung in Schritte.
   c) Führen Sie die Anleitung in Partnerarbeit in einem Rollenspiel nach der VENÜ-Methode durch.
2. Führen Sie eine Anleitung im Rollenspiel durch. Benutzen Sie für die Sachanalyse und Struktur Ihr Fachbuch zur praktischen Pflege (z. B. Haß, Gabriele: Kompetent pflegen nach Standard, Troisdorf, Bildungsverlag EINS, 2007).
3. Zu Pflegeanleitungen finden sich im Internet viele Videos. Suchen Sie nach Pflegevideos zum Thema „Mundpflege".
   a) Prüfen Sie, ob die Videos pflegewissenschaftlich korrekt sind (Sachanalyse).
   b) Bewerten Sie die Videos nach den Kriterien „Struktur", „Anschaulichkeit", „Verständlichkeit", „Nutzen".

Begleiten Sie eine Pflegefachkraft in Ihrer Einrichtung bei der Anleitung von zu Pflegenden, Patienten oder deren Bezugspersonen.

4.3 Personen- und gruppenorientierte Gespräche

4.3.1 Alltagsgespräche mit zu Pflegenden

Pflegefachmann Sven und Herr Paulus (66), querschnittsgelähmt, kommen bei der morgendlichen Körperwäsche ins Gespräch:

[...]

Herr Paulus:	Haben Sie gestern Abend auch das Fußballländerspiel gesehen?
Sven:	Ja, war ja ganz schön spannend.
Herr Paulus:	Ja, aber das lag auch daran, dass die Vierer-Kette keine gute Taktik gegen einen offensiv starken Gegner gewesen ist. Erst durch die Umstellung auf die Dreier-Kette und ein verstärktes Mittelfeld konnte die deutsche Mannschaft die Dominanz zurückgewinnen und selbst gute Konter setzen.
Sven:	Sie kennen sich ja gut aus mit Fußball, Herr Paulus.
Herr Paulus (*stolz*):	Ich habe selbst lange aktiv Fußball gespielt und erfolgreich als Jugendtrainer im Verein gearbeitet.
Sven:	Toll. Alle Achtung, Herr Paulus. Bei welchem Verein haben Sie gespielt?

[...]

1. Was ist der Anlass des Gesprächs?
2. Welche Bedeutung hat das Gespräch für Herrn Paulus?

Alltagsgespräche bringen, wie die Bezeichnung dieser „kleinen Gespräche“ bereits impliziert, den Alltag in den Krankenhausaufenthalt, die stationäre Pflege oder die Pflege zu Hause. Es sind Gespräche, wie sie sonst überall geführt werden, sei es beim Friseur, unter Arbeitskolleginnen und -kollegen oder mit Nachbarn.

Anlässe und Inhalte des „Small Talks“ sind mannigfaltig: das Wetter, der Sport, aktuelle Ereignisse, Krankheiten, Familie, Freunde, Fernsehen, Ernährung oder Mode. Kennzeichnend für Alltagsgespräche ist ihre Absichtslosigkeit. Was aber nicht heißt, dass diese Gespräche unwichtig wären. Im Gegenteil, Gespräche über alltägliche Begebenheiten sind für Kranke und Pflegebedürftige von Bedeutung und in der Pflege aus verschiedenen Gründen sinnvoll.

Alltagsgespräche

- erfüllen ein grundlegendes menschliches Bedürfnis nach Ansprache und Kommunikation,
- sind eine Ablenkung von den Ängsten der Patientinnen und Patienten und der Einsamkeit älterer pflegebedürftiger Menschen; sie bringen ein Stück Normalität zurück,
- ermöglichen, dass sich Pflegende und zu Pflegende – außerhalb ihrer asymmetrischen Rollenverteilung – als Privatpersonen in symmetrischer Beziehung begegnen,
- werden von den zu Pflegenden als Zeichen von Nähe, Zuneigung und Wertschätzung erfahren,
- stärken das Selbstwertgefühl der zu pflegenden Person, wenn diese sich im Gespräch als informierte und wissende Person, ja in diesen Momenten gar als gesunder und nicht als kranker Mensch zeigen kann.

Wenn Pflege Kommunikation und Kommunikation Pflege ist, dann muss im Pflegeteam Einigkeit über den Stellenwert von Alltagsgesprächen herrschen. Alltagsgespräche sollten nicht als „Schwatzen“ abgetan werden. Dazu dient auch die Vereinbarung, Alltagsgespräche zu dokumentieren. Im Sinne einer „sprechenden Pflege“ kann fast jede Pflegesituation durch Gespräche aufgewertet werden, auch durch Alltagsgespräche.

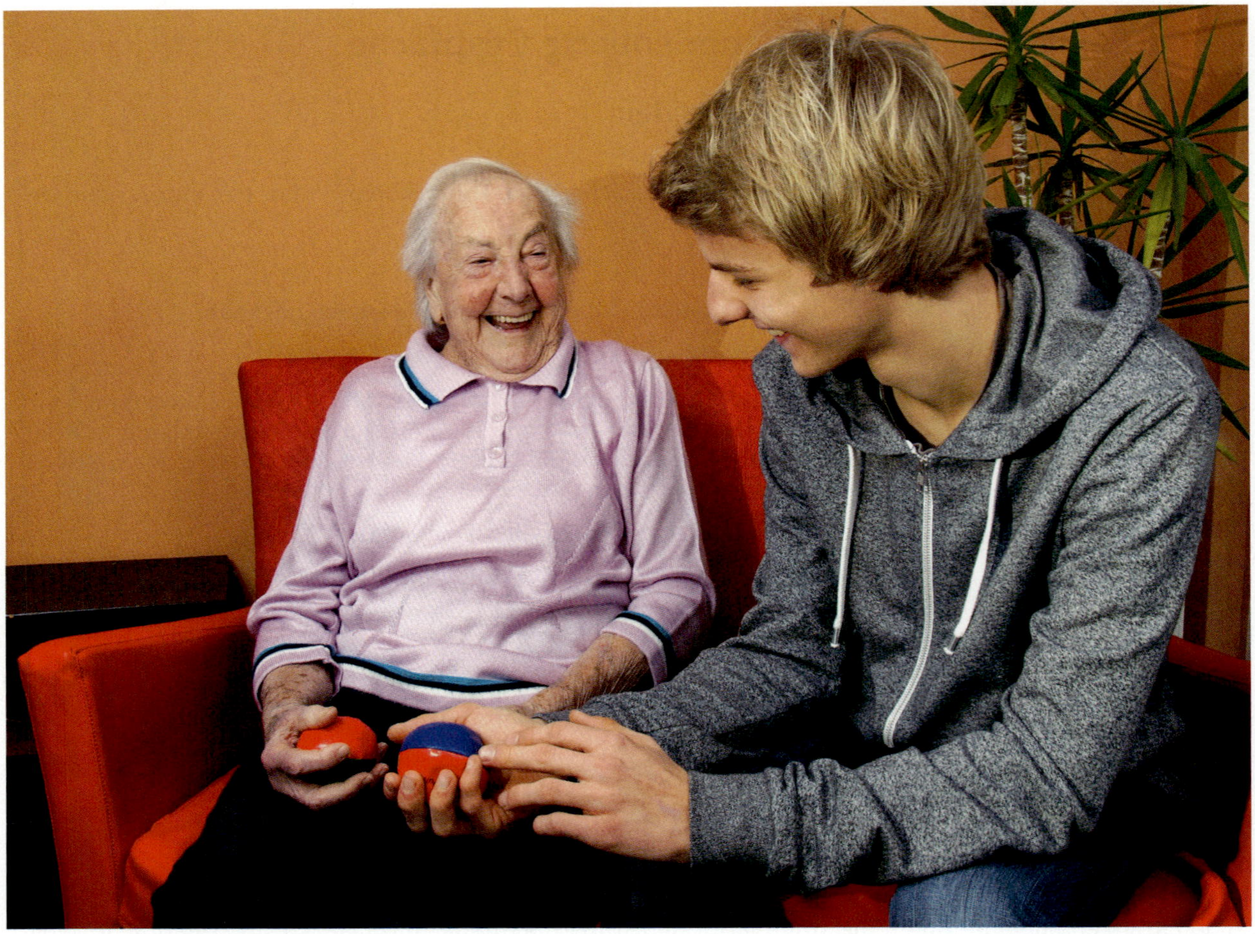

Zuweilen werden der Pflegeperson in einem Alltagsgespräch – etwa über familiäre Verhältnisse – ganz intime und private Geheimnisse anvertraut, z. B. dass die Tochter testamentarisch enterbt werden soll. Gerade die körperliche Pflegetätigkeit führt dazu, dass sich Menschen Pflegepersonen anvertrauen, weil durch die Pflegebeziehung Vertrautheit herrscht und Barrieren sinken.

1. Sind Ihnen in Gesprächen von zu pflegenden Personen private Geheimnisse anvertraut worden? Wie haben Sie sich verhalten?

Prinzipiell sind Pflegekräfte angehalten, über von zu Pflegenden anvertraute private Geheimnisse Stillschweigen zu wahren, aber es gibt auch Ausnahmen, z. B. wenn Pflegekräfte über geplante schwere Straftaten oder über meldepflichtige Krankheiten erfahren.

§

Damit Sie sich als Pflegefachfrau oder Pflegefachmann bei anvertrauten privaten Geheimnissen nach § 203 StGB oder Bestimmungen in Berufsordnungen rechtlich korrekt verhalten, sollten Sie diese Fragen mit den in rechtlichen Fragen kompetenten Lernbegleiterinnen oder Lernbegleitern besprechen und klären.

1. Diskutieren Sie über die Aussage: „Ein gutes Gespräch über Gott und die Welt ist die beste Medizin."
2. Zeigen Sie auf, was Sie in Alltagsgesprächen von zu pflegenden Personen lernen konnten.
3. Pflegefachmann Miro hat Mühe, sich wieder rechtzeitig um den nächsten Patienten zu kümmern, weil Frau Ball ihn immer wieder in ein Gespräch verwickelt und viel zu erzählen und zu fragen weiß. Erarbeiten Sie angemessene Lösungswege, welche die Bedürfnisse von Frau Ball und von Pflegefachmann Sven berücksichtigen.

4.3.2 Gespräche mit an Demenz erkrankten Menschen

Auf einem Flur einer stationären Einrichtung:

Pflegefachfrau Annalena (PFF) trifft im Flur auf Herrn Wagner aus Zimmer 205. Herr Wagner ist an Demenz erkrankt.

Herr Wagner *(umherschauend)*: Ich will heim. Ich will heim.

PFF *(nimmt Herrn Wagner an der Hand und läuft ein paar Schritte mit ihm in seinem Tempo, stellt sich vor ihn, sodass Herr Wagner anhält, und nimmt Blickkontakt auf)*: Guten Tag, Herr Wagner, was ist passiert?

Herr Wagner: Ich suche den Ausgang.

PFF *(berührt Herrn Wagner am Oberarm und behält Blickkontakt)*: Müssen Sie weg?

Herr Wagner: Ich gehe nach Hause. Können Sie mir den Ausgang zeigen?

PFF *(spiegelt den Bewegungsrhythmus von Herrn Wagner)*: Haben Sie noch etwas zu erledigen?

Herr Wagner: Ja, ich muss schauen, wo meine Frau ist.

PFF: Machen Sie sich Sorgen?

Herr Wagner: Ich habe sie schon lange nicht gesehen.

PFF *(nickt bestätigend)*: Sind Sie schon lange hier?

Herr Wagner: Ja, sehr lange.

PFF: Werden Sie erwartet?

Herr Wagner: Ja. Ich muss zur Arbeit.

PFF: Gehen Sie gerne zur Arbeit?

Herr Wagner *(lächelt)*: Ja, ich habe noch die Bestellungen aufzugeben.

PFF *(erwidert das Lächeln)*: Sie sind verantwortlich für den Einkauf?

Herr Wagner: Ja, das ist mein Beruf.

PFF: Sie arbeiten gerne in Ihrem Beruf? *(berührt Herrn Wagner am Oberarm)*

Herr Wagner: Ja. – Es war nett, mit Ihnen zu sprechen. Können Sie mir den Ausgang zeigen?

PFF *(Herrn Wagner an der Schulter berührend, freundlich entschuldigend)*: Ich kann nicht.

Herr Wagner *(ernst)*: Können Sie nicht oder wollen Sie nicht?

PFF *(freundlich entschuldigend, Herrn Wagner immer noch an der Schulter berührend)*: Ich kann nicht. *(schüttelt verneinend den Kopf)*

Herr Wagner: Dann muss ich jetzt weitergehen.

PFF *(gibt Herrn Wagner die Hand zur Verabschiedung)*: Auf Wiedersehen, Herr Wagner. Es war schön, mit Ihnen zu reden.

Herr Wagner: Danke. Es hat mich sehr gefreut. *(Herr Wagner dreht sich um und geht den Flur zurück.)*

Nach gut einer Stunde geht Herr Wagner wieder den Ausgang suchend im Flur umher und ruft: „Ich will heim!"

1. Welche Verhaltensweisen in der Gesprächsführung der Pflegefachfrau werden deutlich?
2. Warum beantwortet die Pflegefachfrau die Frage nach dem Ausgang erst später?
3. Welche Sätze verwendet die Pflegefachfrau überwiegend?
4. Welche Mittel der Mimik und Gestik setzt die Pflegefachfrau ein?
5. Was wird an der Tatsache deutlich, dass Herr Wagner nach gut einer Stunde wieder „nach Hause will"?

Fast zwei Millionen Menschen in Deutschland sind an Demenz erkrankt. Laut Robert Koch-Institut sind Demenzerkrankungen die häufigste Ursache für Pflegebedürftigkeit. Rund zwei Drittel der Bewohnerinnen und Bewohner in stationären Einrichtungen der Altenhilfe sind an Demenz erkrankt, die meisten im fortgeschrittenen Stadium.

Eine **kommunikative Grundhaltung** als wesentlicher Bestandteil einer guten Kommunikation mit an Demenz erkrankten Menschen ist geprägt durch:

- **Bedingungslose Begegnung:** Der an Demenz erkrankte Patient oder zu Pflegende wird als Mensch wahrgenommen und nicht als Träger einer Diagnose. Das Verhalten eines an Demenz erkrankten Menschen, egal, wie es gemeint sein mag, wird als gültig angesehen. Die Person wird mit seinen momentanen Bedürfnissen angenommen: kein Verhalten einfordern, präsent sein und herausfordernde Situationen aushalten. Der an Demenz erkrankte Mensch „führt Regie".
- **Personenorientierte Kommunikation:** Auch im Krankenhaus heißt das „Kontakt vor Funktion". No-Gos sind Korrekturen oder Hinweise auf Defizite, wie z. B. „Sie haben bereits gegessen" oder „Das habe ich Ihnen schon mehrmals erklärt". Erst wenn der Kontakt zum Patienten hergestellt ist, sollten therapeutische und pflegerische Maßnahmen langsam in den Fokus der Betrachtung rücken.
- **Empathie**: Die Wahrheit des Demenzkranken ist genauso real wie die des Pflegepersonals. Gutes Zureden und Argumentieren führt nicht immer zu einer Lösung, sondern kann noch mehr Unruhe und Verwirrung stiften. Wirkungsvoller ist es, sich als Pflegeperson auf die Welt des Erkrankten einzulassen. Dazu gehört Empathie, also die Fähigkeit, sich in die Lage des an Demenz erkrankten Menschen hineinzuversetzen.
- **Wertschätzung und Respekt:** Gemeint ist eine Kommunikation und Begegnung auf Augenhöhe. Dazu zählen z. B. ein respektvoller Ton, eine höfliche Anrede und die richtige Wortwahl.
- **Echtheit und Authentizität:** An Demenz erkrankte Menschen haben oft einen ausgeprägten Sinn für Echtheit und Authentizität. Deshalb muss auch die Haltung, Begegnung und Kommunikation von Pflegepersonen authentisch sein. An Demenz erkrankte Menschen belügt man nicht („Ihr Mann kommt bestimmt morgen", obwohl der Ehepartner verstorben ist).

Diese Grundhaltung benennt auch der Expertenstandard „Beziehungsgestaltung in der Pflege von Menschen mit Demenz" in seiner Zielsetzung:

> „Dieser Expertenstandard fordert von Pflegefachkräften eine personzentrierte Pflege von Menschen mit Demenz. Diese ist mit einer Haltung verbunden, die die Person in den Mittelpunkt stellt und dabei die Demenz nicht als medizinisches Problem wahrnimmt, sondern den Menschen mit Demenz als einzigartiges Subjekt mit individuellen Unterstützungs- und Beziehungsbedarfen sieht. Personsein zeigt sich in einer von Akzeptanz, Vertrauen und Respekt geprägten Dynamik, mit der Menschen miteinander in Kontakt sind."

Expertenstandard Beziehungsgestaltung in der Pflege von Menschen mit Demenz, hrsg. vom Deutschen Netzwerk für Qualitätsentwicklung in der Pflege (DNQP), Osnabrück, 2019, S. 29

Ansätze der personenorientierten Kommunikation bieten beispielsweise die Modelle und Konzepte der person-zentrierten Pflege nach Tom Kitwood, der Validation nach Naomi Feil oder der integrativen Validation nach Nicole Richard, aber auch das mäeutische Pflege- und Betreuungskonzept von Cora van der Kooij. Integrativ oder ergänzend zu diesen Konzepten sind auch benachbarte Disziplinen in der Kommunikation mit an Demenz erkrankten Menschen sinnvoll, z. B. die Basale Stimulation oder die Milieutherapie. Die Basale Stimulation ist insbesondere dann angebracht, wenn die Verständigung durch Sprache immer weniger gelingt.

Wann ist Ihnen die Kommunikation mit an Demenz erkrankten Menschen gelungen?
In welchen Situationen waren Sie überfordert?

Für eine gelingende Kommunikation mit an Demenz erkrankten Menschen sollten folgende Punkte beachtet werden:

- Sprechen Sie an Demenz erkrankte Menschen von vorne an, nie von hinten. Reden Sie erst, wenn die zu pflegende Person Sie erblickt hat.
- Bleiben Sie während des Gesprächs in Blickkontakt. Wer den an Demenz erkrankten Menschen mit dem Blick verlässt, verlässt ihn oft komplett.
- Strahlen Sie Ruhe und Gelassenheit aus, werden Sie nicht hektisch und ungeduldig.
- Verwenden Sie keine „Baby-Sprache".
- Sprechen Sie, wenn möglich, im Dialekt des an Demenz erkrankten Menschen. Das schafft Vertrauen und ermöglicht eine Verständigung auf Augenhöhe.
- Sprechen Sie den erkrankten Menschen mit Namen an.
- Sprechen Sie in kurzen Sätzen mit einfachem Satzbau (keine Schachtelsätze).
- Sprechen Sie langsam und deutlich, aber schreien Sie nicht.
- Wenn Sie W-Fragen benutzen („wer?", „was?", „wann?", „wo?"), unterlassen Sie die Fragewörter „weshalb", „warum?", „wozu?". Stellen Sie keine „Quizfragen".

- Diskutieren Sie nicht mit dem an Demenz erkrankten Menschen. Er lebt in seiner Wirklichkeit. Wenn Sie ihn mit der tatsächlichen Realität konfrontieren, kann dies die Person überfordern und Aggressionen auslösen.
- Aus Verhalten und Äußerungen („Ich muss nach Hause/zur Arbeit") Gefühle und Antriebe wahrnehmen und diese validieren, also annehmen und wertschätzen („Sie sind in Sorge – Sie sind eine gute Mutter"/„Sie sind fleißig – Sie kennen Ihre Pflichten"). Auch allgemein validierende Aussagen und Redewendungen sind sinnvoll („Zu Hause ist es doch am schönsten"/„Müßiggang ist aller Laster Anfang").
- Biografische Gegebenheiten in das Gespräch mit einfließen lassen und Erinnerungen wecken („Sie haben drei Kinder großgezogen"/„Ja, Sie waren ja ein Leben lang bei dieser Firma").
- Äußerungen des an Demenz erkrankten Menschen in gleichen oder ähnlichen Worten wiederholen.
- Körperhaltung des an Demenz erkrankten Menschen spiegeln, aber auf keinen Fall „nachäffen"; das wäre respektlos.
- Ggf. mit leichtem Körperkontakt und taktvollen Berührungen eigene Äußerungen liebevoll unterstützen.

1. Setzen Sie sich mit verschiedenen Konzepten und Modellen im Umgang mit an Demenz erkrankten Menschen auseinander.
2. Suchen Sie im Internet nach geeigneten Lernvideos zu den Konzepten und analysieren Sie diese in der Gruppe.
3. An Demenz erkrankte Menschen behalten Sprichwörter, Redewendungen, Gedichte und alte Liedtexte oft noch lange in Erinnerung.
   a) Notieren Sie Ihnen bekannte Sprichwörter und Redewendungen und stellen Sie diese in Ihrer Lerngruppe als Sammlung zusammen.
   b) Sammeln Sie Liedtexte aus der Jugendzeit der von Ihnen betreuten älteren Menschen.

1. Informieren Sie sich in Ihrer Einrichtung nach dem dort angewandten Konzept oder Pflegemodell im Umgang mit an Demenz erkrankten Menschen.
2. Erkunden Sie in Ihrer Einrichtung, wie dort der Expertenstandard „Beziehungsgestaltung in der Pflege von Menschen mit Demenz" konkret umgesetzt wird.

4.3.3 Gespräche mit Angehörigen und Bezugspersonen

Die stationäre Pflegeeinrichtung, in der Pflegefachfrau Sabrina arbeitet, hat ein spezielles Konzept „Angehörigenarbeit". Grundsatz dieses Konzeptes ist eine partnerschaftliche Zusammenarbeit von Pflege und Angehörigen für mehr Wohlergehen der Bewohnerinnen und Bewohner. So werden die Angehörigen aktiv in den Pflegeprozess der Bewohnerinnen und Bewohner einbezogen. Sie unterstützen bei der Biografiearbeit, der Pflegeplanung, der sozialen Betreuung und wirken auf Wunsch bei der Pflege und hauswirtschaftlichen Versorgung mit. Mittels eines Beschwerde- und Verbesserungsmanagements haben die Angehörigen die Möglichkeit, sachliche Kritik zu äußern und Veränderungen herbeizuführen.

Als Pflegefachfrau Sabrina heute das Zimmer von Frau Bauer betritt, wird sie von der Tochter der zu pflegenden älteren Dame angegangen: „Warum sieht meine Mutter so ungepflegt aus? Das geht ja gar nicht! Sie sind unfähig! Ich werde mich beschweren!"

1. Was ist der Grundsatz einer guten Angehörigenarbeit?
2. Wie soll Pflegefachfrau Sabrina auf die Vorwürfe der Tochter einer Bewohnerin reagieren?

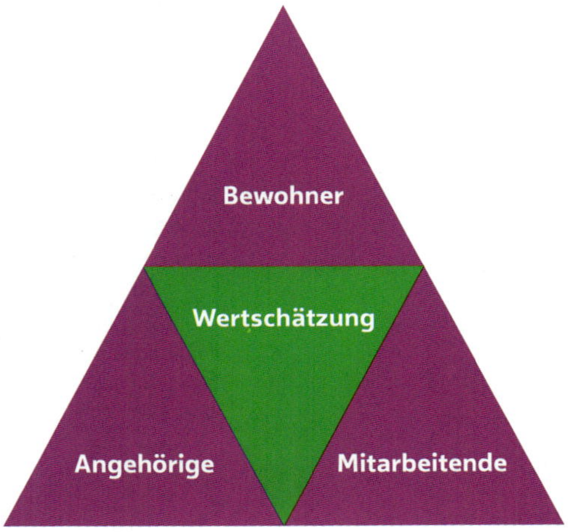

Die Kommunikation und Zusammenarbeit mit Angehörigen und Bezugspersonen von zu Pflegenden hat positive Auswirkungen auf die Pflege und Betreuung. In Anlehnung an die Erfahrungen aus den Trialogforen (vgl. Kapitel 4.3.6) gilt es, ein oft asymmetrisches Verhältnis zwischen Angehörigen und Pflegenden durch Begegnung und Kommunikation auf Augenhöhe symmetrisch zu gestalten. Die verschiedenen Erwartungen und Bedürfnisse sollen bei gegenseitiger Wertschätzung in Einklang gebracht werden. Damit dies gelingen kann, müssen beide Seiten – Pflegende und Angehörige – nach den Grundsätzen eines gelingenden Gespräches (vgl. Kapitel 3) miteinander reden und agieren.

Dafür gibt es gute Beispiele. In der Kinderkrankenpflege ist das Einbeziehen der Eltern und Bezugspersonen in den Pflegeprozess selbstverständlich. Hier findet auch ein reger Austausch auf Augenhöhe zwischen Pflegekräften und den Eltern statt. Immer häufiger werden die Angehörigen und Bezugspersonen auch in anderen Bereichen mit einbezogen und in Entscheidungen eingebunden.

Ein Beispiel aus den kardiologischen Intensivstationen in der Medizinischen Klinik des Universitätsklinikums Heidelberg:

„Gerade bei Patienten, die von der Beatmung entwöhnt werden, Demenzkranken, Patienten mit Delir und Langliegern werden Angehörige noch mehr in die Pflege integriert. Sie helfen beim Lagern oder bei der Körperpflege, reichen die Mahlzeiten an oder sind auch einfach nur für den Patienten da, um vorzulesen oder die Hand zu halten. Diese Hilfe wird selbstverständlich nicht erwartet, sondern nur angeboten – und auch gerne angenommen. Auf diese Weise nehmen Angehörige aktiv an der Versorgung teil und begleiten ‚ihren' Patienten in dieser schwierigen Zeit. Die Erfahrungen auf den Stationen zeigen außerdem, dass von ihren Angehörigen mitbetreute Patienten wesentlich ruhiger sind und sich einfacher von der Beatmung entwöhnen lassen.

[...]

Trotz aller Bemühungen der modernen Hochleistungsmedizin gibt es Patienten, die eine schlechte oder unheilbare Prognose haben. Hat der Patient z. B. eine Patientenverfügung oder entscheiden sich die Angehörigen nach ärztlicher Aufklärung gegen eine Fortführung der Therapie, wird dies vom Arzt in einem eigens entworfenen Therapiebegrenzungsbogen festgehalten. Bei dem Gespräch immer mit dabei ist ein Mitarbeiter aus dem Pflegeteam und bei Bedarf die klinische Ethikberatung und/oder die Krankenhausseelsorge. Bei jeder gesundheitlichen Veränderung des Patienten bzw. einmal täglich wird die Situation neu besprochen."

Universitätsklinikum Heidelberg: Angehörige – Mehr als nur die Besucher der Patienten, 12.07.2016, abgerufen unter: www.klinikticker.de/2016/07/12/angehoerige-mehr-als-nur-die-besucher-der-patienten/ [12.02.2020]

Eine gelingende Zusammenarbeit und Kommunikation zwischen Pflege und Angehörigen funktioniert nicht immer. Das liegt auch daran, dass die Angehörigen und Bezugspersonen keine homogene Gruppe sind. Vielmehr sind sie unterschiedlich sozialisiert und haben unterschiedliche Vorstellungen und Bedürfnisse, wie die Pflege zu gestalten ist. So kommt es unweigerlich zu Konflikten und Störungen bei der Kommunikation.

Eines aber ist weitestgehend allen Angehörigen und Bezugspersonen gemeinsam: Sie machen sich Sorgen über ihre kranken und zu pflegenden Angehörigen. So kann man vielleicht auch hinter der im obigen Fall etwas unfreundlich vorgebrachten Äußerung und Kritik *„Warum sieht meine Mutter so ungepflegt aus? Das geht ja gar nicht! Sie sind unfähig!"* die Sorge und die Verärgerung der Tochter erkennen, dass die Mutter nicht gut gepflegt wird. Und in der gut gemeinten Absicht, als „Anwältin" der zu pflegenden Person handeln zu müssen, vergreift sich die Angehörige im Ton gegenüber der Pflegefachfrau, auch wenn vielleicht der Sachverhalt richtig ist, dass die Mutter ungepflegt erscheint.

Wie kann die Pflegeperson auf den Vorwurf *„Warum sieht meine Mutter so ungepflegt aus? ..."* reagieren?

Aktion und Reaktion	Handeln und kommunizieren
1. Eine achtsame Haltung (vgl. Kapitel 3.2) einnehmen.	*Unfreundlichkeit nicht spiegeln.*
2. Die Sorge und Emotion hinter der Äußerung finden.	*Ärger, Sorge*
3. In einer Frage die Emotion ansprechen.	*„Sie ärgern sich, dass Ihre Mutter einen ungepflegten Eindruck macht?"*
4. Verständnis und Anerkennung zeigen.	*„Das kann ich gut nachvollziehen. Sie kümmern sich wirklich vorbildlich um Ihre Mutter."*

Aktion und Reaktion	Handeln und kommunizieren
5. Erklärung vorbringen.	*„Wir hatten gerade einen Notfall und da musste ich Unterstützung leisten."*
Ggf. Fehler einräumen.	*„Stimmt. Ihre Mutter sieht ungepflegt aus. Die Haare sind ungekämmt und ihr Pullover ist fleckig."*
6. Lösungswege aufzeigen.	*„Wenn Sie möchten, nehme ich Ihre Mutter jetzt mit ins Bad. Sie können gerne dabei sein. Oder ich mache dies sofort nach Ihrem Besuch. Was ist Ihnen lieber?"*

Wichtig ist, vor „schwierigen" Angehörigen nicht wegzulaufen, sondern Ihre (kritischen) Äußerungen ernst zu nehmen, nach ihren Bedürfnissen zu fragen und sie gezielt anzusprechen. So wird eine wertschätzende Beziehung möglich.

Unfairen und diffamierenden Äußerungen sollten Pflegekräfte entschieden entgegentreten. Persönliche Beleidigungen durch Angehörige und Bezugspersonen muss keine Pflegeperson hinnehmen. In solchen Situationen gilt es, dies klar anzusprechen und die Kommunikation zu beenden: *„Ich möchte das Gespräch jetzt abbrechen. Sachliche Kritik nehmen wir selbstverständlich ernst. Sie können gerne unser Beschwerdemanagement in Anspruch nehmen."* Über solche Fälle sollte die Pflegekraft ihre Vorgesetzten umgehend in Kenntnis setzen.

Wichtige Gespräche mit Angehörigen und Bezugspersonen sind zudem:

- Aufnahme- und Erstgespräche (vgl. Kapitel 4.1.1),
- Informationsgespräche (vgl. Kapitel 4.2.2),
- Beratungsgespräche (vgl. Kapitel 4.2.3),
- Anleitung (vgl. Kapitel 4.2.4).

Wie sind Ihre Erfahrungen mit Gesprächen mit Angehörigen und Bezugspersonen?

1. *„Seit Frau Gauss in der Pflegeeinrichtung ist, hat sie ziemlich abgebaut"*, meint Frau Reiser, eine ehemalige Nachbarin, die Frau Gauss ab und zu besucht. *„Das ist auch kein Wunder, denn die Pflegepersonen kümmern sich kaum um die alten Leute. Den Pflegenden ist nur die Kaffeepause wichtig."*
   a) Welche Erwartungen hat Frau Reiser an die Pflegepersonen?
   b) Führen Sie im Rollenspiel ein Gespräch mit Frau Reiser.
2. Die Ehefrau von Herrn Scholz aufgebracht im Stationszimmer: *„Mein Mann ist fast dehydriert. Schon wieder hat er nichts zu trinken bekommen. Ich mache Sie persönlich verantwortlich für die Folgen."* Führen Sie im Rollenspiel ein deeskalierendes Gespräch mit Frau Scholz.
3. Die Pflegewissenschaftlerin Anglika Abt-Zegelin hat darauf hingewiesen, dass in Krankheitszusammenhängen der Hoffnung eine eigene Heilkraft innewohnt:

„Menschen, die hoffen, können die Krankheitsentwicklung günstig beeinflussen. [...] Menschen zu ermutigen, ist eine zentrale Aufgabe der Pflege. [...] Möglicherweise kann auch ein Einzelgespräch mit Angehörigen zu einem Aktionsbündnis in Richtung Hoffnung führen."

Abt-Zegelin, Angelika: Hoffnung – Energiequelle in schwierigen Zeiten, in: Die Schwester Der Pfleger, Heft 3/2009, S. 290–294

Diskutieren Sie über „das Prinzip Hoffnung".

1. Erkunden Sie in Ihrer Einrichtung, ob und wie Angehörige, Eltern und Bezugspersonen in den Pflegeprozess eingebunden werden.
2. Berichten Sie hierüber in der Lerngruppe Ihrer Pflegeschule.

4.3.4 Teambesprechungen und Teamgespräche

Pflegefachfrau Olga Wolf liest gerade die Einladung ihrer Wohnbereichsleitung zur nächsten Teambesprechung.

1. Welche Informationen kann die Pflegefachfrau der Einladung entnehmen?
2. Welche Aufgabe soll Frau Wolf bei der Teambesprechung übernehmen?

Einladung zur Teambesprechung WB 2

Liebe Kolleginnen, liebe Kollegen,

ich darf Sie herzlich einladen zur Teambesprechung

- ❑ am Montag, den 07.03.
- ❑ um 15:00 Uhr
- ❑ im Besprechungsraum 1. OG
- ❑ Protokoll: Frau Wolf
- ❑ auf WB: Frau Yildiz, Herr Jost

Mit kollegialen Geüßen

Sabine Dummer

Tagesordnung

1. Protokoll vom 10.02.
2. Einrichtungsstandards
3. Fort- und Weiterbildungsmaßnahmen
4. Verschiedenes

Ergänzungen und Vorschläge zur Tagesordnung bitte bei mir einreichen.

Teambesprechungen

Teambesprechungen finden regelmäßig oder aus gegebenem Anlass statt. Dort werden dienstliche Belange abgestimmt, es wird über neue Entwicklungen informiert oder über interne Probleme diskutiert. Beschlüsse werden gefasst und schriftlich in einem Protokoll (vgl. Kapitel 1.18) festgehalten. Die Besprechungen sollten in einem zeitlich klar begrenzten Rahmen stattfinden und nicht länger als eine Stunde dauern.

Die Einladung erfolgt durch die Stations- oder Wohnbereichsleitung, im ambulanten Dienst zumeist durch die Pflegedienstleitung. Diese ist auch für die Leitung der Besprechung verantwortlich. Je nach Tagesordnung können auch andere Mitarbeiterinnen und Mitarbeiter eingeladen werden, z. B. aus der Hauswirtschaft oder der Technik.

In Anlehnung an das Konzept der „Themenzentrierten Interaktion (TZI)" nach Ruth Cohn sind für die Besprechung und das Arbeiten in Gruppen folgende **Kommunikations- und Interaktionsregeln** sinnvoll:

- Die Teammitglieder sind pünktlich anwesend und entschuldigen ggf. ihr Fehlen.
- Die Teammitglieder übernehmen Verantwortung für das Gelingen der Besprechung.
- „Ich" statt „wir" und „man" sagen.
- Die sogenannte KISS-Regel (Keep It Small and Simple) beachten: sich kurz, klar und bündig äußern.
- Nur eine Person redet.
- Zuhören und verstehen. Bei Unklarheiten nachfragen.
- Bei der Sache bleiben, keine persönlichen Vorwürfe vorbringen.
- Im vereinbarten Zeitrahmen bleiben, ggf. Tagesordnungspunkte vertagen.

Die Kommunikationsstruktur bei der Teambesprechung nähert sich im Idealfall der Kreisform, bei der jedes Teammitglied mit jedem kommuniziert.

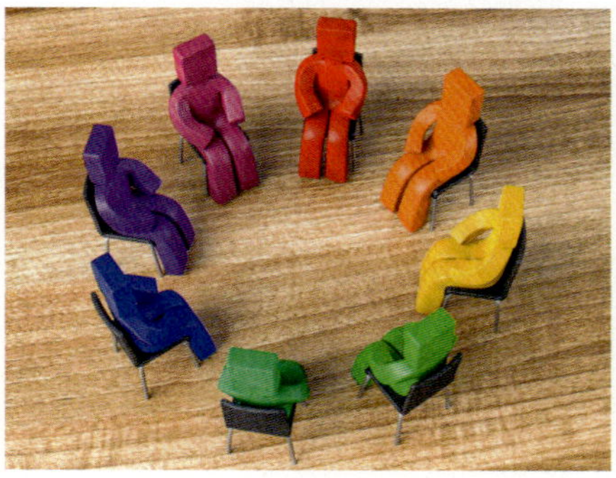

Wie erleben Sie die Teambesprechungen in Ihrer Einrichtung?

Die Pflegedienstleiterin hat alle Pflegekräfte zu einem Teamgespräch unter der Fragestellung „Kommunikation, Interaktion, Prozesse - Wo läuft`s und wo stockt's?" eingeladen.

3. Was können die Pflegekräfte von dieser Gesprächsrunde erwarten?
4. Welche Punkte würden Sie ansprechen?

Teamgespräche

Teamgespräche sind nicht zu verwechseln mit Teamsitzungen oder Teambesprechungen, wo aktuelle Themen und Projekte im Mittelpunkt stehen. Thema im Teamgespräch ist vorrangig die Art und Weise, wie im Team kommuniziert wird. Es geht um die Metakommunikation, also um Kommunikation über die Kommunikation im Team. Hierzu zählen z. B. folgende Fragen:

- Wie funktioniert der Austausch im Pflegeteam?
- Wie kommen die Teammitglieder miteinander aus?
- Wird offen miteinander gesprochen?
- Können sich die Teammitglieder bei Anregungen und Problemen offen und vertrauensvoll an die Teamleitung wenden?
- Herrscht eine angstfreie Gesprächsatmosphäre?
- Wo liegen die Stärken, wo die Defizite in der Kommunikation und Interaktion?

In den (halb)jährlichen **Mitarbeitergesprächen** zwischen der/dem Vorgesetzten und der Mitarbeiterin bzw. dem Mitarbeiter werden Zielvereinbarungen, Leistungsbeurteilungen, Entwicklungsmöglichkeiten und persönliche Weiterbildungsmaßnahmen im Vier-Augen-Gespräch besprochen.

Im Teamgespräch reden alle miteinander über positive und negative Entwicklungen in der Teamkommunikation und Teaminteraktion. Statt Einzel-Feedback wie im Mitarbeitergespräch gibt es beim Teamgespräch ein Gruppen-Feedback.

Teamgespräche werden in der Regel von der Teamleiterin oder dem Teamleiter moderiert. Sie finden jährlich, zuweilen auch halbjährlich statt. Im Teamgespräch können problematische Entwicklungen erkannt und korrigiert und positive Tendenzen gestärkt werden. Insgesamt können die Gespräche im Team ein neues Wir-Gefühl hervorbringen und die Motivation stärken.

1. Informieren Sie sich über das Konzept der „Themenzentrierten Interaktion (TZI)“ unter: www.youtube.com/watch?v=IMwNzgUUFQA
2. Ihre Lerngruppe in der Pflegeschule sollte wie ein Team funktionieren.
   a) Erstellen Sie gemeinsam eine Tagesordnung für eine Teambesprechung (Ihrer Lerngruppe).
   b) Führen Sie die Besprechung unter der Leitung Ihrer Lernbegleiterin bzw. Ihres Lernbegleiters durch.
   c) Überprüfen Sie, ob die Gesprächsregeln eingehalten wurden.
3. Auch in Ihrer Lerngruppe kann durch ein Teamgespräch die Kommunikation und Interaktion verbessert werden. Führen Sie unter der Leitung Ihrer Lernbegleiterin bzw. Ihres Lernbegleiters ein Teamgespräch durch.
4. In einigen Einrichtungen gilt, dass während Teambesprechungen bzw. Teamgesprächen die Smartphones ausgeschaltet werden.
   Diskutieren Sie über diese Vereinbarung.
5. Recherchieren Sie, ob Teambesprechungen unter die Arbeitszeit fallen und deshalb eine Teilnahmepflicht besteht.
6. Diskutieren Sie über die Vor- und Nachteile von virtuellen Teambesprechungen per Telefon- oder Videokonferenz.

4.3.5 Kritik- und Konfliktgespräche

Pflegefachfrau Shakuntala ist aufgefallen, dass sich der neue Kollege Kevin bei der Entsorgung von Inkontinenzmaterial nicht an die geforderten hygienischen Kautelen hält. Kevin trägt die geschlossene Einlage ohne Handschuhe aus dem Zimmer über den Flur in den Pflegearbeitsraum, um sie dort zu entsorgen. Shakuntala nimmt den neuen Kollegen zur Seite und spricht ihn vertraulich auf seine Arbeitsweise an.

1. Was ist der Grund für das Ansprechen des Kollegen?
2. Was beachtet die Pflegefachfrau Shakuntala bei ihrem Kritikgespräch?

Reflexionsfähigkeit, aber auch Kritikfähigkeit sind wichtige Kompetenzen von Pflegenden. Doch Kritikgespräche zu führen und Konflikte anzusprechen, ohne den anderen zu verletzen, bedarf Wissen und Übung. Anlässe für kritische Hinweise und Konflikte sind im Pflegealltag in vielen Situationen gegeben, sei es im Umgang mit zu Pflegenden, mit Angehörigen (vgl. Kapitel 4.3.3) oder im professionellen Team. Gerade unter Kolleginnen und Kollegen sind konstruktive Kritikgespräche für das Arbeitsklima, aber auch für die Qualität der Pflege sowie die Patientensicherheit notwendig und wichtig.

Ein gutes Team muss kritikfähig sein und Offenheit, Selbstbewusstsein und Selbstsicherheit zeigen. Kritik „hinter vorgehaltener Hand" zeugt von wenig Teamfähigkeit. In manchen Pflegeteams sind deshalb ritualisierte Gespräche fest eingeplant, z. B. vor der Übergabe, wo jedes Teammitglied in einer Drei-Minuten-Runde seine Befindlichkeiten offenlegt: „Wie geht es mir?" – „Was liegt mir auf dem Herzen?" – „Was liegt mir auf der Zunge?"

Für Kritik- und Konfliktgespräche gelten folgende Prinzipien:

- Kritikgespräche müssen zeitnah erfolgen, nicht im Nachhinein *(„Vor zwei Wochen hast du ...")*.
- Eine positive Haltung zur Lösung von Konflikten einnehmen und darauf bauen, dass Konflikte lösbar sind (nicht: *„Das bringt sowieso nichts!" – „Es ändert sich doch nichts!"*).
- Kritikgespräche unter Kolleginnen und Kollegen nie im Beisein von zu Pflegenden führen.
- Es gilt die Regel: Konflikte auf der Ebene austragen, wo sie bestehen.
  Also Konflikte mit Kolleginnen oder Kollegen untereinander ansprechen und lösen, Konflikte mit Vorgesetzten mit Vorgesetzten.
- Nicht jeder Konflikt geht alle an. Wenn zwischen zwei Teammitglieder ein kritischer Austausch erfolgt, so müssen daran nicht alle teilhaben und davon erfahren.
- Probleme und Kritikpunkte sind in der Sache klar zu benennen, die Gespräche aber wertschätzend im Ton zu führen.

Für den Aufbau und die Formulierung von Kritikgesprächen haben sich bewährt:

- Ich-Botschaften verwenden (vgl. Kapitel 2.7).
- Die vier Schritte der „Gewaltfreien Kommunikation" nach Marshall B. Rosenberg (vgl. Kapitel 2.7) und die Regeln des konstruktiven Feedbacks (vgl. Kapitel 2.8) anwenden.

Shakuntala:	Kevin, die Intimpflege bei Frau Sand hast du richtig gut und routiniert ausgeführt. Mir ist aufgefallen, dass du die Einlage über den Flur ohne Handschuhe in den Pflegearbeitsraum gebracht hast, um sie dort zu entsorgen.
Kevin:	Hmm.
Shakuntala:	Ich bin entsetzt, weil wir alle die hygienischen Kautelen und die Hygienestandards einzuhalten haben.
Kevin:	Ich hatte die Einmalhandschuhe und den Abwurfbehälter vergessen.
Shakuntala:	Ich wünsche mir vorausschauendes Handeln und mehr Sorgfalt, Kevin. Ich bitte dich, in Zukunft das Inkontinenzmaterial direkt vor Ort mit den Handschuhen zu entsorgen.
Kevin:	Okay, mache ich. Danke für den Hinweis.
Shakuntala:	In Ordnung. Wenn du sonstige Fragen hast, kannst du ruhig auf mich zukommen.

3. Wie eröffnet Shakuntala das Gespräch? In welcher Absicht?

4. Zeige auf, dass Shakuntala
   a) Ich-Botschaften verwendet,
   b) ihre Kritik nach den vier Schritten der „Gewaltfreien Kommunikation" nach Marshall B. Rosenberg äußert.

Bei größeren Meinungsverschiedenheiten, die das gesamte Pflegeteam betreffen, sind **Konfliktgespräche** angemessen. Ein typischer Streitpunkt ist die Gestaltung des Dienstplanes, vor allem wenn der Krankenstand hoch ist. Immer wieder sind Äußerungen zu hören wie: *„Da kann ich nicht, da habe ich schon etwas vor." – „Warum immer ich? Sollen doch mal die Jüngeren ran!"* Hier muss nach einer gemeinsam getragenen Lösung gesucht werden.

Der Kommunikationstrainer Thomas Gordon hat ein Modell zur partnerschaftlichen Konfliktlösung erarbeitet, das es den am Konflikt Beteiligten ermöglicht, gemeinsam annehmbare Lösungen zu finden. Die Konfliktlösung nach der „Jeder-gewinnt-Methode" (= niederlagelose Methode) erfolgt nach Thomas

Gordon in mehreren Schritten (vgl. Gordon, Thomas: Managerkonferenz, München, Heyne Verlag, 2005, S. 207 ff.):

1. **Erkennen und Bestimmen des Problems**
   Die am Konflikt Beteiligten beschreiben jeweils, wie sie die Konfliktsituation sehen. Die Beteiligten machen deutlich, was ihnen in der Konfliktsituation wichtig ist.
2. **Entwickeln verschiedener Lösungen**
   Ohne Wertung werden viele verschiedene Lösungsmöglichkeiten des Konfliktes gesammelt.
3. **Bewerten der verschiedenen Lösungen**
   Die verschiedenen Lösungsmöglichkeiten werden nach ihrer Brauchbarkeit gewichtet.
4. **Entscheiden**
   Die Beteiligten einigen sich auf eine Lösung, die ihnen am ehesten zusagt, und planen, wie diese Lösung in die Praxis umzusetzen ist.
5. **Ausführen der Entscheidung**
   Die ausgewählte Lösung wird in der Praxis erprobt.
6. **Bewerten der durchgeführten Lösung**
   Nach angemessener Zeit wird überprüft, ob sich die Lösung als brauchbar erwiesen hat, ob sie ggf. zu verändern ist oder ob andere neue Lösungen erforderlich sind.

Sind Konflikte so weit eskaliert, dass sie aufgrund der Emotionalität, der persönlichen Betroffenheit und Unnachgiebigkeit der Betroffenen nicht mehr lösbar sind, ist Unterstützung nötig. Dazu gibt es die gewaltfreie Methode der **Mediation**, bei der mithilfe einer neutralen dritten Person (des Mediators oder der Mediatorin) eine Win-win-Lösung angestrebt wird. Mediation ist vor allem eine verbale Methode. Die Mediation wird von geschulten Mediatoren durchgeführt; sie ist gesetzlich geregelt:

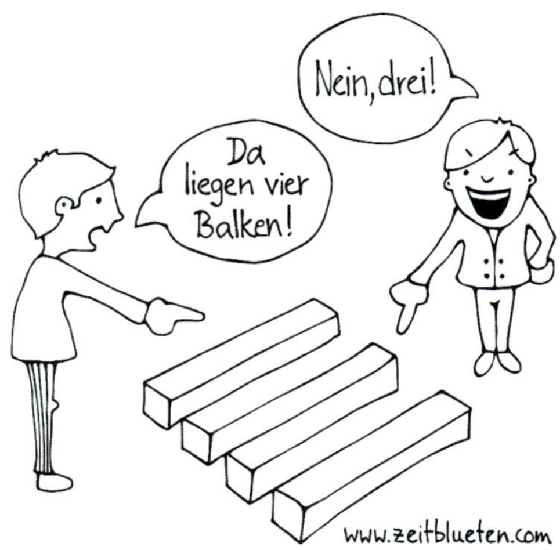

Mediationsgesetz (MediationsG)

§ 1 Begriffsbestimmungen
(1) Mediation ist ein vertrauliches und strukturiertes Verfahren, bei dem Parteien mithilfe eines oder mehrerer Mediatoren freiwillig und eigenverantwortlich eine einvernehmliche Beilegung ihres Konflikts anstreben.
(2) Ein Mediator ist eine unabhängige und neutrale Person ohne Entscheidungsbefugnis, die die Parteien durch die Mediation führt.

§ 2 Verfahren; Aufgaben des Mediators
(1) Die Parteien wählen den Mediator aus.
(2) Der Mediator vergewissert sich, dass die Parteien die Grundsätze und den Ablauf des Mediationsverfahrens verstanden haben und freiwillig an der Mediation teilnehmen.
(3) Der Mediator ist allen Parteien gleichermaßen verpflichtet. Er fördert die Kommunikation der Parteien und gewährleistet, dass die Parteien in angemessener und fairer Weise in die Mediation eingebunden sind. Er kann im allseitigen Einverständnis getrennte Gespräche mit den Parteien führen.
(4) Dritte können nur mit Zustimmung aller Parteien in die Mediation einbezogen werden.
(5) Die Parteien können die Mediation jederzeit beenden. Der Mediator kann die Mediation beenden, insbesondere wenn er der Auffassung ist, dass eine eigenverantwortliche Kommunikation oder eine Einigung der Parteien nicht zu erwarten ist.
(6) Der Mediator wirkt im Falle einer Einigung darauf hin, dass die Parteien die Vereinbarung in Kenntnis der Sachlage treffen und ihren Inhalt verstehen. Er hat die Parteien, die ohne fachliche Beratung an der Mediation teilnehmen, auf die Möglichkeit hinzuweisen, die Vereinbarung bei Bedarf durch externe Berater überprüfen zu lassen. Mit Zustimmung der Parteien kann die erzielte Einigung in einer Abschlussvereinbarung dokumentiert werden.

Ist ein Konflikt intern nicht mehr lösbar, kann auch eine **Supervision** in Betracht kommen. Ein externer Supervisor bietet seine Beratung und Unterstützung an, Probleme am Arbeitsplatz, Konflikte und Fallbeispiele zu analysieren. Ziel ist es, einen Weg hin zu einem befriedigenden Handeln am Arbeitsplatz zu finden und diesen zu gehen.

So werden in der Supervision u. a.
- Rollen, Aufgaben und Abläufe geklärt und neu gestaltet,
- Konflikte konstruktiv bewältigt,
- Mobbing und Burnout gezielt angegangen,
- Wahrnehmungs- und Kommunikationsfähigkeiten erweitert,
- berufliche Veränderungen begleitet.

1. Spielen Sie im Rollenspiel zu folgenden Situationen ein konfliktlösendes Gespräch nach der Vier-Schritt-Methode:
   a) Pflegefachmann Jens fällt auf, dass seine Kollegin Petrina ihn meidet und ihm aus dem Weg geht.
   b) Pflegefachfrau Nicole beobachtet, dass ihre Kollegin Jessica während der Schicht öfter „heimlich" zum Rauchen die Station verlässt.
   c) Die Praxisanleiterin Claudia sieht, dass der Auszubildende zum Pflegefachmann Marco sein neues Piercing an der Augenbraue vor Dienstantritt nicht abnimmt.
2. Führen Sie in Gruppen (acht bis zehn Mitglieder) eine partnerschaftliche Konfliktlösung (Thomas Gordon) nach den Schritten 1 bis 4 für folgende Konfliktsituationen durch:
   a) Immer wieder gibt es Ärger im Team bei der Urlaubsregelung. Nach welchen Kriterien sollen Urlaubswünsche und Dienstplan in Einklang gebracht werden? Einigen Sie sich auf eine gemeinsame Lösung.
   b) Zu Pflegende und deren Angehörigen beschweren sich darüber, dass in der ambulanten Versorgung die Pflegepersonen zu sehr unterschiedlichen Zeiten anfahren und die Pflegepersonen häufig wechseln. Sie fordern mehr terminliche und personelle Konstanz.
3. a) Schildern Sie typische Konfliktsituationen aus Ihrem Berufsalltag.
   b) Finden Sie im Team Lösungen nach der „Jeder-gewinnt-Methode" von Thomas Gordon.
4. Erläutern Sie die im § 1 Mediationsgesetz angeführten Prinzipien der Mediation.
5. Welche Rolle spielt nach § 2 Mediationsgesetz die Mediatorin oder der Mediator?
6. Vergleichen Sie die Methode der Mediation mit den Schritten der „Jeder-gewinnt-Methode" nach Thomas Gordon.
7. Unterscheiden Sie zwischen Mediation und Schiedsspruch, bei dem eine unparteiische Instanz über die Art der Konfliktlösung entscheidet.
8. Informieren Sie sich auf der Internetseite der Deutschen Gesellschaft für Supervision (DGSv) über das Beratungskonzept der Supervision (www.dgsv.de).

1. Erkunden Sie, wie in Ihrer Einrichtung mit Konfliktsituationen umgegangen wird.
2. Ermitteln Sie, ob in Ihrem Team „ritualisierte" Kritikgespräche institutionalisiert sind.

4.3.6 Trialogforum

Auszug aus der Internetseite des Borderlinetrialogs München:

Borderlinetrialog München

Wir tauschen uns aus – auf Augenhöhe: Betroffene, Angehörige, professionelle Helfer.

Der Borderline-Trialog bietet Erfahrungs- und Wissensaustausch mit Betroffenen, Angehörigen und Fachleuten einen Zugewinn an Verständnis und ermöglicht durch den Perspektivenwechsel neue Lösungen für den gemeinsamen Alltag.

Borderline-Betroffene können selbst sehr anschaulich und nachvollziehbar Einblicke in das Leben mit der Borderline-Persönlichkeitsstörung geben. Gleichzeitig können Angehörige und Fachleute die Herausforderungen in ihrer Rolle als Unterstützer immer wieder neu reflektieren und kommunizieren.

Borderlinetrialog München, abgerufen unter: http://blt-muenchen.de [03.03.2020]

1. Was ist eine Borderline-Persönlichkeitsstörung?
2. Was bedeutet „Trialog"?
3. Welche Ziele verfolgt der Borderlinetrialog?

Der **Trialog** – also ein Gedankenaustausch zwischen drei Gesprächspartnern – stammt aus England. An Schizophrenie erkrankte Betroffene und deren Angehörige hatten sich in den 60er-Jahren in ersten Selbsthilfegruppen zusammengeschlossen und erkannten die Vorteile einer Zusammenarbeit mit dem professionellen Personal der Psychiatrie. Diese partnerschaftliche Zusammenarbeit der drei am Genesungsprozess und der Versorgung der Erkrankten beteiligten Gruppen wurde als Trialog bezeichnet.

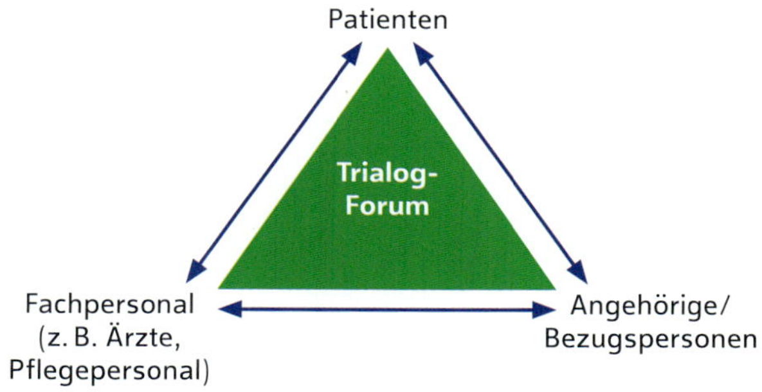

Kennzeichnend für die trialogische Kommunikation in sogenannten Trialogforen sind der **Austausch und die Teilhabe auf gleicher Augenhöhe**. Psychiatrieerfahrene, Angehörige und in der Psychiatrie Tätige begegnen sich in den Foren, um voneinander zu lernen. Schließlich ist jede am Austausch beteiligte Gruppe Experte in eigener Sache: der Erkrankte in seiner Krankheit, der Angehörige im Umgang mit dem Erkrankten und das Gesundheitspersonal als therapeutisch Handelnde. In der Begegnung aller Beteiligten kann sich ein offener Gedankenaustausch entwickeln, die einseitige „Definitionsmacht" des Fachpersonals wird sozusagen demokratisiert. Alle lernen von allen, indem alle sich auf einen Perspektivwechsel einlassen, gemeinsam beraten, verhandeln, entscheiden und Strategien entwickeln. Hier wird deutlich, dass der Trialog eine Form der Kommunikations- und Beteiligungskultur ist, aber keine therapeutische Methode.

Klima und Verhalten zwischen den drei Gruppen des Trialogs verändern sich positiv. Pflegebedarf und Pflegeprozesse zur Unterstützung von Kindern und Erwachsenen mit (chronischen) psychischen Erkrankungen und komplexen Hilfebedarf werden trialogisch geplant, durchgeführt und evaluiert. Trialogforen werden zuweilen durch eine Moderatorin bzw. einen Moderator begleitet.

Die Grundgedanken des Trialogs werden auch in der Altenpflege aufgegriffen, etwa bei der Kommunikation und Pflege von an Demenz erkrankten alten Menschen.

1. Nehmen Sie, wenn möglich, an Kommunikationssituationen in Trialogforen teil und wirken Sie ggf. an entsprechenden Angeboten mit.
2. Berichten Sie in Ihrer Lerngruppe der Pflegeschule über den Ablauf eines Trialogforums.

4.3.7 Kultursensible Pflege und Kommunikation

Ein älterer türkischer Mann im Städtischen Klinikum verwehrt jeden Morgen gegenüber der Pflegefachkraft die Morgenwäsche und schlägt wild um sich. Die Pflegekräfte sind ratlos, ist doch der Mann ansonsten freundlich und kooperativ. Erst als eine Dolmetscherin des einrichtungsinternen Dolmetscherdienstes hinzugezogen wird, ist die Ursache für das Problem schnell erfasst: Der zu strenger Bettruhe angehaltene Patient will jeden Morgen seine rituellen Waschungen vornehmen. Dabei wird er aber von der unwissenden Pflegerin daran gehindert; die Waschungen müssten nämlich vor der pflegerischen Maßnahme erfolgen. Es handelt sich also nicht um einen „aggressiven" Patienten, sondern um einen gläubigen Muslim, der nichts anderes will, als frisches Wasser und ein paar Minuten Zeit, um seinen religiösen Handlungen nachgehen zu können.

Vgl. Das kultursensible Krankenhaus. Ansätze zur interkulturellen Öffnung, hrsg. von der Beauftragten der Bundesregierung für Migration, Flüchtlinge und Integration, 3. Aufl., Berlin, 2015; S. 39

1. Was sind die Ursachen für die misslingende Kommunikation zwischen Patient und Pflegefachkräften?
2. Wie lassen sich Missverständnisse reduzieren und die Kommunikation verbessern?

In Deutschland leben immer mehr Menschen mit Migrationshintergrund. Jeder fünfte Einwohner hat eine eigene oder eine über mindestens einen Elternteil mitgebrachte Zuwanderungsgeschichte. Globalisierung, Migration und Einwanderung verändern unsere Gesellschaft und damit auch die Aufgaben und Herausforderungen in der Pflege. Der Pflegealltag wird immer internationaler. Patienten und zu pflegende Personen, aber auch Pflegepersonen kommen aus unterschiedlichen Kulturkreisen mit anderen Lebensgewohnheiten, Werten, Erwartungen und Bedürfnissen. Oft gibt es sprachliche Probleme.

Kultur lässt sich mit einem Eisberg verglichen, bei dem es einen sichtbaren Teil und einen unsichtbaren Anteil (unterhalb der Wasseroberfläche) gibt:

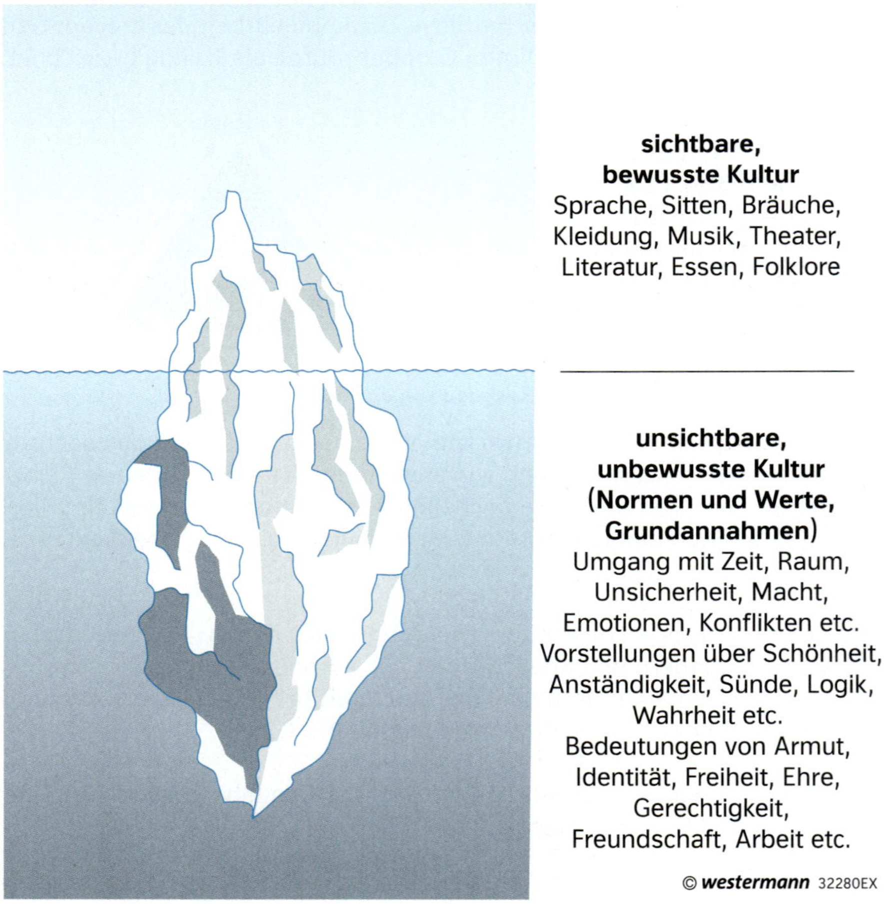

Wenn nur der sichtbare „Kultur-Eisberg" wahrgenommen wird, wird der fundamentale Teil der kulturellen Hintergründe von zu pflegenden Personen aus anderen Kulturkreisen oft nicht verstanden. Damit Pflegepersonen diese Menschen individuell und ganzheitlich pflegen können, müssen sie Hintergrundwissen über verschiedene Kulturen haben oder sich dieses aneignen. Zudem bedarf es einer wertschätzenden Haltung gegenüber Fremden und der Fähigkeit zur angemessenen Interaktion und Kommunikation.

Erst durch diese interkulturellen Kompetenzen der Pflegenden wird eine kultursensible Pflege möglich, also eine personzentrierte Pflege vor dem Hintergrund der kulturspezifischen Normen, Werte, Einstellungen und Erfahrungen.

Zu den **interkulturellen Kompetenzen** zählen z. B.:
- die eigenen kulturabhängigen Werte, Normen und Vorstellung zu reflektieren,
- mit Vorurteilen ehrlich umzugehen,
- mit Offenheit, Interesse und Wertschätzung die Welt mit den Augen des anderen sehen zu können (Perspektivwechsel),
- sich auf neue Erfahrungen einzulassen, ohne vorschnell zu bewerten und
- konstruktiv mit Unsicherheiten, Frustration und Konflikten umzugehen.

Eine gelungene Kommunikation führt unmittelbar zu einem Gewinn an Pflegequalität. Das beginnt schon damit, dass die Pflegeperson bei der Begrüßung und Ansprache den (fremdländischen) Namen korrekt ausspricht.

In einem **Musterfragebogen** von Monika Paillon werden **ergänzend zum Erstgespräch** wichtige Informationen aus verschiedenen Bereichen erhoben (vgl. Paillon, Monika: Kultursensible Altenpflege, München, Ernst Reinhardt Verlag, 2010, S. 199 ff.) wie beispielsweise:
- Ansprechpartner (z. B. Familienoberhaupt), soziales Netzwerk,
- kulturspezifische oder religiöse Besonderheiten bei der Pflege (z. B. rituelle Waschungen, Schamgrenzen, Tabus usw.),

- durch Kultur oder Religion bestimmte Vorgaben zur Ernährung,
- Angaben zur Versorgung durch gleichgeschlechtliches Personal,
- kulturell oder religiös bestimmte Vorschriften bei der medizinischen Versorgung, Bekleidungsvorschriften,
- Räumlichkeiten und besondere Gegenstände zur Religionsausübung,
- kulturelle und religiöse Feiertage und deren Gestaltung,
- Kontakte zur Religionsgemeinschaft,
- Besonderheiten zu Sterbebegleitung und Sterberitualen.

In der alltäglichen Kommunikation lassen sich dennoch Missverständnisse und Konflikte nicht immer ausschließen. Als hilfreich für eine interkulturelle Kommunikation wird folgender **„Dreischritt"** empfohlen, der das Bewusstsein schärfen soll, Verhalten nicht voreilig und unreflektiert zu interpretieren:

Schritte	Beispiel
1. Beobachtungen beschreiben (Was nehme ich wahr?)	*Ein zu Pflegender asiatischer Herkunft rülpst laut am Esstisch und bedeckt dann seinen Mund mit der Hand.*
2. Interpretieren (Welche Gedanken löst das Wahrgenommene bei mir aus?)	*In seiner Kultur ist dies nach dem Essen ein Zeichen für Sättigung.*
3. Bewerten (Was fühle ich dabei?)	*Mich befremdet das Rülpsen, aber mir gefällt, dass die zu pflegende Person höflich sein will.*

Vgl. Für eine kultursensible Altenpflege. Eine Handreichung, hrsg. vom Arbeitskreis Charta für eine kultursensible Altenpflege, Köln, 2002, S. 142 f.

Um Verständigungsprobleme zu verringern, bieten viele Krankenhäuser Informationen, Flyer und Formulare in den wichtigsten Fremdsprachen an. Zuweilen gibt es auch sogenannte Kulturlotsen. Das sind Mitarbeiterinnen und Mitarbeiter, die selbst aus einem anderen Kulturkreis stammen und Muttersprachler sind. Eine andere Möglichkeit ist der Einsatz von Bildkarten und Piktogrammen mit wichtigen Themen und Begriffen aus dem Pflegealltag. Jüngere aus dem Ausland stammende zu Pflegende können häufig auch eine Fremdsprache, zumeist Englisch. Spricht auch die Pflegekraft Englisch, kann Englisch als gemeinsame Kommunikationsbasis genutzt werden. Unangemessen ist allerdings der sogenannte „Foreigner Talk", also das Verfallen in eine stark vereinfachende Sprechweise gegenüber den nicht muttersprachlichen zu pflegenden Personen, z. B.: *„Sie Durst haben? Ich bringen trinken."*

Folgende Verhaltensweisen im Gespräch mit nicht muttersprachlichen zu Pflegenden können die Verständigung fördern:
- freundlich und geduldig bleiben,
- deutlich und langsam reden,
- Wichtiges wiederholen,
- Verständnisfragen stellen,
- rückversicherndes Wiederholen durch die zu pflegende Person einfordern.

Zunehmend multikulturell ist in Pflegeeinrichtungen und Krankenhäusern nicht nur die Zusammensetzung der zu pflegenden Personen und Patienten, sondern auch die der Pflegenden – ein Spiegel der kulturellen **Diversität** (Vielfalt) in Deutschland. In diesem Zusammenhang wird von einem **„interkulturellen Pflegeteam"** gesprochen. Pflegende mit Migrationshintergrund tragen dazu bei, dass Pflege die verstärkt auf sie zukommenden Aufgaben der Beratung, Betreuung und Pflege von Migranten erfolgreich angehen kann.

Zu den persönlichen Ressourcen der Pflegenden mit Migrationshintergrund gehören neben der Fachkompetenz u. a.:

- die Mehrsprachigkeit als Hilfe bei sprachlicher Verständigung mit älteren Migranten,
- ihre Migrationsbiografie mit Erfahrungen, wie z. B. Kriegswirren, Verlust, Flucht, Isolierung, die sie zum Ansprechpartner für Pflegende und zu pflegende Personen mit Migrationshintergrund machen können,
- ihr Erfahrungswissen über eine fremde Kultur,
- ihre Möglichkeiten bei eigener gelungener Integration, Offenheit, Toleranz und Empathie im Team und in der Einrichtung zu fördern.

Bei der Zusammenarbeit in multikulturellen Teams können u. a. folgende Schwierigkeiten auftreten:

- Pflegenden mit Migrationshintergrund fällt es zuweilen schwer, mündliche und schriftliche Dokumentationsaufgaben wahrzunehmen, besonders unter Zeitdruck. Dies kann auch zu Konflikten mit Kolleginnen und Kollegen führen, die dann diese Arbeiten mit übernehmen müssen.
- Manchmal werden Pflegenden mit Migrationshintergrund wegen der Sprachprobleme weniger verantwortliche Tätigkeiten übertragen.
- Missverständnisse können entstehen, z. B. aus unterschiedlichen Vorerfahrungen in der Pflege und bei Pflegetechniken.
- „Einheimische“ Patienten und zu pflegende Personen weigern sich manchmal, sich von ausländischen Mitarbeiterinnen und Mitarbeitern pflegen zu lassen, was einer Diskriminierung von Pflegenden mit Migrationshintergrund gleichkommt.

Die Kommunikation in einem interkulturellen Team kann durch folgende Maßnahmen verbessert werden:

- Die sprachliche Verständigung im Team kann u. a. gefördert werden durch aufmerksames Zuhören, verständliches Reden der Kolleginnen und Kollegen bis hin zur Entwicklung einer gemeinsamen Sprachkultur.
- Es sollte darauf geachtet werden, dass die ausländischen Pflegenden innerhalb des Teams auch bei der schriftlichen Dokumentation einbezogen und unterstützt werden.
- Ihre besonderen Kompetenzen sollen genutzt und anerkannt werden.
- Regelmäßige Supervision kann dazu beitragen, angemessene Konfliktlösungsmuster in der Teamkultur zu verankern.

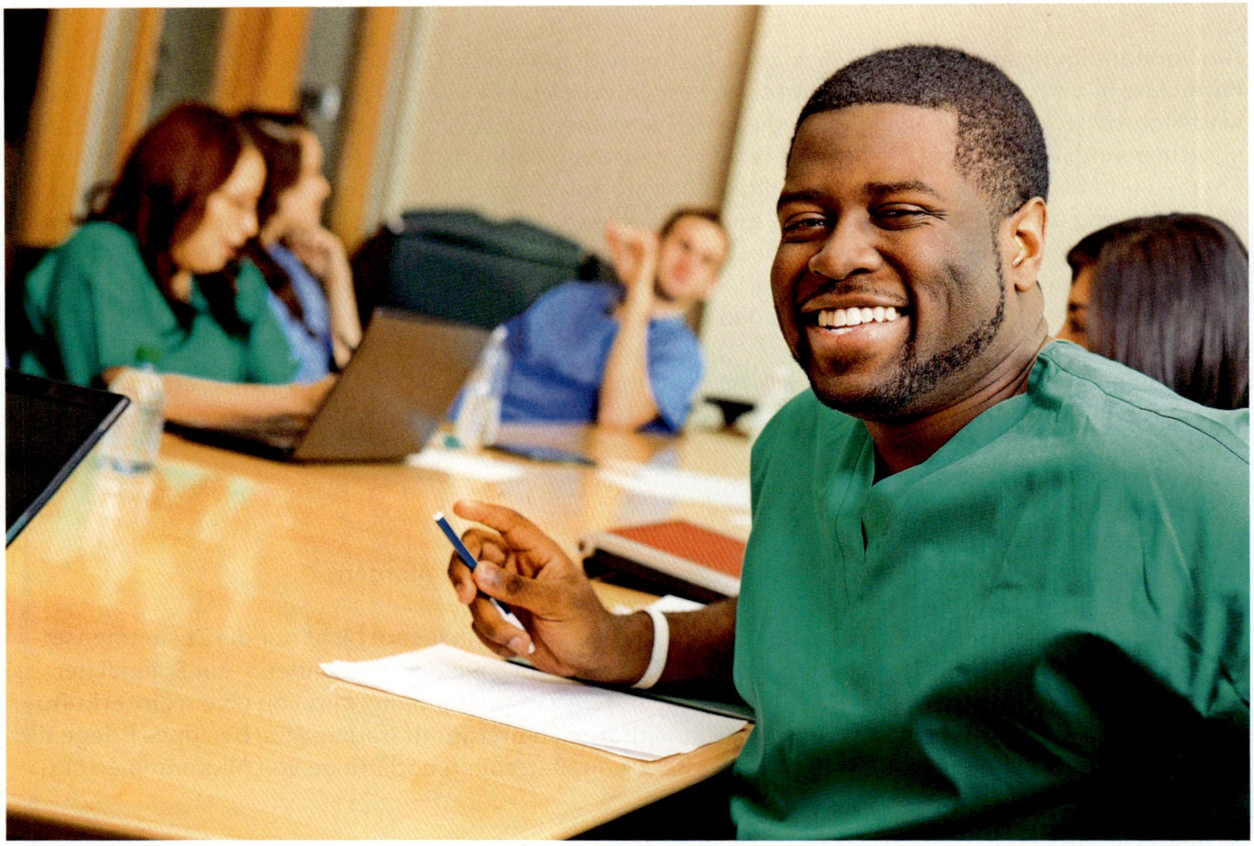

Multikulturelles Pflegeteam bei der Dienstbesprechung

1. Welche religiösen Vorschriften, Rituale oder kulturelle Besonderheiten kennen Sie aus
   a) dem Christentum?
   b) dem Islam?
   c) der jüdischen Religion?
2. Ein türkischer Migrant, an Demenz erkrankt, ist eingekotet. Er weigert sich jedoch, sich von der Pflegefachfrau waschen zu lassen.
   a) Was könnte der Grund für die Weigerung sein?
   b) Was kann die Pflegefachfrau tun?

3. „Kultursensible Pflege ist immer eine biografieorientierte Pflege."
   Diskutieren Sie über diese Aussage.
4. Recherchieren Sie nach
   a) Fotos,
   b) Piktogrammen,
   die geeignet sind, sprachliche Probleme bei der Pflege, Behandlung und Betreuung aufzufangen.
5. Erläutern Sie die drei Schritte der interkulturellen Kommunikation anhand eines Beispiels aus Ihrem Pflegealltag.
6. *Die Pflegefachfrau Ludmilla aus Kasachstan bringt sich im Team selten ein. Sie hat den Eindruck, dass es die Kolleginnen und Kollegen nervt, wenn sie nach Worten suchen muss und manche Sachverhalte sehr umständlich beschreibt. Manchmal traut sie sich nicht nachzufragen, auch wenn sie eine Anforderung nicht ganz verstanden hat. Sie befürchtet, dass die Kollegen ihr wenig zutrauen.*
   Beschreiben Sie, wie Sie im Team darauf reagieren.
7. „Nur wer sich unterscheidet, kann sich perfekt ergänzen."
   Diskutieren Sie diese Aussage.
8. Inwiefern wird in Ihrer Pflegeschule Heterogenität und Diversität als Chance verstanden und im Unterricht genutzt?

1. Erkunden Sie in Ihrer Einrichtung, ob und wie diese sich kultursensibel geöffnet hat.
2. Beobachten Sie in Ihrer Einrichtung die Vor- und Nachteile einer interkulturellen Zusammensetzung von Pflegeteams.

4.4 Kommunikation an ausgewählten Schnittstellen

Schnittstellen sind Übergangsstellen, an denen organisatorische Zuständigkeiten, berufliche Fachkompetenzen und erbrachte Dienstleistungen „enden" und von anderen ergänzt oder weitergeführt werden.

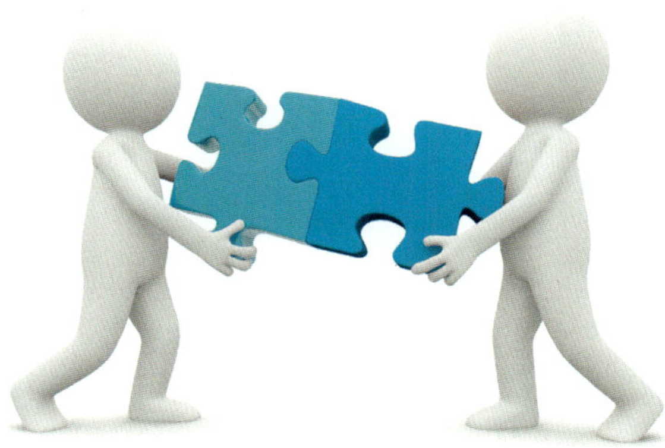

In der Pflege gibt es viele solcher Schnittstellen, sei es zwischen Pflegeperson und Arzt, zwischen Pflege und Hauswirtschaft, aber auch zwischen den Pflegekräften selbst. Viele dieser Schnittstellen sind standardisiert und durch Qualitätssysteme abgesichert.

An allen Schnittstellen spielt die Kommunikation eine große Rolle. Hier gilt der Grundsatz: **Eine gemeinsame Sprache verbindet.** Schlecht kommunizierte Schnittstellen können zu Reibungsverlusten und Missverständnissen führen und mitunter die Sicherheit der zu Pflegenden gefährden.

1. a) Listen Sie typische interne und externe Schnittstellen im Pflegealltag auf.
   b) Skizzieren Sie diese Schnittstellen in einem Schaubild oder einer Mindmap.
   c) Erläutern Sie, wie diese Schnittstellen gemanagt werden.
2. In einem Staffellauf, z. B. einem 4 x 100 m Lauf, sind die Wechsel und die Weitergabe des Staffelholzes entscheidende Momente für den Erfolg.
   a) Welche Aspekte sind bei diesen Schnittstellen im Staffellauf wichtig?
   b) Übertragen Sie diese Aspekte der Schnittstellen im Staffellauf auf die Pflege.

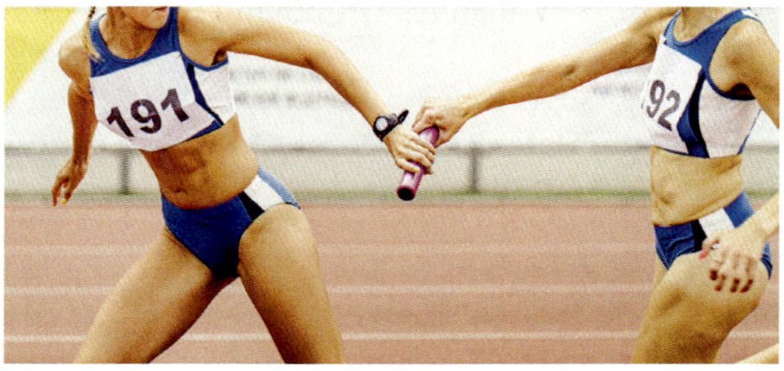

4.4.1 Strukturierte Patienten- und Informationsübergabe (nach SBAR)

Nadine Sauer, Pflegefachfrau vom Ambulanten Pflegedienst SANA, ist gerade bei Herrn Simon. Dieser klagt über starken Schwindel. Nadine misst Blutdruck und Puls. Die Werte von Herrn Simon sind stark erhöht. Nadine ruft bei seiner Hausärztin an:

Guten Tag, Frau Dr. Weiland. Mein Name ist Pflegefachfrau Nadine Sauer vom Ambulanten Pflegedienst SANA. Ich bin bei Ihrem Patienten Markus Simon, 77 Jahre alt, in der Lessingstraße. Herr Simon klagt seit gestern über starken Schwindel, RR-Messung ergab 180/110 mmHg, Puls 95. Herr Simons Diagnosen: Hypercholesterinämie, Hypertonie und Herzinsuffizienz, Diabetes mellitus Typ II. Herr Simon nimmt morgens 1 x Candesartan 8 mg. Das hat er auch heute getan. Ich habe Sorge, dass Herr Simon einen Schlaganfall oder einen Herzinfarkt bekommt. Was soll ich machen?

1. Warum ruft die Pflegefachfrau die Hausärztin an?
2. Welche Informationen übermittelt die Pflegefachfrau an die Hausärztin?

Patienten werden verlegt, Patientenübergaben vom Aufwachraum an die Station, eine Notfallsituation tritt ein, die Pflegefachkraft im ambulanten Pflegeeinsatz kontaktiert den Hausarzt ... In solchen Situationen und an diesen Schnittstellen ist eine strukturierte und klare Informationsübermittlung notwendig. Das **SBAR-Konzept** liefert hierzu eine standardisierte Strukturvorgabe. Dieser Standard für eine strukturierte Patienten- und Informationsübergabe wird in vielen Einrichtungen angewandt. Es ist eine Art „verbale" Checkliste für eine Übergabe.

S	**Situation** Was ist passiert?	▪ *Mein Name ist ...* ▪ *Station/Einrichtung/Wohnung* ▪ *Patient/-in, zu pflegende Person* ▪ *aktuelles Problem* ▪ *Vitalzeichen, Bewusstsein*
B	**Background (Hintergrund)** Was ist der Hintergrund und die Vorgeschichte?	▪ *Vorerkrankungen* ▪ *Verlauf*
A	**Assessment (Einschätzung)** Was ist vermutlich das Problem?	▪ *Verdachtsdiagnose* ▪ *Was ist aktuell zu erwarten?*
R	**Recommendation (Empfehlung)** Was ist zu tun?	▪ *Was ist zu tun?* ▪ *Meine Bitte ist, ...*

Je nach Anwendungssituation kann das SBAR-Schema angepasst und modifiziert werden. So kann das SBAR-Konzept auch als Grundlage für eine interdisziplinäre **Fall- bzw. Bewohnerbesprechung** dienen.

Das SBAR-Schema wird auch bei Patientinnen und Patienten in der perioperativen Phase angewandt, z. B. bei der Patientenübergabe von der OP zum Aufwachraum und vom Aufwachraum an Pflegefachkräfte auf der Station.

In welchen Situationen waren Sie bei Patientenübergaben und Informationsweitergaben
a) strukturiert und sicher?
b) unstrukturiert und unsicher?

SBAR-Konzept: strukturierte Übergabe (Kurzanleitung)

SBAR-Konzept: strukturierte Übergabe

Situation:
- Name
- Alter
- Geschlecht
- Diagnose
- operativer Eingriff/Intervention
- Anästhesieverfahren

→

Background (**Hintergrund**):
- präoperativer Hautzustand
- Wertsachen
- Allergien
- präoperative Medikamente
- Komorbiditäten
- präoperative Diagnostik
- Intraoperative Ereignisse (z. B. schwieriger Atemweg/schwierige Punktion)

←

Assessment:
- Monitoring, Lagerung, Wärmemanagement
- Zugänge
- Ort für Applikation von Notfallmedikation
- Perfusoren
- Volumentherapie, Ein- und Ausfuhr
- kumulativer Blutverlust
- Blut-/Gerinnungsprodukte (gegeben/vorhanden)
- Aktueller Stand der OP
- letzte Laborwerte
- Antibiotikagabe, Relaxansgabe, Opioidgabe

→

Recommendation (**Empfehlung**):
- Operationsdetails: Drainagen (welche, Lage)
- Anordnungen des Operateurs
- Extubation geplant/postop. Nachbeatmung
- AWR, IMCU oder ICU
- Postoperative Schmerztherapie

Inhalte und Sequenz der strukturierten Patientenübergabe nach dem SBAR-Konzept (Beispiel aus der Klinik für Anaesthesiologie der LMU München).

Strukturierte Patientenübergabe in der perioperativen Phase – Das SBAR-Konzept, in: Anästh Intensivmed 57/2016, S. 90, abgerufen unter: www.bda.de/files/Februar_2016_-_Strukturierte_Patientenbergabe_in_der_perioperativen_Phase_-_Das_SBAR-Konzept.pdf [14.08.2020]

1. Überprüfen Sie, ob die Pflegefachfrau Nadine in der Eingangssituation beim Telefonat mit der Hausärztin das SBAR-Schema angewandt hat.
2. Üben Sie die Patientenübergabe im Rollenspiel anhand ausgewählter Fälle aus Ihrem Pflegealltag.

1. Erkunden Sie, welches Konzept der Patientenübergabe und Informationsübergabe in Ihrer Einrichtung zur Anwendung kommt.
2. Stellen Sie in der Lerngruppe Ihrer Pflegeschule das Konzept Ihrer Einrichtung vor.

4.4.2 Pflegeübergabe und Übergabegespräch

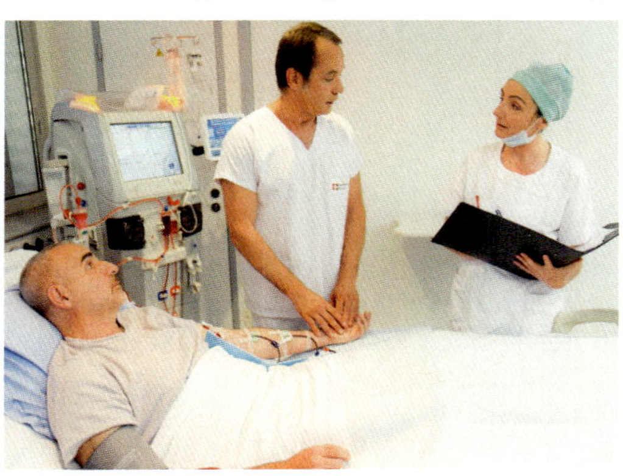

Übergabe am Krankenbett

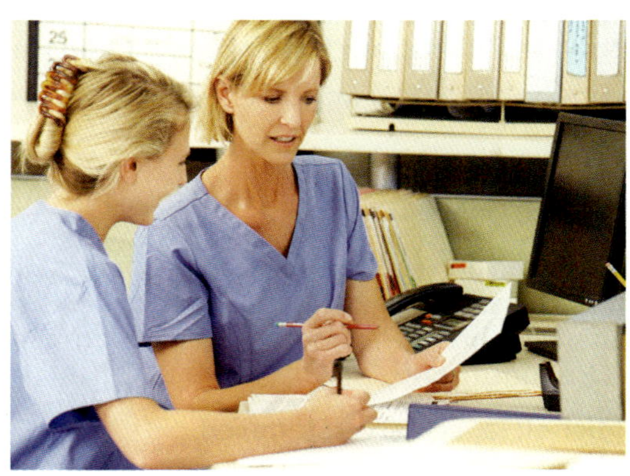

Übergabe im Dienstzimmer

1. Worin unterscheiden sich die abgebildeten Pflegeübergaben?
2. Welche Vor- und Nachteile haben die beiden Kommunikationssituationen?
3. Was ist der Zweck eines Übergabegespräches in der Pflege?

1. Wie läuft die Pflegeübergabe in Ihrer Einrichtung ab?
2. Wie beurteilen Sie die Qualität der Übergabegespräche?

Die Pflegeübergabe ist eine wichtige Schnittstelle im Pflegeprozess. Im Übergabegespräch werden Informationen über die aktuelle Situation von Patientinnen und Patienten oder zu pflegenden Personen von einer Schicht an die folgende Schicht weitergegeben. So können Pflege und Betreuung sichergestellt werden. Dies dient nicht zuletzt der Patientensicherheit.

Die Pflegeübergabe kann im Krankenhaus im Stationszimmer oder am Patientenbett erfolgen. Beim Übergabegespräch am Bett wird nicht nur die ablösende Pflegefachkraft informiert, auch für die Patientin oder den Patienten werden Pflegemaßnahmen transparent. Er kann sich selbst äußern und befragt werden. Es wird nicht nur über die zu pflegende Person, sondern auch mit der zu pflegenden Person gesprochen. Dabei sind Datenschutzbestimmungen einzuhalten und die Privatsphäre zu beachten. Über sensible Daten und organisatorische Maßnahmen sollten sich die Pflegekräfte in einer kurzen Nachbesprechung im Dienstzimmer austauschen.

In stationären Einrichtungen der Altenhilfe findet die Übergabe im Dienstzimmer statt. Im ambulanten Bereich der Pflege erfolgt die Übergabe primär durch die (digitale) Dokumentation. In regelmäßigen Abständen wird der Informationsaustausch in Teambesprechungen ergänzt und vertieft.

Wenn die Übergabe im Dienstzimmer stattfindet, muss eine störungsfreie Kommunikation gewährleistet sein. Telefon und Bereitschaftsdienst übernimmt eine Pflegefachkraft, während die anderen im Übergabemodus kommunizieren. Dokumentationssysteme unterstützen die Informationsweitergabe.

Kommunikationsdisziplin bei der Übergabe ist unbedingt einzuhalten:

- Es werden nur relevante Informationen ausgetauscht.
- Privatgespräche sind zu unterlassen.
- Fachsprache verwenden.
- Nur eine Pflegefachkraft spricht.

Übergabegespräche sollten eine vereinbarte Struktur aufweisen, z. B.:

- persönliche Angaben (Name, Geschlecht, Alter der zu pflegenden Person)
- Grunderkrankung(en)
- Symptome
- Veränderungen und Auffälligkeiten
- geleistete und anstehende Pflegehandlungen
- geleistete und anstehende diagnostische und therapeutische Maßnahmen
- Probleme, Besonderheiten

Zuweilen wird als Struktur das **SBAR-Konzept** verwendet: **S** „Situation“, **B** „Background“, **A** „Assessment“, **R** „Recommendation“ (vgl. Kapitel 4.4.1).

Aus einem Übergabegespräch an einem Montag zwischen den Pflegefachfrauen Sarah von der Frühschicht, die auch Wochenenddienst hatte, und Anna von der Mittagsschicht, die das Wochenende frei hatte, am Patientenbett von Herrn Michel:

Sarah: Guten Tag, Herr Michel.

Anna: Guten Tag, Herr Michel.

Herr Michel: Guten Tag.

Sarah: Ich darf Ihnen meine Kollegin von der Mittagsschicht, die Pflegefachfrau Anna, vorstellen. Sie wird die Pflege und Betreuung von Ihnen bis heute Abend übernehmen. Deshalb werde ich meine Kollegin über Ihren Krankheitsverlauf informieren. Sie können gerne auch Fragen stellen. Ist das für Sie in Ordnung?

Herr Michel: Ja, selbstverständlich.

Sarah: Herr Michel ist 56 Jahre alt. Er wurde am Samstagmorgen mit Verdacht auf Herzinfarkt eingeliefert. Er kam auf die Intensivstation; das Ruhe-EKG bestätigte die Diagnose, auch das CK-MB war erhöht. Da Herr Michels Zustand stabil war, wurde er gestern Abend zu uns auf die Station verlegt. Heute Morgen lief dann die Echokardiografie. Auf das Ergebnis warten wir noch.

Anna: Wie geht es Ihnen jetzt, Herr Michel?

Herr Michel: Es geht schon besser. Der Sauerstoff hilft mir.

Sarah: Herr Michel soll mit erhöhtem Oberkörper im Bett liegen. Das fällt ihm schwer, da er zu Hause ein Bauchschläfer ist. *(an Herrn Michel gerichtet)* So hatten Sie uns das gestern Abend noch erzählt, stimmt`s?

Herr Michel *(in bedauernder Stimmlage):* Richtig.

Sarah: Herr Michel bekommt stündlich Puls und Blutdruck kontrolliert. Bei Bedarf nimmt er ein bis zwei Hübe Nitroglycerin-Spray.

Anna: Welche weiteren Medikamente sind angeordnet?

Sarah: Aspirin 250 mg. Welches Medikament zur Senkung der Pulsfrequenz verabreicht werden soll, wissen die Ärzte noch nicht genau. Ich denke, Dr. Wagner wird euch darüber heute Mittag informieren. Zur Senkung des Cholesterinspiegels sind täglich abends 20 mg Atorvastatin gerichtet.

Anna: Okay.

Sarah: Gestern hat Herr Michel Tee und Zwieback bekommen. Ab heute wird die Kost langsam aufgebaut. In der Küche haben wir cholesterinarmes Essen bestellt. - Zur Nacht bekommt Herr Michel eine Valium 5 mg-Tablette. *(an Herrn Michel gerichtet)* Haben Sie diese gut vertragen? Haben Sie gut geschlafen?

Herr Michel *(freudig)*: Ja, obwohl ich nicht auf dem Bauch schlafen konnte, habe ich doch in den Schlaf gefunden.

Anna: Das ist ja erfreulich. So werden Sie heute Abend auch wieder gut schlafen können. *(Sarah zugewandt)* Welche weitere diagnostischen Maßnahmen stehen noch aus?

Sarah: Immer noch die PTCA. Ich denke, Herr Michel wird bald gerufen, sodass er zur kardiologischen Abteilung gebracht werden kann. Des Weiteren ist Herr Michel zur KG angemeldet. Er hatte heute Morgen bereits seine erste Maßnahme. *(zu Herrn Michel)* Haben Sie Fragen, Herr Michel?

Herr Michel: Wie lange muss ich denn im Krankenhaus bleiben?

Anna: Wenn alles gut verläuft, 7 bis 14 Tage. Das wird der Arzt noch mit Ihnen besprechen.

Herr Michel *(in weinerlicher Stimmlage)*: Hoffentlich kann ich bald wieder arbeiten.

[...]

Bei der Nachbesprechung im Stationszimmer:

Sarah: Vor Herrn Michel wollte ich es dir nicht sagen, aber du musst noch wissen, dass er – wie Dr. Wagner bestätigt hat – depressive Tendenzen zeigt. Herr Michel macht sich große Sorgen. Er ist selbstständig. Er hat einen kleinen Betrieb, der immer weiter laufen muss, weil er sonst kein Einkommen hat.

Anna: Ich werde das im Blick behalten.

1. Erläutern Sie folgende Begriffe im obigen Übergabegespräch am Patientenbett:
   a) CK-MB
   b) Echokardiografie
   c) Atorvastatin 20 mg
   d) PTCA
2. Welche Kriterien haben die Pflegefachfrauen Sarah und Anna bei ihrem Übergabegespräch am Patientengespräch berücksichtigt?
3. Führen Sie im Rollenspiel ein Übergabegespräch nach dem SBAR-Konzept (vgl. Kapitel 4.4.1) durch. Nutzen Sie als Grundlage die Patientendaten aus dem Erstgespräch im Kapitel 4.1.1:

Erstgespräch (Auszug)

Städtisches Klinikum, Station 3, Viszeralchirurgie, Zimmer 304

Patientin (Pat): Frau Judith Simona, 41

Pflegefachfrau (PFF): Andrea Smolenska, 32

Grund für Klinikaufenthalt: Akutes Abdomen

Gesprächssituation: Patientin im Krankenbett, Pflegefachfrau auf einem Stuhl neben dem Bett, mit Tablet und digitaler Krankenakte, sonst niemand anwesend

4.4.3 Ärztliche An- und Verordnungen

Frau Dr. Laue im Beisein von Pflegefachfrau Lena während der Erstuntersuchung zur eingelieferten Patientin Monika Busch (46): „Frau Busch, Sie haben hohes Fieber und Schüttelfrost, Sie haben Husten mit eitrig-gelblichem Auswurf sowie rötlich-braunen Blutbeimengungen. Ihre Atmung ist schnell und flach, Ihre Nasenflügel bewegen sich deutlich. Sie haben eine typische Pneumonie, eine Lungenentzündung." Frau Dr. Laue zur Pflegefachfrau Lena: „Temperatur-, Puls- und Blutdruckmessung alle drei Stunden. – Großes Blutbild plus Antibiogramm. – Amoxicillin 125 mg 3 x täglich, Paracetamol 500 mg als Zäpfchen morgens und abends. Röntgen des Thorax in drei Ebenen. Frau Busch bei Bedarf absaugen. Sie soll Bettruhe einhalten, sich körperlich schonen und viel trinken. – Wie üblich die allgemeinen Maßnahmen zur Pneumonieprophylaxe durchführen."
Die Pflegefachkraft Lena hat die Anordnungen notiert und wiederholt diese gegenüber der Ärztin. Frau Dr. Laue bestätigt Lenas Angaben durch Handzeichen.

1. Welche Maßnahmen hat die Ärztin an die Pflegefachfrau angeordnet?
2. Welche Maßnahmen davon sind ärztliche Tätigkeiten?
3. Welche Grundsätze für ärztliche Anordnungen beachtet die Pflegefachfrau?

Der Arzt oder die Ärztin kann bestimmte ärztliche Tätigkeiten anordnen und an eine Pflegefachkraft delegieren. Die ärztliche Anordnung setzt ein Dienstrechtsverhältnis voraus (z. B. in Krankenhäusern); in der ambulanten und stationären Pflege kann der Arzt arbeitsrechtlich nicht anordnen, sondern lediglich verordnen. Typische delegierbare ärztliche Tätigkeiten sind:
- s.c.- und i.m.-Injektionen setzen,
- Sekret entfernen (absaugen),
- Harnblasendauerkatheter wechseln,
- Verbandwechsel durchführen,
- transnasale Magensonde legen,
- orale oder anale Applikation von Medikamenten.

Haben Pflegekräfte besondere Zusatzqualifikationen können auch andere Tätigkeiten delegiert werden, z. B. venöse Blutentnahmen, Trachealkanülenwechsel bei Beatmung oder Versorgung eines Portkatheters.

§

§ 28, Abs. 1, S. 2 SGB V
(1) [...] Zur ärztlichen Behandlung gehört auch die Hilfeleistung anderer Personen, die von dem Arzt angeordnet und von ihm zu verantworten ist. [...]

Die ärztliche Anordnung ist **schriftlich** vorzunehmen; der Arzt oder die Ärztin zeichnet die Anordnungen durch Handzeichen ab. Die Pflegefachkraft muss auf eine **klare Instruktion** achten:
- Patient/-in
- Maßnahme(n)
- Zeitpunkt
- Applikation
- Dosierung
- Gefahren, Risiken
- Angaben zur Bedarfsmedikation

Auch die Anordnung in Pflegeeinrichtungen und im ambulanten Pflegebereich muss schriftlich erfolgen. Nur in Ausnahmefällen kann eine mündliche Anordnung durch den Arzt oder die Ärztin nach dem sogenannten **VuG-Prinzip** (**V**orlesen **u**nd **G**enehmigen) erfolgen:
- Ärztliche Anordnung durch die Pflegefachkraft entgegennehmen.
- Maßnahme dokumentieren.
- Anordnung vorlesen.
- Mündlich durch den Arzt oder die Ärztin bestätigen lassen.
- In der Dokumentation als VuG kennzeichnen und abzeichnen.

Die nach dem „VuG-Prinzip" angeordnete Maßnahme sollte zum nächstmöglichen Zeitpunkt durch den Arzt oder die Ärztin schriftlich bestätigt werden.

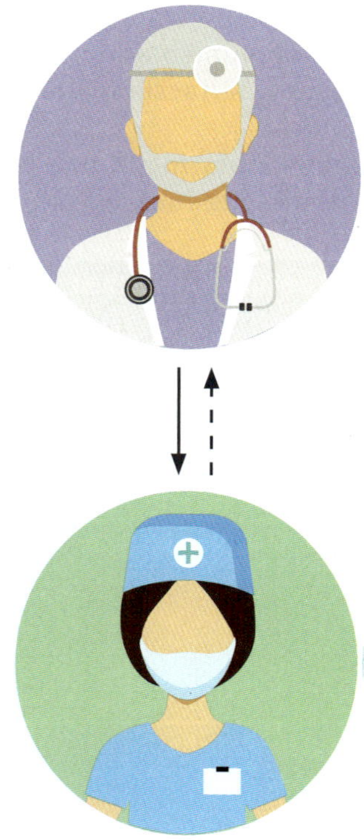

Grundsätze der Kommunikation bei ärztlichen Anordnungen:

- **Korrektheit**
  - Konzentriert die Anordnungen aufnehmen.
  - Auf klare Instruktion achten.
  - Bleibt etwas unklar, nachfragen.

- **VuG-Prinzip**
  - Ärztliche Anordnung wiedergeben.
  - Wiederholung als richtig bestätigen lassen.

- **Dokumentation**
  - Die ärztliche Anordnung muss schriftlich erteilt sein.
  - Auf Handzeichen des Arztes oder der Ärztin achten.

1. Bei ärztlichen Anordnungen und delegierten ärztlichen Tätigkeiten gilt es, rechtlich korrekt zu handeln.
   Besprechen Sie mit der für Rechtsfragen zuständigen Lernbegleiterin bzw. dem zuständigen Lernbegleiter die rechtlichen Fragen.
2. Erläutern Sie, was unter dem Remonstrationsrecht im Zusammenhang mit ärztlichen Anordnungen zu verstehen ist.

Machen Sie sich in dem Dokumentationssystem Ihrer Einrichtung über die Dokumentation von ärztlichen Anordnungen vertraut.

4.5 Dokumentation

4.5.1 Pflegedokumentation

Pflegefachfrau Saskia dokumentiert ihre pflegerischen Maßnahmen.

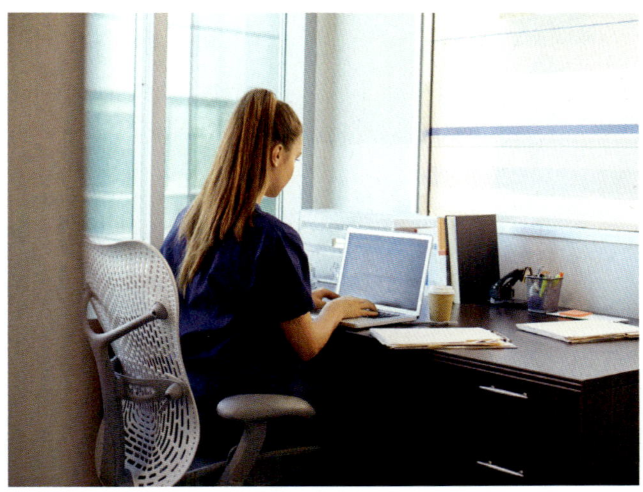

1. Wozu dient die Pflegedokumentation?
2. Worauf sollte Saskia beim Dokumentieren achten?
3. Welche Dokumente enthält eine Pflegedokumentation?

Die Pflegedokumentation bildet systematisch alle Prozesse der Pflege ab; sie ist ein Kommunikations- und Qualitätsinstrument. Nach SGB V und SGB II sind Krankenhäuser und Kliniken sowie stationäre und ambulante Pflegeeinrichtungen zur Dokumentation ihrer Leistungen verpflichtet. Pflegekräfte, Ärzte, Therapeuten und andere Professionen sind an der Pflege, Behandlung und Betreuung beteiligt und in diese eingebunden. Deshalb ist eine intensive Kommunikation im multiprofessionellen Team erforderlich, die nur durch eine gut geführte Dokumentation möglich ist. Zudem kann die Dokumentation auch externe Stellen einbeziehen.

In den Einrichtungen werden verschiedene Dokumentationssysteme verwendet. Diese orientieren sich an den Prozessen, den Bedürfnissen und der Organisationsstruktur.

So gliedert sich die Dokumentation nach der entbürokratisierten Pflegedokumentation in vier Hauptelemente: die in Kapitel 4.1.2 beschriebene Strukturierte Informationssammlung (SIS®), die individuelle Maßnahmenplanung, das Berichteblatt sowie die Evaluation. Diese Hauptelemente werden durch andere Dokumente hinterlegt, z. B. Dekubitus-Risikobeurteilung, Bewegungsprotokoll, Injektionsplan, Tages- und Wochenstruktur, Beratungsprotokoll, Wunddokumentation oder das Biografieblatt (vgl. Kapitel 4.5.2).

Im Krankenhaus werden z. B. folgende Dokumente verwendet: Stammblatt, Pflegebericht, Monitoring, Wunddokumentation, Visite, ärztliche Anordnungen, Laborauftrag, Leistungsanforderung Röntgen oder Leistungserfassung Chirurgie.

Unabhängig vom Dokumentationssystem der Einrichtung gelten für die Dokumentation folgende **Grundsätze für die Kommunikation und Interaktion:**

Dokumentationswahrheit	■ als Urkunde behandeln ■ wahrheitsgemäß und korrekt dokumentieren (Fakten) ■ Datum- und Zeitangabe ■ Handzeichen-Signatur
Dokumentationsklarheit	■ der richtige Eintrag im richtigen Dokument ■ keine Redundanzen (unnötige Wiederholungen) ■ konkret und präzise formulieren, eindeutig und nachvollziehbar
Strukturdisziplin	■ nur pflegerelevante Einträge ■ kurz und prägnant
Schreibdisziplin	■ Lesbarkeit (bei Handschrift) ■ Dokumentenechter Stift: kein Bleistift, keine Korrekturflüssigkeit verwenden; durchstreichen möglich
Sprachdisziplin	■ Fachsprache ■ sachliche und wertfreie Formulierungen ■ Abkürzungen der Einrichtung, keine individuellen Abkürzungen und Symbole

§

Für die Dokumentation von personenbezogenen Daten gelten die **Bestimmungen des Datenschutzes**. Daten von zu Pflegenden und von Patienten dürfen nur zur Erfüllung dienstlicher, pflegebezogener, medizinischer und therapeutischer Belange gespeichert werden. Die Daten sind vertraulich zu behandeln, sie dürfen nur mit Einwilligung der zu Pflegenden an Dritte weitergegeben werden.

Reflektieren Sie: Ist in Ihrer Einrichtung sichergestellt, dass die Dokumentation zeitnah erfolgt?

1. Das Sozialamt möchte telefonisch von der Pflegefachkraft Saskia eine Auskunft über die zu Pflegende Martina Schröder erhalten.
   Wie soll sich Saskia verhalten?
2. Die Pflegefachkraft Saskia hat einen falschen Eintrag im Dokumentationssystem getätigt.
   Was soll Saskia tun?
3. Machen Sie in Ihrer Lerngruppe eine statistische Erhebung darüber,
   a) ob analog oder digital dokumentiert wird,
   b) ob portable Dokumentationsgeräte (Smartphone, Tablet) vor Ort genutzt werden,
   c) ob die Einführung in das Dokumentationssystem nicht, kaum, ausreichend oder intensiv erfolgt ist.
4. Stellen Sie die Ergebnisse aus der Aufgabe 3 grafisch dar, z. B. in einem Balkendiagramm.

Erkunden Sie in Ihrer Einrichtung, ob Ihr Dokumentationssystem eine externe Kommunikation zulässt, z. B. mit Arzt, Apotheke oder Labor.

4.5.2 Biografie

Frau Andrea Maier ist gerade erst in die stationäre Einrichtung der Altenhilfe eingezogen. Frau Maier ist zeitweise desorientiert. Pflegefachfrau Madalena führt mehrere Gespräche mit der neuen Bewohnerin, um ihre Lebensgeschichte näher kennenzulernen. Aus diesen Biografiegesprächen entnimmt Madalena Daten und Ereignisse, die sie in das Dokument „Biografie" einpflegen will.

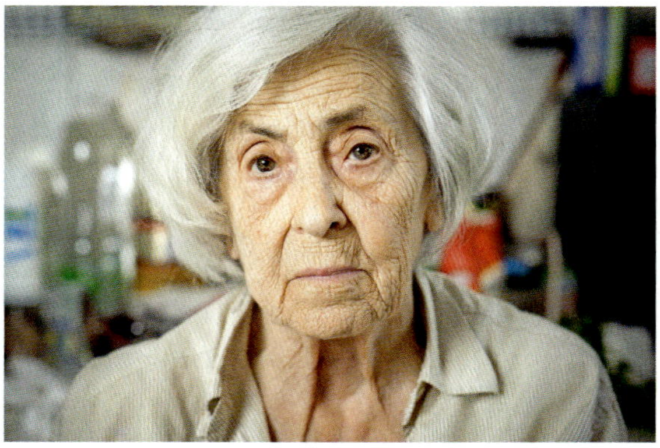

1. Wozu dient das Biografiegespräch?
2. Unter welchen Voraussetzungen ist das Biografiegespräch zielführend?

Die Lebensgeschichte von zu Pflegenden ist eine wichtige Grundlage für eine individuelle und bedürfnisorientierte Pflege. Die Biografie ist zwar Ausdruck des Individuellen, spiegelt aber auch soziale, kulturelle, politische und historische Ereignisse wider. Biografische Daten lassen sich im Gespräch, durch Angaben von Angehörigen, aber auch durch punktuelle Beobachtungen erfassen und ergänzen. So kann schon der kleinste Hinweis auf biografische Erfahrungen zum Schlüssel werden, der den Kontakt zu den Menschen ermöglicht: Die zu pflegenden Personen öffnen sich und beginnen über sich zu sprechen. Auf diese Weise kann ein intensiver Kontakt zu den Patientinnen und Patienten aufgebaut werden.

Wenn zu Pflegende nicht mehr in der Lage sind, ihre Lebensgeschichte zu erzählen, können Hinweise aus dem Lebensumfeld, z. B. religiöse Symbole, Fotos oder Bücher, viel über ihre Besitzer aussagen. Auch beobachtete Reaktionen auf Geruchs-, Geschmacks-, Bewegungs- und Berührungsreize können biografisch genutzt werden (Sensobiografie).

Anders als bei einem Lebenslauf, wie er z. B. bei einer Bewerbung gefordert wird, geht es bei der Biografie-Erarbeitung nicht um eine reine Faktensammlung über den persönlichen und beruflichen Werdegang. Vielmehr ist die Bewertung und Einordnung von Lebensereignissen aus der Sicht des zu Pflegenden von entscheidender Bedeutung.

Je nach Einrichtung ist der Stellenwert der Biografie der zu Pflegenden und Patienten unterschiedlich. Während in den Einrichtungen der Altenhilfe die Biografie eine große Bedeutung einnimmt, spielt sie im Akutkrankenhaus eine geringere Rolle.

Von der Bewohnerin Andrea Maier sind folgende biografische Angaben bekannt:

Frau Andrea Maier, geb. Ziegler, wurde am 26. Mai 1944 in Neustadt geboren. Sie wuchs als jüngstes von drei Geschwistern (Bruder Rolf und Schwester Hildegard) in einer sehr behüteten und angesehenen Familie auf. Ihre Mutter war Hausfrau und ihr Vater Besitzer eines Weingutes. Sie hatten ein Hausmädchen und Bedienstete im Betrieb. Das Gut war seit drei Generationen im Familienbesitz und lag mitten in den Weinbergen. Die Großeltern sind früh verstorben. Frau Maier kann sich noch sehr gut an die französischen Soldaten nach dem Zweiten Weltkrieg erinnern, die in der Nähe stationiert waren. Frau Maier erinnert sich, dass sie einmal von einem Soldaten eine Tafel Schokolade geschenkt bekam: „Schokolade, das war etwas ganz Besonderes!"

Frau Maier besuchte die Volksschule und danach die Handelsschule. Sie selbst sagt von sich: „Ich war eine fleißige und gelehrige Schülerin." Sie ist gerne in die Schule gegangen. Ihre Lehrerin Frau Wagner hat sie sehr gerne gehabt. Frau Wagner hat ihr den christlichen Glauben nähergebracht, den sie sich bis heute bewahrt hat.

Nach dem Schulabschluss arbeitete Frau Maier im elterlichen Weingut. Sie half bei der Arbeit in den Weinbergen und erledigte für ihren Vater die im Büro anfallenden Arbeiten: „Bestellungen entgegennehmen, Rechnungen schreiben, Kundendateien führen ... Es hat mir sehr viel Spaß gemacht. Es war eine wichtige und verantwortungsvolle Tätigkeit."

Mit 23 Jahren heiratete Frau Maier den Winzer Eduard Maier. Aus der Ehe gingen zwei Kinder hervor: Marie und Franz. Frau Maier und ihr Mann übernahmen Ende der 1970er-Jahre das Weingut der Eltern und bauten es weiter aus. Das Ehepaar konnte den Kindern eine gute Ausbildung ermöglichen. Tochter und Sohn studierten. Im Jahre 2013 haben die Maiers das Weingut an ihren Neffen Jannik übergeben. Sie zogen in eine Stadtwohnung.

Frau Maier reiste sehr gern. Sie weiß von vielen Urlaubsreisen mit ihrem Mann zu berichten. 2015 verstarb ihr Ehemann. „Mein Mann fehlt mir sehr. Wir wollten doch noch gemeinsam neue Länder entdecken. Aber der liebe Gott hat es nicht so gewollt." Frau Maier wohnte seit 2015 allein in ihrer Wohnung. Nach einem Sturz zog sie 2016 zu ihrer Tochter, wo sie blieb, bis sie in die Senioreneinrichtung einzog. Frau Maier ist dieser Umzug sehr schwergefallen. Sie macht ihrer Tochter Vorwürfe: „Marie hat alles von mir bekommen, und nun schiebt sie mich ab."

Frau Maier hat lange im Kirchenchor ihrer Gemeinde gesungen. Auch Handarbeiten hat sie sehr gerne erledigt.

Stammblatt ☒	SIS ☒	Pflegedokumentation ☒	**Biografie** ☒
Name Maier	**Geburtsdatum** 26.05.1944		
Vorname Andrea	**WB, Zimmer** 3 - 321		

Kindheit ☒	Jugend	Erwachsenenalter	Zeitgeschichte	Anmerkungen

1. **Eltern** (Beruf/e – Aufgaben ...)
2. **Erziehung** (streng – liebevoll – behütet – vernachlässigt ...)
3. **Geschwister** (Anzahl – Namen in Altersreihe – Beziehungen)
4. **Großeltern** (Beziehung ...)
5. **Häusliche Umgebung** (Land – Stadt – Großstadt ...)
6. **Ereignisse, an die ich mich gerne/ungerne erinnere**

Voraussetzungen für das Gelingen von Biografiegesprächen sind u. a.:

- eine ruhige und entspannte Umgebung,
- eine vertrauensvolle Beziehung und gegenseitige Wertschätzung (vgl. Kapitel 3.7),
- Empathiefähigkeit und Perspektivwechsel (vgl. Kapitel 3.6),
- aktives Zuhören (vgl. Kapitel 3.4),
- ggf. Diskretion und Verschwiegenheit (vgl. Kapitel 4.3).

1. Das abgebildete Biografiedokument der Pflegedokumentation ist in verschiedene Punkte untergliedert. Erläutern Sie den Menüaufbau.
2. Beantworten Sie die hinterlegten Fragen 1 bis 6 zur Kindheit von Frau Andrea Maier.
3. Die Biografie soll die Bewertung von Lebensereignissen dokumentieren.
   a) Welche „einschneidenden Ereignisse" weist Frau Maiers Biografie auf?
   b) Wie werden diese von Frau Maier bewertet?

4. Sogenannte „biografische Botschaften“ sind wichtige Signale für die Lebensgeschichte. Bewerten Sie die folgenden Botschaften von Frau Maier:
   a) „Penetranzgeschichten“: Frau Maier erzählt immer wieder von früher, als ihre Eltern noch Bedienstete auf ihrem Gut beschäftigt hatten.
   b) „Gedankensprünge“: In einem Gespräch über die Kindheit berichtet Frau Maier über ihre Schwester und beginnt dann über deren Mann, schließlich über die negativen Auswirkungen von Alkohol zu reden.
   c) „Schweigen“: Frau Maier redet nicht gerne über ihren Bruder: „Ach, da war nichts Besonderes!“
5. Als Pflegeperson sollte man sich auch mit der eigenen Biografie auseinandersetzen.
   a) Schreiben Sie ihre eigene Biografie im Stile der Biografiearbeit auf. Sie können aber auch wechselseitig die Biografie eines Mitschülers oder einer Mitschülerin erfragen und notieren.
   b) Reflektieren Sie Ihre Lebensgeschichte.
   c) Formulieren Sie auch eigene Bedürfnisse, Ziele und Wünsche für die Zukunft.
6. Eine Biografie spiegelt auch immer soziale, kulturelle, politische und historische Ereignisse. Zeichnen Sie ein Bild eines/einer heute 90-Jährigen, indem Sie wichtige historische Ereignisse der letzten 90 Jahre in einer Zeitleiste dokumentieren. Sie können die Zeitleiste auch durch Zeitungsausschnitte, Dokumente oder Fotos veranschaulichen.
7. Diskutieren Sie folgende Aussagen:
   a) „Durch die Biografiearbeit kann die Identität der zu pflegenden Person erhalten und gestärkt werden.“
   b) „Auch Kinder und Jugendliche haben eine Biografie.“

1. Gestalten Sie in Ihrer Einrichtung biografie- und lebensweltorientierte Angebote für Alltagsaktivitäten.
2. Erkunden Sie in Ihrer Einrichtung und in Ihren Praxiseinsätzen, ob eine biografieorientierte Milieugestaltung erkennbar ist.

4.5.3 Pflegebericht

Pflegefachmann Marco hat den Hausarzt der zu Pflegenden Andrea Maier begleitet. Der Arzt vermutet eine bakterielle Magen-Darm-Erkrankung. Er hat eine Stuhlprobe abgenommen. Er ordnet Kohle-Compretten 2-2-2-2 sowie bei anhaltender Übelkeit die Gabe von Paspertin 1 x 15 Tropfen abends an.

Marco trägt das Ereignis ins Berichteblatt ein.

Pflegebericht		**Name:** *Maier*	**Vorname:** *Andrea*	**Geburtsdatum:** *26.05.1944*		
Datum		**Berichte, Befinden, Ereignisse, Veränderungen, besondere Vorkommnisse Abweichungen vom Maßnahmenplan/von der Tagesstrukturierung**	**Evaluation notwendig**	**Hdz**	**Evaluation durchgeführt**	**Hdz**
12.06.	*14:30*	*Frau Maier hat Besuch von ihrer Tochter.*	○	*MR*	○	
13.06.	*07:30*	*Frau Maier erzählt, dass sie sich sehr über den Besuch der Tochter gefreut*	○		○	
		hat: „Sie ist doch ein liebes Mädchen.“	○	*GH*	○	
16.06.	*10:15*	*Frau Maier möchte nicht am Ausflug in den Rosengarten teilnehmen, weil*	○		○	
		sie sich nicht wohlfühle: „Mir ist übel. Ich habe Bauchkrämpfe.“	○	*GH*	○	
17.06.	*11:30*	*Frau Maier hat Nahrungsreste erbrochen. Ihr Stuhl ist dünnflüssig.*	○		○	
		Habe Hausarzt kontaktiert. Tee und Zwieback gereicht.	○	*GH*	○	
	18:10	*Hausarzt hat Stuhlprobe abgenommen. Medikation s. Medikationsplan.*	○	*MR*	○	
			○		○	
			○			

1. Was wird im Pflegebericht dokumentiert?
2. Was wird im Pflegebericht **nicht** dokumentiert?
3. Welche Funktion in der Pflegedokumentation kommt dem Pflegebericht zu?
4. Worauf ist bei der Formulierung zu achten?
5. Wann muss „Evaluation notwendig" angekreuzt werden?

Im Pflegebericht werden aktuelle Ereignisse, auftretende Probleme und Ressourcen, das Befinden der zu pflegenden Person, Veränderungen und besondere Vorkommnisse notiert. Insbesondere Abweichungen vom individuellen Maßnahmenplan oder der Tagesstruktur sind zu erfassen; werden die Nachweise nach der entbürokratisierten Dokumentation geführt, sind ausschließlich nur noch positive und negative Abweichungen einzutragen. Das bedeutet, dass keine Eintragungen notwendig sind, wenn keine Besonderheiten und Abweichungen vorliegen. Formulierungen wie „keine besonderen Vorkommnisse" oder „Pflege nach Plan" sind daher unnötig.

Der Pflegebericht steht allen am Pflegeprozess Beteiligten unter Einhaltung des Datenschutzes zur Verfügung. So wird das Berichteblatt zu einem zentralen Steuerungs- und Kommunikationselement. Der Bericht wird zur Schnittstelle zwischen den Pflegepersonen und dem professionellen Team, aber auch zur Schnittstelle zwischen den sechs bzw. vier Schritten und Formularen der Pflegedokumentation. In dieser Funktion wird der Pflegebericht zum Dokument der Evaluierung von Pflegemaßnahmen. Dauert z. B. die Magen-Darm-Erkrankung länger an, so müsste das Problem in der Informationssammlung und der Maßnahmenplanung aufgenommen werden.

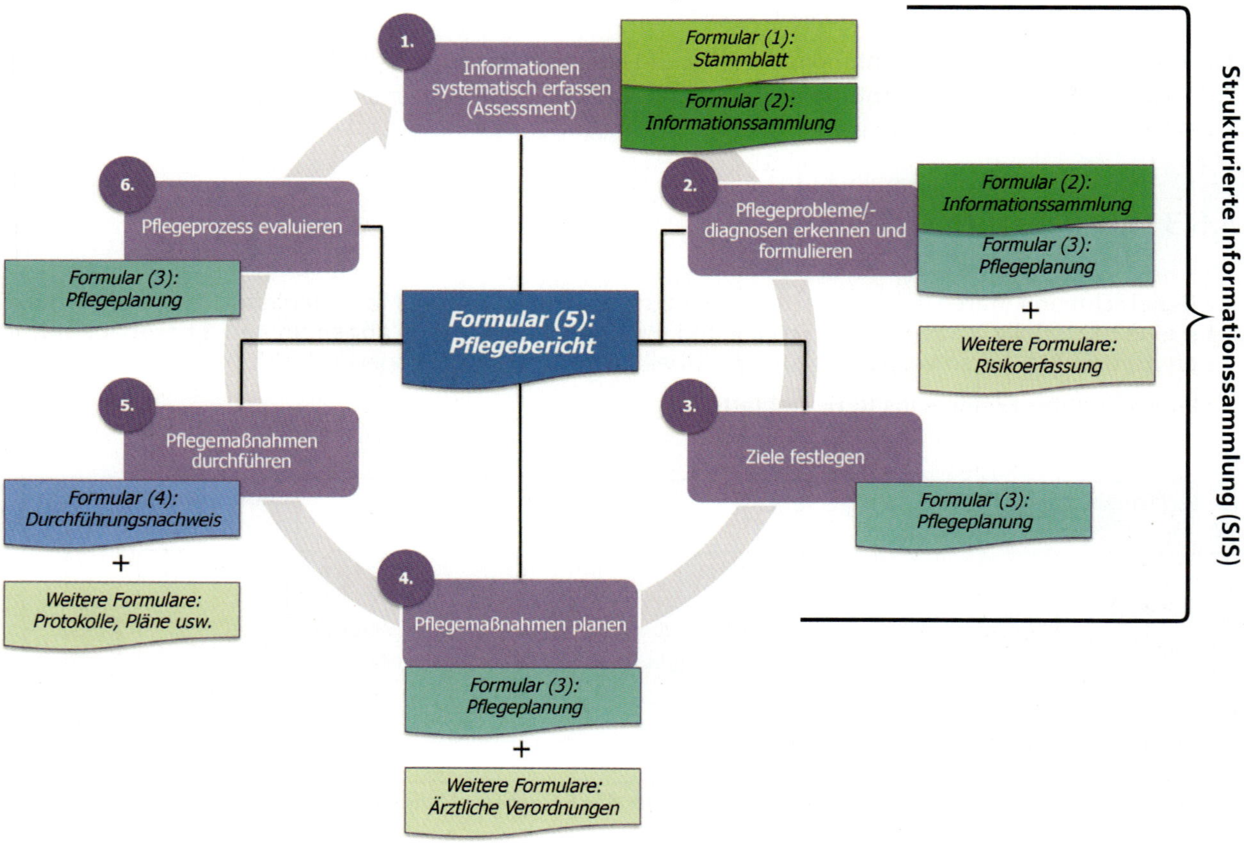

Kuckeland, Heidi/Oetting-Roß, Claudia/Rüller, Horst: Pflegebericht: Kernelement der Dokumentation, in: Ausbildung, Heft 2/2011, S. 3 (erweitert durch Zuordnung zur SIS®), abgerufen unter: www.prodos-verlag.de/pdf/pflegebericht_kernelement_der_dokumentation_7010.pdf [03.08.2020]

Einträge im Pflegebericht sind zeitnah zu tätigen und mit Handzeichen zu signieren. Zudem ist bei den **Formulierungen** auf folgende Aspekte zu achten:

- Wie bei einem Bericht üblich, in einem sachlichen Ton und für Dritte nachvollziehbar formulieren.
- Fachsprache verwenden (statt „Zäpfchen" besser „Suppositorium").
- Keine Wertungen und Meinungen („besorgniserregend", „meiner Meinung nach", „schlimm" ...) äußern.
- Unwichtige Eintragungen unterlassen.

- An W-Fragen orientieren: Wer? Was? Wann? Wo? Wodurch? Wie lange? ...
- Kurze, präzise Beschreibungen: Zahlen, Daten, Werte (niemals: „meist“, „viel“, „immer“).
- Wichtige Äußerungen der zu pflegenden Person in indirekter Rede oder wörtlich als „Zitat“ übernehmen.
- Verhalten begründen („Frau Maier lehnt das Getränk ab, weil sie meint, dass dieses vergiftet sei.“).

Formulierungsbeispiele

Falsch	Richtig
Herr Schmitt ist heute Vormittag ausgerutscht; keine Besonderheiten.	*Herr Schmitt wollte heute ohne Unterstützung duschen. Dabei ist er um 7:10 Uhr in der Duschkabine ausgerutscht und hat sich den Kopf an der Kabine angeschlagen. Nach eigenen Angaben habe er aber keine Beschwerden.* *Äußerlich sind keine Verletzungen erkennbar. Weiter beobachten.*
Frau Bauer ist depressiv.	*Frau Bauer weint leise vor sich hin und lässt sich nicht ansprechen.*
Herr Maurer ist verwirrt.	*Herr Maurer erkennt die Tochter beim Besuch nicht wieder. Er schrie laut um Hilfe und bat mich, die fremde Frau wegzuschicken.*
Frau Flemming ist aggressiv.	*Frau Flemming biss mir in den Unterarm und schlug nach mir, als ich sie zu Bett bringen wollte. Sie schrie mich an und beschimpfte mich.*
Herr Simon hatte Stuhlgang.	*Gehört nicht in den Pflegebericht!*
Frau Kovac verweigert die Einnahme von Bifiteral.	*Frau Kovac will den Bifiteral-Saft nicht einnehmen. Sie sagt, sie könne den Geschmack nicht ertragen und verspüre Brechreiz nach jeder Einnahme. Vereinbarung: Arzt um die Verordnung eines Alternativprodukts anfragen.*

1. Welche Fehler weisen die folgenden Formulierungen auf:
   a) *Frau Zöllner ist wenig kooperativ. Sie verweigert die Diclofenac-Zäpfchen.*
   b) *Herr Müller hat sich den Arm verletzt.*
   c) *Frau Kreiner ist desorientiert.*
   d) *Die Haut von Herrn Holm zeigt Rötungen auf.*
   e) *Dr. Klein hat Akatinol verschrieben.*
2. Verbessern Sie die Formulierungen in der Aufgabe 1.
3. Kürzen Sie den folgenden Eintrag auf das Wesentliche:
   Als ich heute um 14:15 Uhr das Zimmer von Herrn Abel betreten habe, bin ich erschrocken. Herr Abel lag auf dem Boden und wimmerte vor sich hin. Ich bin schnell zu ihm gegangen und habe ihn gefragt, was passiert sei. Herr Abel war zum Glück ansprechbar. Er konnte sich jedoch nicht erinnern, wie er gestürzt ist. Ihm seien auf einmal die Beine weich geworden. Ich habe ihm den Puls gefühlt: 86. Mit meiner Unterstützung konnte Herr Abel sich aufrichten und sich auf die Bettkante setzen. Äußerlich habe ich keine Verletzungen feststellen können. Auf meine Frage, ob ihm etwas wehtue, sagte Herr Abel: „Mein rechter Arm schmerzt.“ Zur Sicherheit habe ich den Arzt angerufen.

1. Üben Sie in Ihrer Einrichtung, Eintragungen in den Pflegebericht zu tätigen. Dazu können Sie ein Berichteblatt ausdrucken und parallel zur Praxisanleiterin bzw. zum Praxisanleiter ihre Berichte formulieren und anschließend korrigieren lassen.
2. Je nach Einrichtung werden verschiedene Dokumentationssysteme und Einzeldokumente genutzt. Informieren Sie sich in der Einrichtung und stellen Sie in Ihrer Lerngruppe das Dokument „Pflegebericht“ vor.

4.6 Exkurs: Roboter im kommunikativen Einsatz

Frau Sabitzer ist an Alzheimer-Demenz erkrankt. Sprachliche Kommunikation zwischen den Pflegefachkräften und Frau Sabitzer ist nur noch ganz begrenzt möglich. Seit einem Monat ist die Roboter-Robbe Paro im täglichen Einsatz. Die kuschelige Roboter-Robbe kann sich bewegen und gibt unterschiedliche Laute von sich. Offensichtlich mag Frau Sabitzer die Robbe, die ja eigentlich keine ist. Dennoch erreicht der Roboter im Robbenfell die zu Pflegende emotional. Das äußert sich auch darin, dass Frau Sabitzer sie im Arm hält und mit ihr spricht. Und wenn Paro dann „antwortet“, fühlt sie sich verstanden.

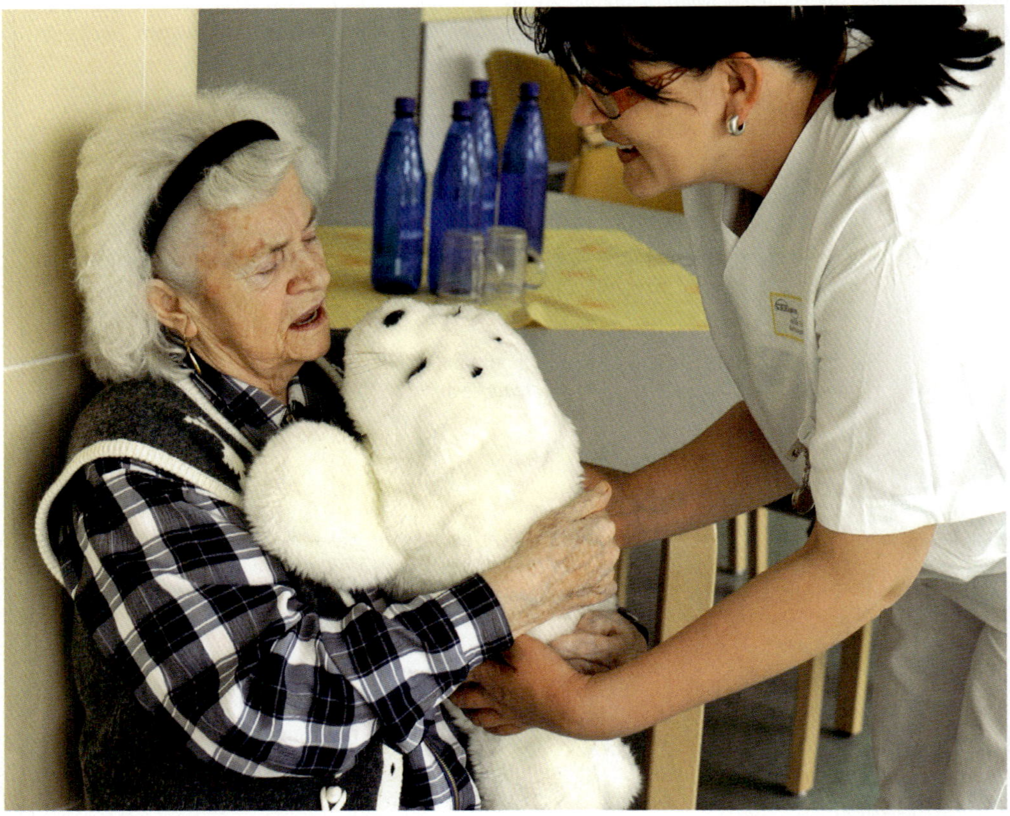

1. Auf welcher Ebene gelingt zwischen der zu pflegenden Person und der Roboter-Robbe eine Art Kommunikation?
2. Wo sehen Sie die Möglichkeiten und wo die Grenzen beim Einsatz von Robotern in der Pflege?

Die Roboter-Robbe ist ein sogenannter **„sozialer Roboter“**, wie er in der Pflege von Kindern mit Autismus, bei Menschen mit einer dauerhaft schweren Behinderung, in Palliativ-Einrichtungen, vor allem aber in der Altenhilfe begrenzt eingesetzt wird. „Soziale Roboter“ zeichnen sich dadurch aus, dass sie mit Menschen interagieren können. Das ist möglich, da sie nach kommunikativen Grundsätzen programmiert wurden und lernfähig sind. Sie erkennen Stimmen und lernen Verhaltensmuster ihrer Nutzer.

„Soziale Roboter“ in der Pflege werden auch als **„Begleitroboter“** bezeichnet, weil sie die soziale Interaktion unterstützen, als Interaktionspartner dienen und vor allem kommunikative und emotionale Bedürfnisse erfüllen. Offensichtlich entwickeln an Demenz erkrankte Menschen zu der Roboter-Robbe eine vertrauensvolle Beziehung, vergleichbar mit der Beziehung zu einem geliebten Haustier. So wandelt sich auch die Rolle des Roboters: Er wird zum persönlichen Begleiter, mitunter zum Freund.

Auch dem Menschen ähnelnde Roboter, sogenannte **„humanoide Roboter“**, kommen zum Einsatz. Sie verfügen über verschiedene, parallel arbeitende Schnittstellen, z. B. die Gestik und Mimik, die Körperhaltung und die Sprache. Zudem kann über ein Touchscreen kommuniziert werden. Damit werden wichtige Kanäle der menschlichen Kommunikation abgedeckt (vgl. Kapitel 2.3), wenn auch bei Weitem nicht alle und z. T. nur rudimentär. Die komplexe menschliche Sprache kann bisher kein „humanoider Roboter“ abdecken. Doch das ist theoretisch nur eine Frage der Datenmengen, der Algorithmen und der Programmierung. Immerhin können diese Roboter zu pflegende Personen unterhalten, animieren, aktivieren und im begrenzten Umfang auch mit ihnen „Dialoge führen“.

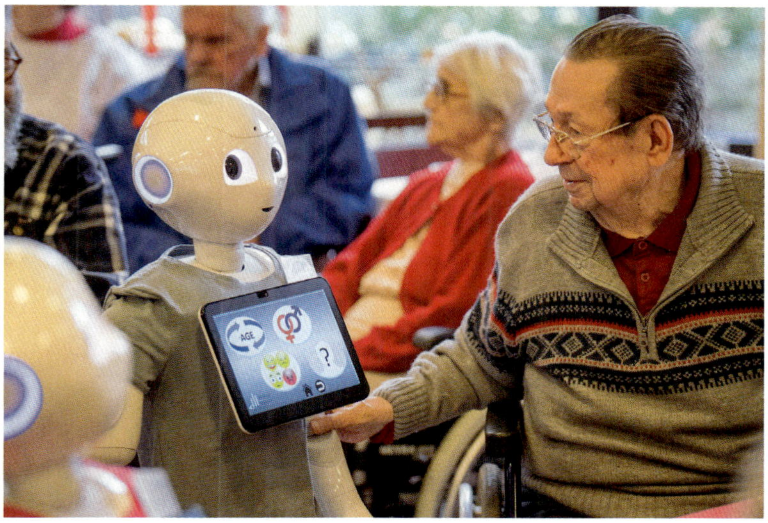

Pflegeroboter Pepper in einer Einrichtung der Altenhilfe

Ein Problem bei der Unterstützung von Robotern ist die Trennung von der Pflegetätigkeit und der sozial-emotionalen Interaktion durch die Pflegefachkraft. Wird z. B. eine zu pflegende Person durch einen Heberoboter vom Bett in einen Rollstuhl mobilisiert, so fehlt genau diese emotional-soziale Seite. Eine Pflegefachkraft wird beim Mobilisieren mit der zu pflegende Person verbal und nonverbal kommunizieren, sie informieren und beruhigen. Dies alles entfällt beim Heberoboter.

Dass die Digitalisierung in der Pflege weiter zunehmen wird und auch Pflegeroboter zur Unterstützung immer mehr eingesetzt werden, ist anzunehmen. Die Frage ist also nicht **ob**, sondern **wie** dieser Einsatz im Sinne einer guten Pflege ethisch zu vertreten ist. Dazu hat der **Deutsche Ethikrat** in seiner Stellungnahme „Robotik für gute Pflege“ (Berlin, 10.03.2020) Voraussetzungen formuliert:
- Der Einsatz von Robotik in der Pflege ist nur zu rechtfertigen, wenn er dem Wohl der Pflegebedürftigen dient und zu mehr Lebensqualität führt.
- Autonomie und Selbstbestimmung der zu pflegenden Personen sind zu wahren. Die Roboter dürfen nicht gegen den Willen der zu Pflegenden eingesetzt werden.
- Zu pflegende Personen dürfen bei menschenähnlichen Robotern nicht getäuscht und manipuliert werden, sie hätten ein menschliches Wesen vor sich.
- Privatheit, Intimität und Scham sind zu wahren.
- Eine individuelle und situationsbezogene Pflege muss gewahrt werden.
- Rechtliche Aspekte sind zu beachten, z. B. Datenschutz oder Fragen der Haftung.

Stellen Sie sich folgendes Zukunftsszenario vor: Sie werden als pflegebedürftige Person nur noch von Robotern gepflegt.

1. Welche Aspekte der Grundhaltung bei der Kommunikation mit an Demenz erkrankten Menschen (vgl. Kapitel 4.3.2) werden auch beim Einsatz von „sozialen Robotern“ aus der Sicht der zu pflegenden Personen eingehalten?
2. Der Bevollmächtigte der Bundesregierung für Pflege, Andreas Westerfellhaus, im Deutschlandfunk:

> „Pflege ist eine Beziehung, eine hohe Kompetenz, die zwischen zwei Menschen stattfindet – hoch professionell, kommunikativ. Sie ist auf Beobachtung, auf Wahrnehmung aller Sinne ausgerichtet. Das kann kein Computer, das kann kein Roboter.“

Fröhndrich, Sina/Westerfellhaus, Andreas: „Robotik ist ein Instrument, das Unterstützung leisten kann“, Deutschlandradio, 23.10.2018, abgerufen unter: www.deutschlandfunk.de/digitalisierung-in-der-pflege-robotik-ist-ein-instrument.769.de.html?dram:article_id=431321 [03.08.2020]

Diskutieren Sie diese Aussage.

3. Viele Pflegekräfte sehen in dem Einsatz von Robotern die Gefahr, dass die Pflege weniger beziehungsorientiert erfolgt. Wie ist Ihre Meinung dazu?

1. Erkunden Sie bei Ihren Praxiseinsätzen, ob Roboter bei der Pflege zum Einsatz kommen.
2. Berichten Sie in Ihrer Lerngruppe von Ihren Ergebnissen.

HANDLUNGSIMPULSE

HANDLUNGSIMPULS A: „Andere Länder – andere Sitten“ – Faltblätter für die Hosentasche anfertigen

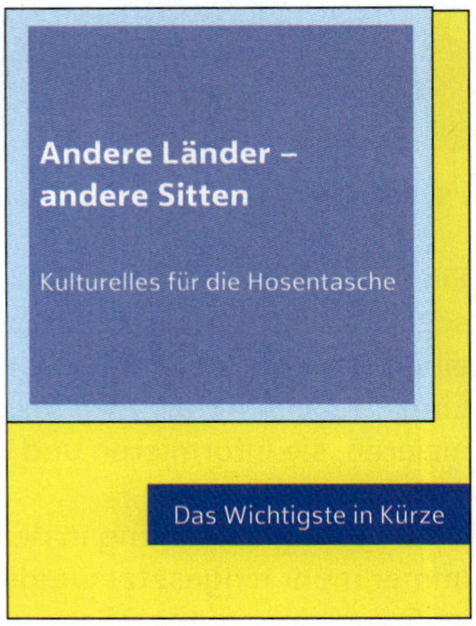

In der Pflege arbeiten Menschen aus unterschiedlichen Kulturkreisen mit anderen Lebensgewohnheiten, Werten, Erwartungen und Bedürfnissen. Ein gutes Miteinander gelingt umso besser, je mehr man über die jeweilige Kultur weiß.

1. Befragen Sie in Ihrer Pflegeschule Auszubildende aus anderen Kulturkreisen und informieren Sie sich z. B. zu folgenden Themen:
   - Wie wird Hochzeit gefeiert?
   - Was ist das „Nationalgericht“?
   - Welche sind die drei wichtigsten Feste und Feiertage?
2. Erstellen Sie ein Faltblatt für die Hosentasche (Booklet) mit dem Titel **„Andere Länder – andere Sitten“**. Nutzen Sie die Vorlage des Faltblattes „Pflege-Charta für die Hosentasche“ unter: www.zqp.de/wp-content/uploads/zqp-pflegecharta-hosentasche.pdf

HANDLUNGSIMPULS B: Ein Gedächtnisbuch anfertigen

Sie haben wahrscheinlich auch die Erfahrung gemacht, dass es zuweilen schwierig ist, mit zu pflegenden Personen, die an Demenz erkrankt sind, Gespräche zu führen. Eine interessante Möglichkeit, ins Gespräch zu kommen, sind sogenannte „Gedächtnisbücher“:

Schwere Demenz - „Gedächtnisbücher“ ermöglichen Gespräche

Dr. Dr. Herbert Mück, Köln

USA. Je ausgeprägter eine Demenz ist, umso schwerer fällt es, mit der betreffenden Person bedeutsam zu kommunizieren. Wie eine Studie von M. Andrews-Salvia und Kollegen an vier extrem dementen Patienten aufzeigt, können „Gedächtnisbücher“ die Gesprächsqualität mitunter erfreulich steigern. Das Autorenteam hatte mit den vier Studienteilnehmern zuerst Basisgespräche zu drei Themen geführt („Meine Familie“, „Mein Leben“ und „Mein Alltag“). Anschließend legten sie für jeden Patienten ein „Gedächtnisbuch“ mit zwei Kapiteln an („Meine Familie“, „Mein Leben“). Jedes Kapitel beinhaltete einfache und persönlich bedeutsame Tatsachenbeschreibungen (ein bis zwei Sätze), die möglichst mit persönlichen Bildern illustriert waren. Vor den nächsten Gesprächen erhielten die Teilnehmer die Gelegenheit, in ihrem Gedächtnisbuch zu lesen, bevor sie ausdrücklich zum Gespräch eingeladen wurden („Erzählen

Sie mir von Ihrer Familie/Ihrem Leben“). Nach Einführung der Gedächtnisbücher nahmen thematisch zutreffende Aussagen sprunghaft und eindrucksvoll zu. Passten pro Gespräch anfänglich maximal null bis fünf Redebeiträge zum Thema, waren es nach Nutzung des Gedächtnisbuches mitunter bis zu siebenmal so viele (27/28). Die Autoren betonen, dass sich mithilfe von Gedächtnisbüchern selbst mit schwer dementen Patienten noch sinnvolle Gespräche führen lassen. Ein solches Vorgehen fördert die verbliebenen kommunikativen Fähigkeiten, ermöglicht sinnvolle Interaktionen mit anderen und verringert den Anteil „unproduktiv“ wirkender kommunikativer Verhaltensweisen. Gedächtnisbücher sind einfach zu erstellen und ihr Einsatz bedarf keiner sonderlichen Vorbereitung oder Schulung.

Andrews-Salvia, M. u. a.: Evaluating the effects of memory books for individuals with severe dementia, in: Journal of Medical Speech-Language Pathology, Heft 11/2003, S. 51–59, übersetzt von Herbert Mück, abgerufen unter: www.alzheimerforum.de/2/3/1/Gedaechtnisbuecher.html [15.04.2020]

Fertigen Sie ein Gedächtnisbuch an.

- Klären Sie Ihr Projekt mit der Praxisanleitung ab.
- Holen Sie sich das Einverständnis der zu pflegenden Person und/oder deren Angehörigen, gesetzlichen Vertreter oder Betreuer ein.
- Benutzen Sie dazu ein ca. 28 x 21 cm großes Fotoalbum.
- Lassen Sie die zu pflegende Person vor ihrem ersten Gespräch im Gedächtnisbuch lesen.
- Überprüfen Sie, ob das Gedächtnisbuch die Kommunikations- und Gesprächsqualität verbessert.

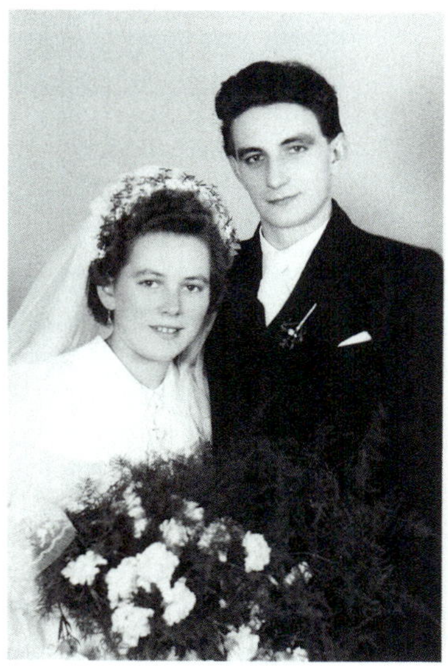

Mein Mann Josef und ich haben am 17. Mai 1958 in Köln geheiratet.

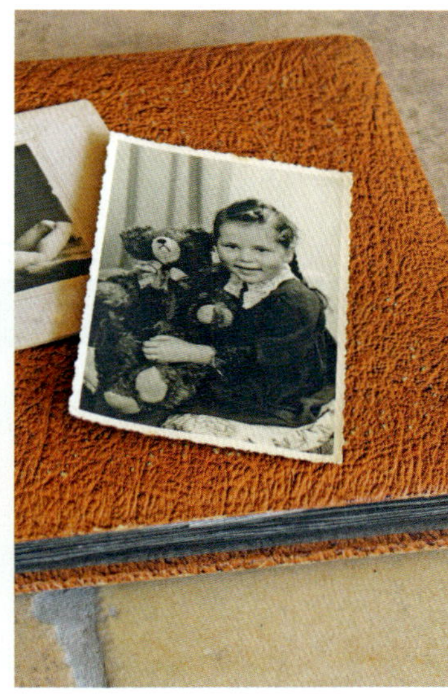

Das war der 5. Geburtstag unserer ältesten Tochter Monika.

HANDLUNGSIMPULS C: Eine Mikro-Schulung (Anleitung) als Video erstellen

Videos eignen sich sehr gut, um eine pflegerische Maßnahme sach- und fachgerecht zu erklären.

Erstellen Sie eine Mikro-Schulung zu einer selbst gewählten pflegerischen Intervention, z. B.:

- Hände desinfizieren
- Transfers
- atemstimulierende Einreibung
- s.c.-Injektion
- i.m.-Injektion
- Blutzuckerkontrolle

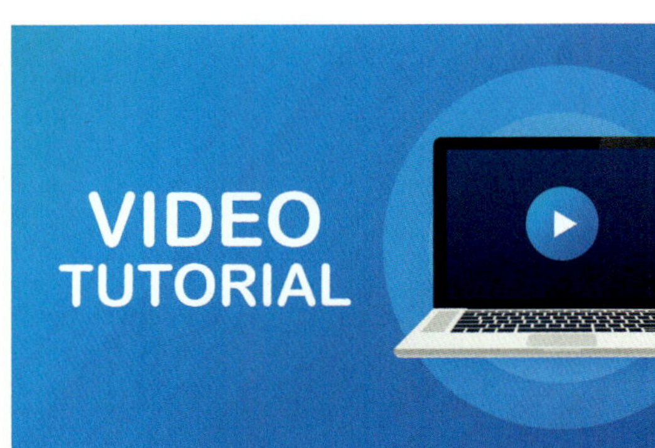

Nützliche Hinweise zum Erstellen eines Video-Tutorials finden Sie unter: www.br.de/sogehtmedien/index.html

5 Lesen und Vorlesen als Angebot zur sinnstiftenden Aktivität und kulturellen Teilhabe

5.1 Literarische Texte

5.1.1 Literarische Gattungen

1. Was verstehen Sie unter Literatur?
2. Welche Funktionen hat die Literatur?
3. Welche Rolle kann Literatur in der Pflege haben?

Texte lassen sich grob nach Aussageabsicht, sprachlicher Gestaltung und ihrem Bezug zur Wirklichkeit in zwei Textarten einteilen:

1. **Sach- oder Gebrauchstexte (expositorische Texte):** Protokoll, Pflegedokumentation, Tagebuch ...
2. **Literarische Texte oder Dichtung (fiktionale Texte):** Roman, Gedicht, Spielfilm ...

Literarische Texte lassen sich wie folgt untergliedern:

Literarische Texte

Gattungen

Epik	Dramatik	Lyrik
• erzählende Dichtung • in Prosa geschrieben	• handelnde Dichtung • szenische Darstellung in Theater, Film, Fernsehen	• Gedichte • in gebundener Sprache geschrieben: Rhythmus, Verse, Reime ...
Textsorten nach formal-inhaltlichen Kriterien: • Roman • Novelle • Erzählung • Kurzgeschichte • Satire • Parabel • Fabel • Anekdote • Märchen • Sage • Legende	**Textsorten nach Verlauf und Lösung des Konflikts:** • Komödie (Konflikt endet im Happy End) • Tragödie (Konflikt endet tragisch, z. B. Tod des Helden) • Tragikomödie (Tragödie mit grotesk-humoristischen Elementen) • Schauspiel • Hörspiel • Film	**Textsorten:** • Liebeslyrik • Naturlyrik • politische Lyrik • Lied • Hymne • Ode • Elegie • Ballade

„Literatur in Bildern":
- Bilderbuch
- Comic

Vor allem Kinder und Jugendliche nutzen die **„Literatur in Bildern"**, wo sich Aspekte von Literatur und bildender Kunst vereinen. Zwar ist das Bild dem Text übergeordnet, dennoch können Comics und Bildergeschichten als Literatur angesehen werden. Dabei enthalten sie sowohl erzählerische als auch handelnde Elemente.

5.1.2 Elemente des Interpretierens

„Die Wirklichkeit der Literatur hat mich aufmerksam und kritisch für die wirkliche Wirklichkeit gemacht. Sie hat mich aufgeklärt über mich selber und das, was um mich vorging. [...] Ich erwarte von einem literarischen Werk eine Neuigkeit für mich, etwas, das mich, wenn auch geringfügig ändert, etwas, das mir eine noch nicht gedachte, noch nicht bewusste Möglichkeit der Wirklichkeit bewusst macht, eine neue Möglichkeit zu sehen, zu sprechen, zu denken, zu existieren."

Handke, Peter: Prosa, Gedichte, Theaterstücke, Hörspiel, Aufsätze, Frankfurt/Main, Suhrkamp Verlag, 1969, S. 26

Literatur als eine Form der Kunst verlangt nach Deutung. Dies wird auch als **Interpretieren** bezeichnet. Dabei gibt es viele Wege, sich dem literarischen Werk zu nähern und sich mit ihm auseinanderzusetzen. Es gibt also nie nur eine mögliche Interpretation, sondern verschiedene Interpretationen. Darüber hinaus kann Literatur den Leser zu kreativem und fantasievollem Handeln anregen.

Die Grundlage einer jeden Interpretation ist der literarische Text. Hier sind es vor allem Inhalt und Form, die sich gegenseitig ergänzen und bedingen. Deshalb ist es sinnvoll, beim Interpretieren Fragen zum Inhalt und zur Form zu stellen und ihre Verknüpfungen aufzuzeigen.

Interpretieren kann aber auch über den literarischen Text hinausgehen. So können die Biografie des Autors, die Entstehungsbedingungen des Textes, der geschichtliche Hintergrund des Textes oder weltanschauliche Einflüsse Hilfestellung bieten für das Textverständnis.

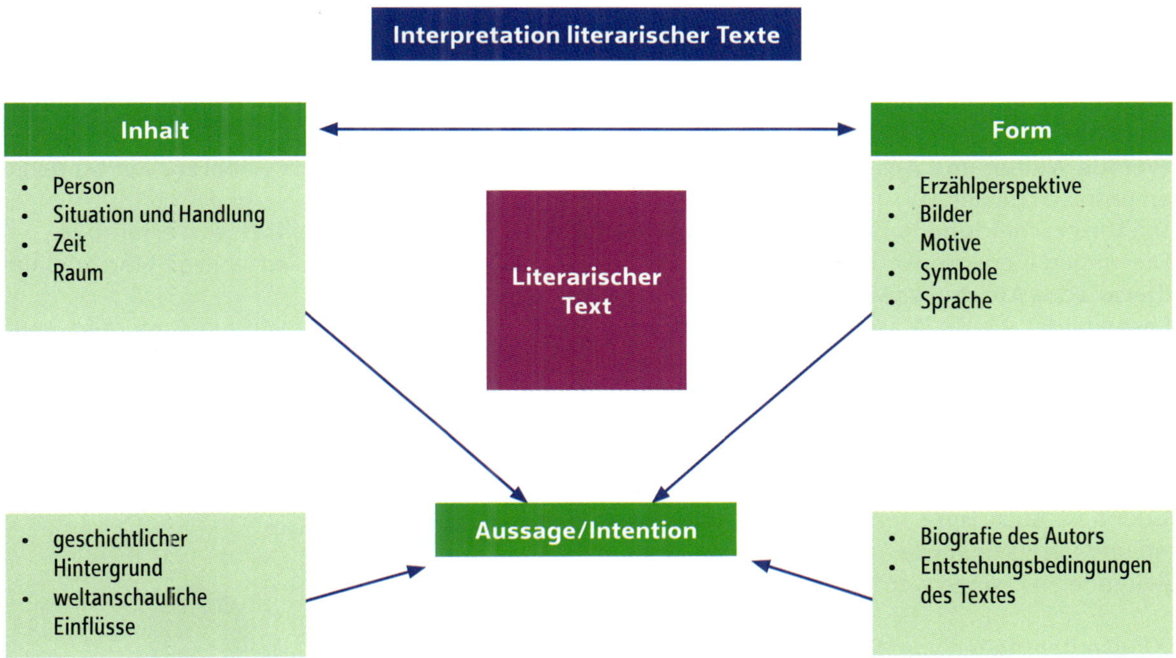

Die Interpretation eines literarischen Textes kann z. B. nach folgendem Schema gegliedert sein:

1. **Einleitung:** Autor, Textsorte, Titel, Thema
2. **Hauptteil:**
   - strukturierte Inhaltsangabe
   - eigentliche Interpretation: Verknüpfung von Inhalt, Form und Sprache
   - Aussage
3. **Schluss:** zusammenfassende Bewertung, Ausblick, Aktualitätsbezug

5.2 Lesen und Vorlesen mit Kindern und Jugendlichen in der Klinik

5.2.1 Anregungen zum Einsatz von Texten für Kinder und Jugendliche

In den Rahmenlehrplänen für den theoretischen und praktischen Unterricht, Anlage 2 Pflegeberufe-Ausbildungs- und -Prüfungsverordnung (PflAPrV) ist folgende Kompetenz für die angehenden Pflegefachfrauen und Pflegefachmänner angeführt:

§

Die Auszubildenden entwickeln gemeinsam mit Menschen aller Altersstufen und ihren Bezugspersonen Angebote zur sinnstiftenden Aktivität, zur kulturellen Teilhabe, zum Lernen und Spielen und fördern damit die Lebensqualität und die soziale Integrität.

An welchen Angeboten können die zu pflegenden Personen in Ihrer Einrichtung teilnehmen?

Eine mögliche sinnstiftende Aktivität ist das Lesen und die Beschäftigung mit Texten. Lesen als wichtiger Teil unserer Kultur fördert die Persönlichkeitsentwicklung. Deshalb fordert die **Stiftung Lesen,** dass Lesen Teil jeder Kindheit und Jugend sein muss. Damit wird dies insbesondere bei längeren Klinikaufenthalten auch ein Auftrag für die Einrichtungen.

Lesen und Vorlesen stärkt Kinder, auch sozial und emotional. Das Lesen und Vorlesen von Texten fördert u. a. folgende Fähigkeiten und Fertigkeiten:

- **Vorstellungskraft und Fantasie** werden angeregt. Die Kinder „erleben" beim Hören und Lesen das Geschehen; das Geschehen wird lebendig.
- Durch dieses Erleben wird die **Auseinandersetzung mit sich selbst** gefördert. Es findet ein Abgleich mit der eigenen Person, den eigenen Wünschen und Emotionen statt („Mir geht es auch so", „So möchte ich auch sein", „So etwas will ich nicht"). Kinder identifizieren sich mit Figuren in den Texten, sie distanzieren sich aber auch von anderen.
- **Fremde Welten und Anschauungen** werden erlebbar. Damit wird Fremdes erfahren, verstanden und empathisch begleitet.
- Die **Unterscheidung von „Dichtung und Wahrheit", von Fiktion und Realität** wird erfahrbar.
- Die jungen Menschen lernen **literarische Strukturen** (z. B. den typischen Aufbau von Märchen) und **literarische Ausdrucksweisen** (z. B. Bilder oder Metaphern) kennen.
- **Lesen bildet**. Neues Wissen kann angeeignet werden, die Persönlichkeitsentwicklung gefördert werden.
- **Lesen entspannt**, auch wenn das Gelesene spannend ist. Leserinnen und Leser kommen auf andere Gedanken, werden abgelenkt. Das ist gerade für Kinder in der Klinik wichtig.

Für die Auswahl geeigneter Texte für Kinder und Jugendliche bietet die Stiftung Lesen viele nützliche Anregungen. Auch Tipps für lebendiges und kreatives Lesen und Vorlesen sowie Anregungen und Ideen zu begleitenden Aktionen werden angeboten.

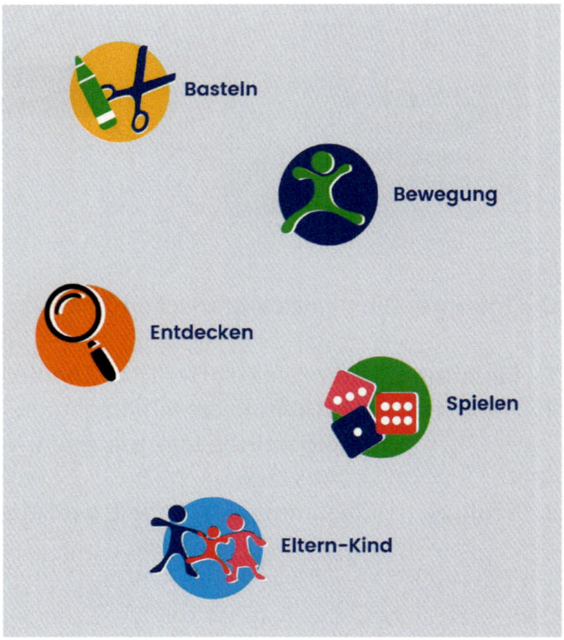

Bei Klinikaufenthalten von Kleinkindern sind die Eltern oder Bezugspersonen häufig anwesend. Sie sollten deshalb in das Lesen und Vorlesen einbezogen werden, ebenso haupt- und ehrenamtliche Mitarbeiterinnen und Mitarbeiter. Aber auch die Pflegefachkräfte können literarische Texte gewinnbringend einsetzen.

Ein Beispiel: Ein Kind kommt zum ersten Mal auf die Dialysestation und weiß nicht, was es erwartet. Ein gutes Kinderbuch über das Krankenhaus und die Dialyse kann helfen, dem Kind diese fremde Situation verständlich zu machen (vgl. Kapitel 5.2.2) und Ängste abzubauen.

Für Kinder kommen je nach Alter folgende Kinderbücher in Betracht:

- **Bilderbücher** (ohne oder mit wenig Text)
  Sie sind für Kleinkinder geeignet und enthalten große Illustrationen. Diese führen durch die Geschichte und regen die Fantasie und Emotionen der Kinder an.

- **Wimmelbücher**
  Sie enthalten große Illustrationen mit vielen Details. So werden sie zu Such- und Entdeckungsbüchern, aber auch Geschichten können erzählt werden. Wimmelbücher fördern u. a. den Spracherwerb und die Sprachfähigkeit.
- **Erstlesebücher**
  Das sind Bücher für Kinder, die gerade das Lesen erlernen. Dazu enthalten Erstlesebücher leichte Texte in großer Schrift und sind reich bebildert.
- **Epische Texte, z. B. Märchen, Fabeln, Anekdoten, Erzählungen, Jugendromane ...**
- **Comics**
  Manche Comicserien und Comichelden haben für Kinder und Jugendliche Kultcharakter. Im Comic sind es die Bilder, welche die Handlung vorantreiben. Comics eignen sich für ältere Kinder und Jugendliche.
- **Sachbücher, Kinder- und Jugendlexika**
  Diese bebilderten Bücher geben altersgerechte Antworten auf alle W-Fragen. Sie eignen sich als spannender Wissensschatz und für Entdeckungsreisen.
- **Mehrsprachige Kinderbücher**
  Diese sind für geflüchtete Kinder und Kinder mit Migrationshintergrund geeignet, um die Inhalte zu verstehen, aber auch um die deutsche Sprache zu erlernen bzw. zu verbessern.

Neben dem klassischen Buch eignen sich auch andere Medien (vgl. Kapitel 5.2.2), z. B. E-Books, Erzähl-Apps, Kinder-Hörspiele als Podcast sowie CDs, MP3s und andere Audiodateien mit „Erzählbüchern".

Das Vorlesen mit Kindern sollte in drei Phasen erfolgen:
1. Einstieg mit einem Ritual, z. B. mit einer Triangel oder einem Lesespruch *(„Wir wollen uns begegnen. - Wir wollen zusammen lesen. - Wir wollen zusammen reden.")*
2. Vorlesen im Dialog mit dem Kind oder den Kindern
3. Nachbereitendes Gespräch

Das Lesen oder Vorlesen mit jungen Patienten kann durch **kreative Aktionen** ergänzt und aufgewertet werden. Hier einige Anregungen:

Anregungen	Beispiele	
Stimme modellieren: laut - leise, hoch - tief	*Charaktere oder sprechende Tiere typisieren: der Bär „brummt", der Frosch „quakt" ...*	
Bewegungen und Laute sprachlich kennzeichnen (lautmalendes Lesen)	*„tipp - tapp", „tropf - tropf", „ding - dong", „kikeriki", „Juhuuu!" ...*	
Bewegungen „spielen"	*Mit den Fingern „krabbeln", den Hals „recken", den Kopf „schütteln" ...*	
Reime sprechen und mit Bewegungen darstellen	*„Sonne, Sonne scheine auf Arme und auf Beine!"*	*(Arme nach oben strecken) (auf Arme klopfen) (auf Oberschenkel klopfen)*
	„Das ist gerade. Das ist schief. Das ist hoch. Und das ist tief."	*(Arme waagerecht) (Arme kippen) (Arme hoch) (Arme nach unten)*
Taschenlampenlesen	*Szene im Buch anleuchten und lesen bzw. vorlesen*	
Malen	*Bilder malen von Menschen, Tieren oder Gegenständen aus der Buchgeschichte*	
Bilder und Fotos aus Zeitschriften ausschneiden	*Collagen und Szenen zu den Buchgeschichten aufkleben*	
Basteln	*Handpuppen, Commander-Armreif zu „STAR-WARS™"-Geschichten aus Toilettenpapierrolle*	
Text produktiv weitererzählen	*Kurzgeschichte mit offenem Schluss weitererzählen lassen*	
Improvisieren	*Zu lange Texte abkürzen, schwer verständliche Passagen mit eignen Worten formulieren ...*	

Ein konkretes Beispiel aus der von der Stiftung Lesen (Mainz) herausgegebenen Praxismappe 2019:

Philippa Leathers

Der Tipp-Tapp-Tiger traut sich was!

ab 3 Jahren

Leider ist der kleine Tiger eher tollpatschig als furchteinflößend. Doch er wird seinem Bruder beweisen, dass er andere Tiere in die Flucht schlagen kann! Ein wunderbares Buch über Selbstvertrauen.

TIPP: Sprechen Sie beim Vorlesen mit den Kindern das lautmalerische „Tipp, tapp, tipp, tapp ...“ des kleinen Tigers. So können die Kinder die Geschichte aktiv „mitlesen“.

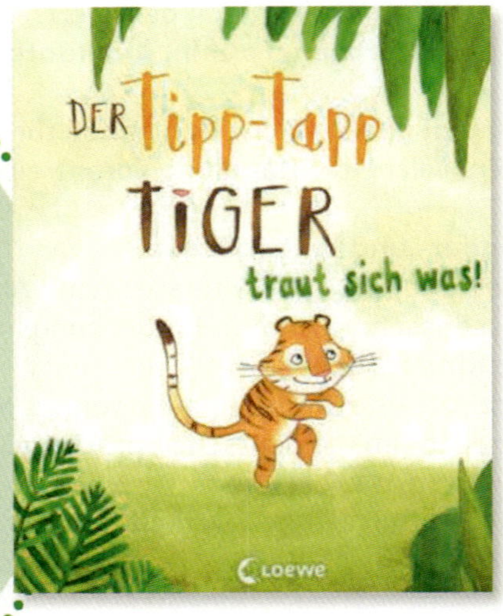

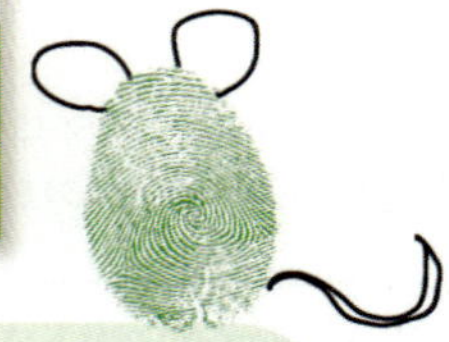

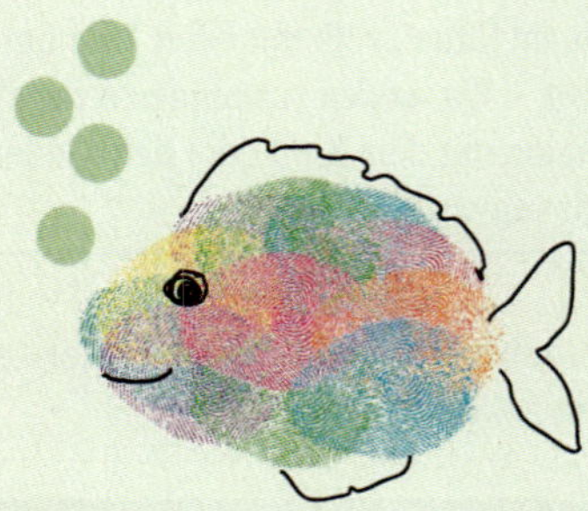

Tiere stempeln mit Fingerabdrücken

Den Tipp-Tapp-Tiger und viele weitere Tiere können Sie mit den Kindern stempeln. Sie benötigen weißes Papier (oder noch schöner: farbiges Tonpapier), Wasserfarben, ein nasses Schwämmchen in einer Schüssel und Buntstifte/Filzstifte. Die Kinder befeuchten ihre Finger auf dem Schwamm, drücken sie in die Wasserfarben und stempeln auf das Papier. Wenn die Fingerabdrücke trocken sind, können mit Bunt- oder Filzstiften Ohren, Fellhaare, Krallen, Schwänze usw. hinzugemalt werden.

Lesen bringt uns weiter. Lesestart für Flüchtlingskinder. Praxismappe 2019, hrsg. von der Stiftung Lesen, abgerufen unter: www.lesestart-fuer-fluechtlingskinder.de/fileadmin/daten/Lesestart_fuer_Fluechtlingskinder/Materialien/PM_Broschu__re_online.pdf, S. 9 [03.08.2020]

§

Für alle Medien, insbesondere für den Einsatz von Apps gilt, dass sie dem Kinder- und Jugendschutz genügen müssen.

Bei der Auswahl von interaktiven Kinderbuch-Apps sollte Folgendes beachtet werden:
- altersgruppengerechte Auswahl,
- Werbefreiheit,
- ohne In-App-Käufe.

Bei der Auswahl von altersgerechten digitalen Medien kann man sich an den Vorschlägen und Einschätzungen u. a. folgender Einrichtungen orientieren:
- Jugendschutz.net, das gemeinsame Kompetenzzentrum von Bund und Ländern für den Schutz von Kindern und Jugendlichen: www.klick-tipps.net/eltern/app-tipps/
- Datenbank „Apps für Kinder“ des Deutschen Jugendinstituts: www.dji.de
- Stiftung Lesen: www.stiftunglesen.de/leseempfehlungen/digitales

1. Üben Sie das Vorlesen aus einem Kinder- oder Jugendbuch. Achten Sie auf ein modellierendes Lesen.
2. Erproben Sie in Kleingruppen (mit bis zu fünf Teilnehmerinnen und Teilnehmern) die angeführten Anregungen.
3. Recherchieren Sie nach weiteren Anregungen und kreativen Aktionen zum Lesen und Vorlesen.

1. Erkunden Sie in den Praxiseinsätzen, welche Möglichkeiten in den Einrichtungen zum Lesen und Vorlesen mit Kindern und Jugendlichen vorhanden sind, wie z. B. Bücherkisten, Leseecke usw.
2. Wer übernimmt in den Einrichtungen das Lesen und Vorlesen?

5.2.2 Ausgewählte Texte und Medien

Die nachfolgende Geschichte stammt von der österreichischen Online-Plattform **Interacct-Tröstgeschichten**. Hier können Kinder selbst geschriebene Geschichten einstellen, um andere kranke Kinder aufzumuntern und zu trösten. Zudem können sie selbst gemalte Bilder hochladen: www.interacct.at/troestgeschichten/

Im Land der Sorgenfresser

„Sophie, Sophie, wach auf!“, sagte die Pflegefachfrau, „Frühstück!“

Sophie wachte auf und bekam ihr Frühstück. Nach dem Frühstück traf sie sich im Aufenthaltsraum mit anderen Kindern zum Spielen. Sie hatte große Sorgen, denn sie wartete auf ihre Blinddarmoperation. Um sich abzulenken, nahm sie ihren Sorgenfresser in den Arm. Der beförderte sie unerwartet ins Sorgenfresser-Land.

Das war schon ein komisches Land. Sophie hatte zwar schon Geschichten vom Schlaraffenland gehört, aber hier war es auch nicht viel schlechter als dort. Sie saß doch tatsächlich auf Ess-Gras und konnte zugreifen, so oft sie wollte.

Vor ihr war ein kleiner Teich, der aus Milch bestand und in dem viele Gummifrösche herumschwammen. Am Himmel trieben Wolken aus Zuckerwatte. Im Ess-Gras und auf den Bäumen wuchsen viele bunte und sogar karierte Blumen. Viele durchsichtige, schillernde Schmetterlinge saugten Nektar von den Blumen und manche setzten sich sogar ohne Angst auf die Köpfe und Schultern der Kinder, die wie Sophie von ihren Sorgenfressern hierher gebracht worden waren. Jedes Kind hatte seinen eigenen Sorgenfresser. Und da sie sehr viele Kinder sah, bemerkte Sophie, dass nicht nur sie Angst vor ihrer Operation hatte.

Es begegneten ihr viele Sorgenfresser, die alle unterschiedlich aussahen. Einer davon sah aus wie eine Schildkröte und bewegte sich auch so langsam. Der Sorgenfresser, der sie in dieses komische Land gebracht hatte, sah aus wie eine Katze, kam ihr plötzlich entgegen und knapp bevor er sie erreichte, stolperte er und fiel direkt vor Sophie auf die Nase. Sophie musste lachen und half ihm auf die Beine. Sie nahm ihn wieder in den Arm, um ihn zu trösten. Da sie das sehr gut konnte, hörte der Sorgenfresser bald auf zu jammern und lachte wieder mit Sophie. „Weil du mich so nett getröstet hast, werde ich bei deiner Operation auf dich aufpassen und dich danach auch trösten“, bedankte sich der Sorgenfresser, „es wird dir nichts passieren.“ Er versuchte Sophie zu erklären, wie das mit dem Blinddarm, der Entzündung und der Operation so funktioniert. Am Ende meinte Sophie: „Das klingt ja gar nicht soooooo schlimm. Und ich denke, der Arzt wirkt sehr nett. Der wird das schon machen.“

Plötzlich wachte Sophie auf und war auf einmal gar nicht mehr so nervös und ängstlich. Sie lächelte ihren Sorgenfresser an und dachte noch lange an diesen Traum.

(anonym)

www.interacct.at/troestgeschichten/read_story.aspx?story=2146 (geändert: „Ärztin“ durch „Pflegefachfrau“ ersetzt) [02.04.2020]

1. Worüber macht sich Sophie große Sorgen?
2. Wie kommt man ins Sorgenfresser-Land?
3. Wie sieht das Sorgenfresser-Land aus?
4. Es gibt viele Sorgenfresser im Sorgenfresser-Land. Wie sieht Sophies Sorgenfresser aus?
5. Was macht Sophie mit dem Sorgenfresser, was der Sorgenfresser mit Sophie?
6. Sophie hat die Geschichte vom Sorgenfresser-Land geträumt. Welche Bedeutung hat der Traum?

1. Üben Sie das Vorlesen der Geschichte „Im Land der Sorgenfresser“.
2. Machen Sie Vorschläge in Ihrer Lerngruppe,
   a) zu welchem Zweck und
   b) mit welchen kreativen Ideen

   Sie diese Geschichte zum Lesen oder Vorlesen bei Kindern in der Klinik einsetzen können.

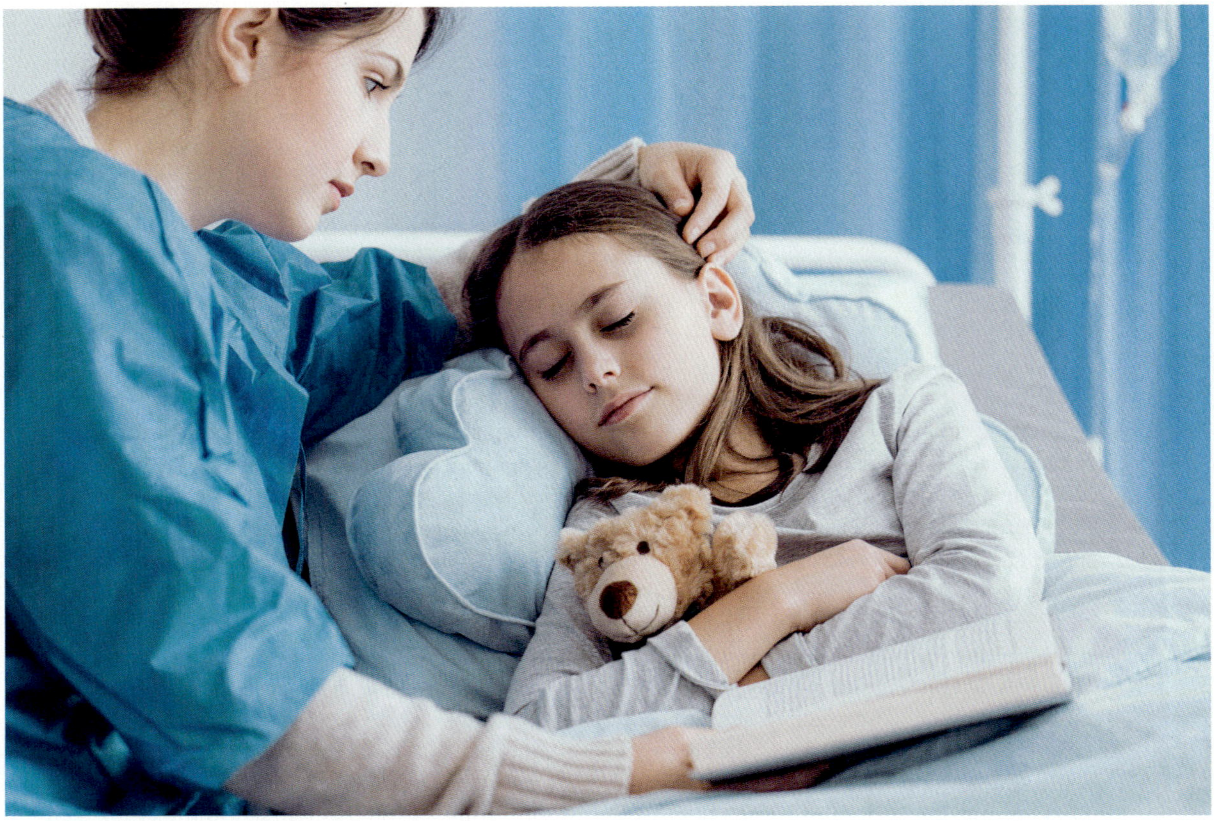

Der Fuchs und der Storch

Eine Fabel von Aesop, nacherzählt von Manfred Scherer

Der Fuchs hatte den Storch eingeladen und servierte ihm die leckersten Speisen, aber nur auf ganz flachen Schüsseln, aus denen der Storch mit seinem langen Schnabel nicht fressen konnte. Gierig fraß der Fuchs alles allein. Scheinheilig bat er den Storch immer wieder, es sich doch auch schmecken zu lassen.

Der Storch empfand das als Betrug, blieb aber heiter, lobte außerordentlich die Bewirtung und bat seinen Freund, am nächsten Tag sein Gast zu sein. Der Fuchs ahnte schon, dass der Storch sich rächen wollte, und wies die Einladung ab. Der Storch aber ließ nicht locker, und so nahm der Fuchs die Einladung schließlich doch an.

Als er nun am nächsten Tag zum Storch kam, fand er alle möglichen Leckerbissen aufgetischt, aber nur in langhalsigen Geschirren. „Folge meinem Beispiel“, rief ihm der Storch zu, „tue, als wärst du zu Hause.“ Und er schlürfte mit seinem Schnabel ebenfalls alles allein, während der Fuchs zu seinem größten Ärger nur am Geschirrrand riechen und lecken konnte.

Schließlich musste der Fuchs hungrig nach Hause gehen. Er erkannte, dass der Storch ihm eine Lektion erteilt hatte.

In einer Fabel handeln und sprechen Tiere, Pflanzen oder Gegenstände. Ihr Aufbau ist dramatisch: Ausgangssituation, Rede (Handlung), Gegenrede (Gegenhandlung), Ergebnis. Fabeln gehören zur „lehrhaften Dichtung“. In knapper Form wollen sie dem Leser eine Lehre vermitteln oder Kritik üben.

7. Weisen Sie den dramatischen Aufbau in der obigen Fabel nach.
8. Formulieren Sie eine Lehre zu dieser Fabel.

3. Machen Sie Vorschläge, wie sie die Fabel beim Lesen oder Vorlesen mit Kindern kreativ einsetzen können.
4. Die Fabel findet sich auch illustriert auf youtube: www.youtube.com/watch?v=XR_qn8U72hg Überlegen Sie,
   a) für welche Altersgruppe dieses Medium geeignet ist,
   b) was die Vor- und was die Nachteile des Mediums sind.
5. Sammeln Sie weitere Fabeln zur sinnstiftenden Aktivität für Kinder in der Klinik.

Das Bilderbuch informiert kindgerecht darüber, was im Krankenhaus passiert. Das Eichhörnchen Eddie Flitzefuß sorgt dafür, dass die kleinen Patienten sich in der Klinik besser zurechtfinden und weniger Angst haben.

Eddie Flitzefuß im Krankenhaus

Eine Erzählung für Kinder im Krankenhaus

von Ursula Meisinger (Autorin), Milly Orthen (Fotograf), papan (Illustrator),

„Und was geschieht hier?“, fragt Rosina im nächsten Zimmer, auf dessen Tür „Dialyse“ steht. „Das bedeutet Blutwäsche“, sagt die Ärztin, und sie erklärt den Dreien, warum das gemacht werden muss und wie es geht.

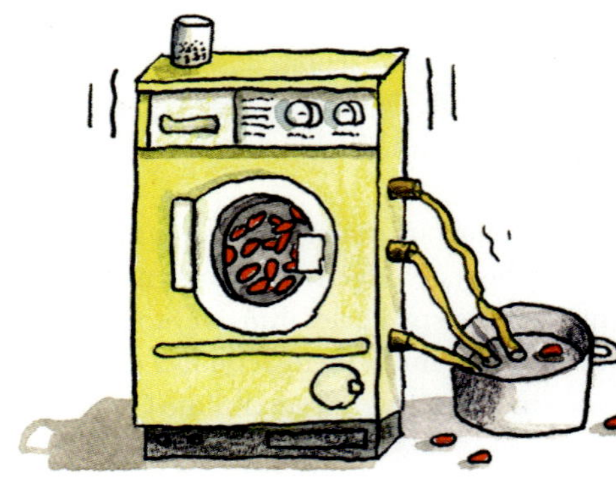

Eine *Dialyse*, auch „Blutwäsche“ genannt, wird bei schweren Nierenerkrankungen gemacht. Dabei wird das Blut „gewaschen“, das macht normalerweise die Niere. Bei einer kranken Niere wird das Blut durch eine Art Filter geschickt, wodurch die Schadstoffe entfernt werden und das Blut gereinigt wieder zurück in den Körper fließt. Das muss ungefähr drei Mal in der Woche geschehen und dauert immer einige Stunden.

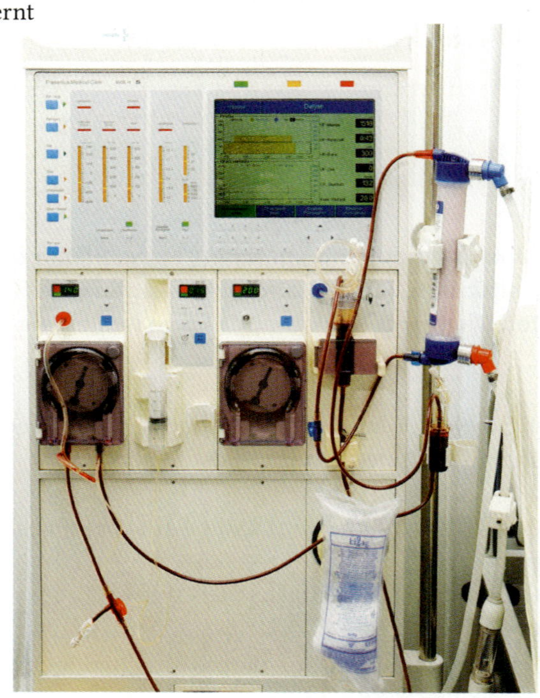

Wenn die Niere plötzlich ausfällt, erfolgt die Blutwäsche über ein Plastikschläuchlein in einem Blutgefäß am Hals. Wenn die Blutwäsche über längere Zeit gemacht werden muss, erhalten manche Kinder eine Verbindung von der Arterie zu einer Vene, dies nennt man „Shunt‘“.

Eine *Arterie* pumpt das Blut weg vom Herzen. Es kommt aus der Lunge, weil es mit viel Sauerstoff versehen ist, ist es hellrot. *Venen* pumpen das Blut hin zum Herzen. Es enthält nur noch wenig Sauerstoff, aber viel Kohlendioxid und ist deshalb dunkelrot. Der „Shunt“ wird über Schläuche mit einem Apparat verbunden, der das Blut reinigt.

Bei anderen Kindern erfolgt die Blutwäsche über ein Schläuchlein im Bauch. Die Dialyse ist für Menschen mit Nierenerkrankungen sehr wichtig, denn ohne sie können sie nicht leben.

Meisinger, Ursula: Eddie Flitzefuß im Krankenhaus. Eine Erzählung für Kinder im Krankenhaus, 3. Aufl., München, Germering, 2012, S. 28

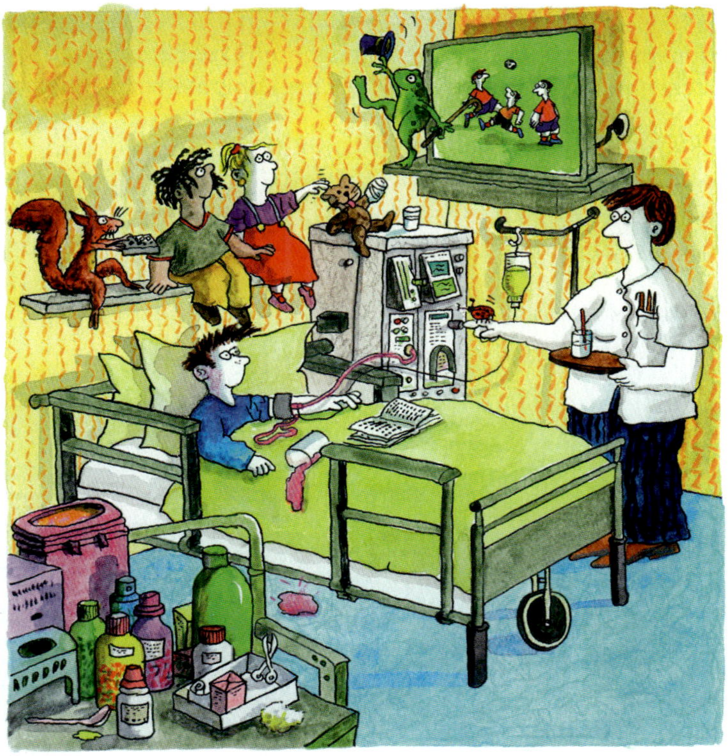

9. Wie ist das Bilderbuch aufgebaut?
10. Wozu eignen sich die Bilder?
11. Warum steht der Infotext neben einer Fotografie?
12. Ab welchem Alter ist das Bilderbuch geeignet?

6. Wie können Sie den Text altersgerecht vorlesen, damit auch jüngere Kinder die medizinischen Sachverhalte verstehen?
7. Machen Sie Vorschläge in Ihrer Lerngruppe, wie Sie diese Erzählung und die Illustrationen zum Lesen oder Vorlesen bei Kindern in der Klinik einsetzen können.
8. Skizzieren Sie kindgerecht den Prozess der Dialyse.

Hasensalat

Johannes Trojan (1837–1915)

Morgens in den Garten trat
Liese, klein und niedlich.
Saß ein Häslein im Salat,
Schmaust und tat sich gütlich.

Liese sprach: „Du armes Tier,
Wart einmal, indes ich
Lauf ins Haus und hole dir
Zum Salat den Essig."

Kommt zurück schon mit dem Krug –
Niemals lief sie schneller –
Essig gießt sie jetzt genug
Auf den Hasenteller.

„Lieselchen, ich danke dir",
Sprach der kleine Fresser,
„Eigentlich doch schmeckt es mir
Ohne Essig besser."

Katzenwäsche

Johannes Trojan (1837–1915)

Die Katzen haben abgespeist,
Nun wollt ihr sehen, was waschen heißt.
Nicht Kanne und Schüssel brauchen sie,
Kein Tuch ins Wasser tauchen sie,
Sie haben Seife nicht noch Schwamm,
Zum Strählen und Glätten keinen Kamm.
Sie brauchen, Alt' und Junge,
Zum Waschen nur die Zunge
Und halten doch mit Peinlichkeit,
Jung' und Alte, auf Reinlichkeit.
Es kann ja etwas kommen
Geflogen oder geschwommen,
Gegangen oder gefahren,
Einzeln oder in Scharen,
Besuch kann überraschen.
Wenn man sich dann gewaschen,
Geschniegelt und gebügelt hat
Und so sauber ist und so glatt
Und so frisch wie ein Rosenblatt,
Dann mag doch kommen die ganze Stadt.

Trojan, Johannes: Hasensalat, in: Hundert Kinderlieder, Berlin, Verlag von Freund & Jeckel, 1899, S. 68

Trojan, Johannes: Katzenwäsche, in: Hundert Kinderlieder, Berlin, Verlag von Freund & Jeckel, 1899, S. 75

9. Kindergedichte eignen sich sehr gut zum Vorlesen.
Machen Sie Vorschläge, wie Sie die beiden Gedichte von Johannes Trojan einsetzen können.

App: „Lesestart zum Lesenlernen"

Die App für Kinder wurde von der Stiftung Lesen im Auftrag des Bundesministeriums für Bildung und Forschung erstellt. Sie soll Kindern Lust aufs Lesen machen. Die App will die Lesekompetenz spielerisch verbessern und bietet u. a.:

- interaktiven Spiel- und Lesespaß,
- fünf spannende Geschichten zum Mitspielen,
- eine Mitlesefunktion, die ein- oder ausgeschaltet werden kann,
- Sprechblasen, die ebenfalls ein- oder ausgeschaltet werden können,
- 20 Mini-Spiele innerhalb der Geschichten,
- animierte Figuren und „Point & Touch"-Funktionen sowie
- einen Elternbereich.

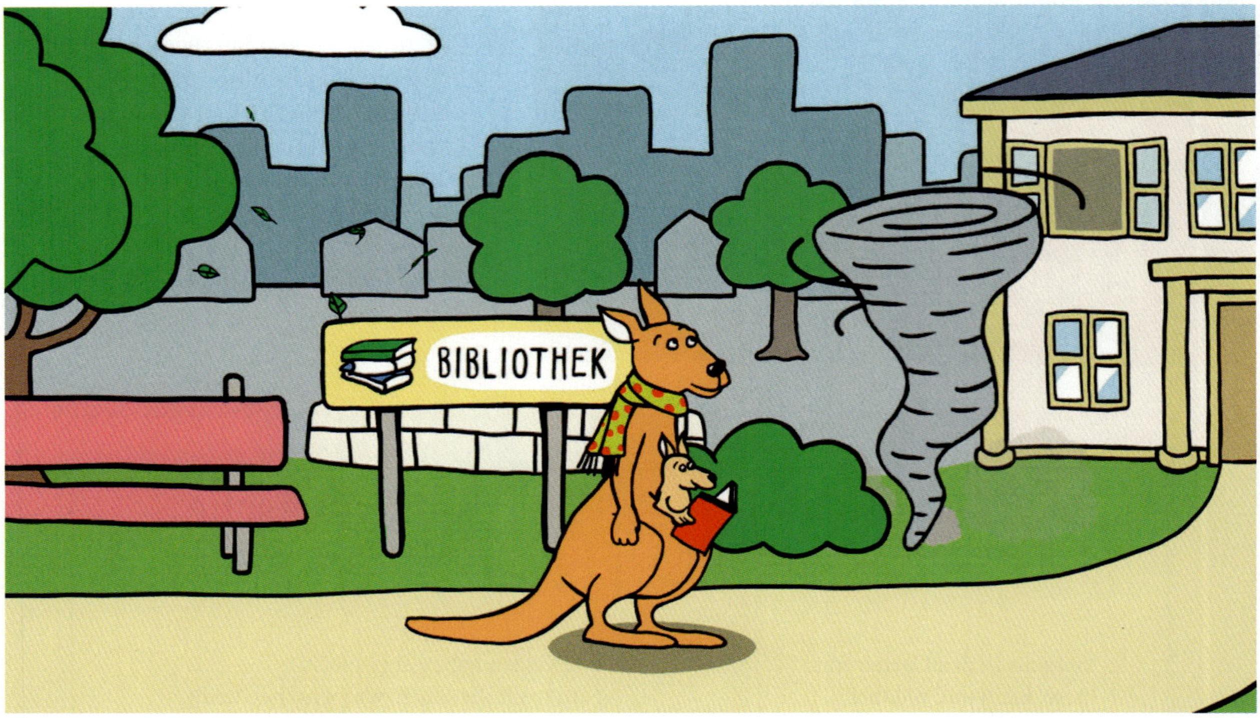

„Ein Wirbelsturm saust auf die Bibliothek zu – und verwüstet ausgerechnet das Regal mit den Lieblingsbüchern des Lesestart-Kängurus. Das Bücher-Chaos kann es nur mit tatkräftiger Unterstützung beseitigen. [...] Doch nur wer die spannenden Lesestart-Geschichten kennt, kann die Bücher richtig sortieren."

Bundesministerium für Bildung und Forschung: Neue App: „Lesestart zum Lesenlernen", 26.04.2018, abgerufen unter: www.bmbf.de/de/neue-app-lesestart-zum-lesenlernen-6097.html [14.08.2020]

10. Laden Sie sich die App kostenfrei auf ein digitales Medium.
11. Erkunden Sie die Möglichkeiten der interaktiven App.
12. Für welche Altersgruppe ist die Lesestart-App geeignet?
13. Testen Sie auch die rechts abgebildete kostenfreie App „Entdecke den Wald" des Bundesministeriums für Ernährung und Landwirtschaft.

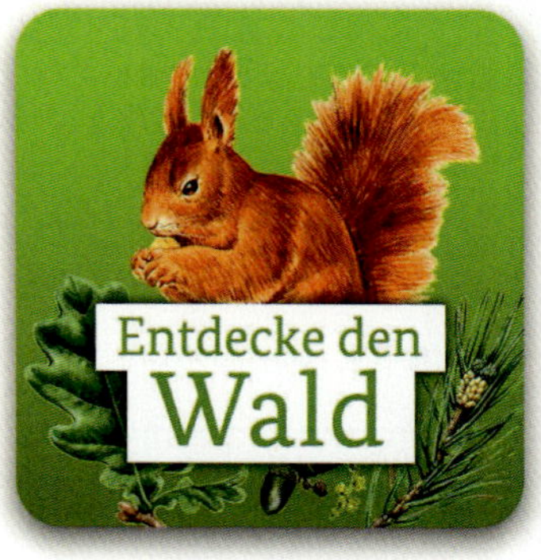

1. Falls Sie Gelegenheit haben, stellen Sie Kindern bei Ihren Praxiseinsätzen die App zur Verfügung.
2. Sprechen Sie mit den Kindern über ihre Erfahrungen und berichten Sie darüber in Ihrer Lerngruppe in der Pflegeschule.

Luca Bloom (geb. 1975) erzählt in seinem Jugendroman über die Pubertät des 15-jährigen Elias, von Zoe, seiner ersten großen Liebe und den Schwierigkeiten, erwachsen zu werden.

Luca Bloom: Ich, Elias

Auszug aus dem gleichnamigen Jugendroman

Eines Morgens war sie einfach da. Da waren keine Nebelschwaden, keine Pastellfarben oder Geigenmusik, kein Weichzeichner oder was man sonst noch alles aus diesen Kitschliebesfilmen kennt. Sie stand einfach da. Vor der Schule. Im Regen. Und versuchte Kaugummi von ihrer Sohle abzubekommen. Sie lehnte sich an die Mauer, verzog angewidert das Gesicht und fluchte leise vor sich hin. Sie war so alt wie ich, vielleicht auch etwas älter, hatte knallrote Haare, wahrscheinlich gefärbt, Dreadlocks und das Gesicht voller Sommersprossen. Sie war klein, fast zierlich und die Cordhose schlabberte ihr um die Hüfte.

„Was guckste denn so blöd, ist dir noch nie passiert, was?!“ Wütend sah sie mich an. Ich fand sie schön in diesem Moment, da konnte sie noch so wütend sein.

„Doch, klar“, entgegnete ich. Mehr brachte ich mal wieder nicht raus, zog meine Kapuze ins Gesicht und kettete mein Fahrrad aus Zeitnot am Fahrradständer statt im Fahrradkeller an.

Ich wollte irgendetwas zu ihr sagen, aber mir fiel nichts ein. Ich stand also einfach nur im Regen und sah sie an. Es klingelte. Ich kam mal wieder zu spät. Egal. Sie musterte mich jetzt eindringlicher.

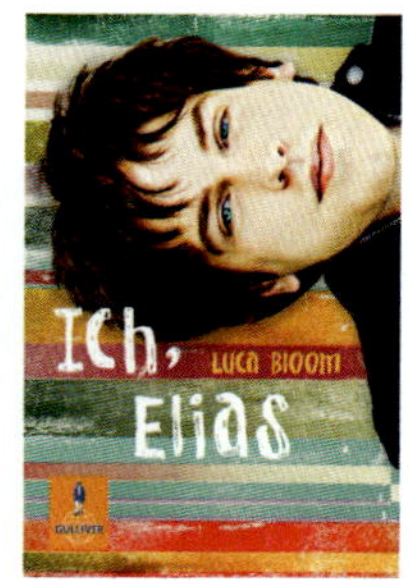

„Wer bist‘n du?“, fragte sie.

„Ich bin Elias.“

„Wie Willem Dafoe in ‚Platon‘?“

In diesem Moment verliebte ich mich. Das schwöre ich!

Ich nickte.

„Hi, ich bin Zoe. Ich bin neu hier, das ist mein erster Tag. In welche Klasse gehst denn du?“

„In die 9-1, letztes Jahr war ich in der 8-1“. Super Elias, das war ja wahnsinnig geistreich.

Sie lachte. „Du bist also nicht hängen geblieben, schön für dich. Ich mache die 9. nun zum zweiten Mal, aber ich bin in der 9-f3.“

„Ach“, sagte ich. Einfach „Ach“. Was sollte ich auch sagen? Dass sie das hübscheste Mädchen war, das ich je gesehen hatte?

„Na, besonders gesprächig biste ja nicht.“ Auf der Treppe drehte sie sich noch mal zu mir um. „Wir sehen uns, ja?“ Ich nickte. Blieb stehen. Und stehen. Und stehen. Und kam zu spät zum Unterricht.

Bloom, Luca: Ich, Elias, Weinheim, Gulliver in der Verlagsgruppe Beltz, 2010, S. 45 f.

13. „Eines Morgens war sie einfach da.“ Welche Wirkung geht von diesem Satz aus?
14. Wie lässt sich erklären, dass Elias „nicht besonders gesprächig“ ist?
15. Aus welcher Perspektive wird erzählt?

Im Epilog (Nachwort) zum Roman mit dem Titel „Erwachsen werden“ meint Elias zum Leser gewandt:

„Erwachsene sagen, die Jugend sei die schönste Zeit im Leben. Sie haben wirklich keine Ahnung. Sie wissen nichts über das Mädchen, in das man sich verliebt und das jeden Abend weint, sie wissen nichts über die Angst, zu versagen, und sie wissen nichts über den Abschied, der noch vor dem Anfang kommt.
Sie haben wirklich keine Ahnung, was es heißt, erwachsen zu werden.
Und ich, Elias Hoffmann, habe auch noch keine Ahnung, aber ich bin dabei, es herauszufinden.“

Bloom, Luca: Ich, Elias, Weinheim, Gulliver in der Verlagsgruppe Beltz, 2010, S. 144

14. Für welche Altersgruppe ist der Romanauszug geeignet?
15. Machen Sie Vorschläge, wie Sie den Auszug und den Epilog des Jugendromans bei Jugendlichen in der Klinik einsetzen können.

5.3 Lesen und Vorlesen in der Altenhilfe

5.3.1 Anregungen zum Einsatz von Texten für ältere Menschen

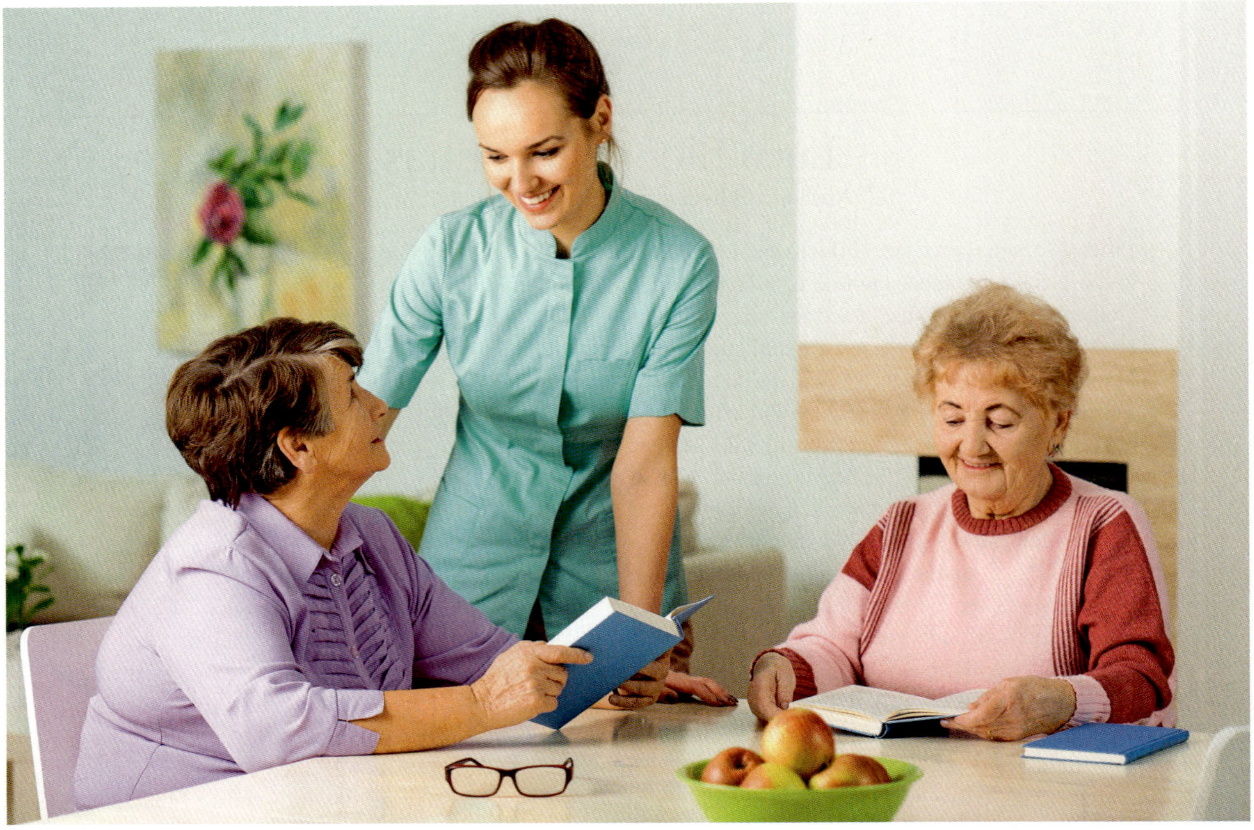

In der Senioreneinrichtung DOMUM VITAL findet alle zwei Wochen ein Lesekreis statt, der sich großer Beliebtheit unter den Seniorinnen und Senioren erfreut. Die älteren Menschen haben Freude am Lesen bzw. Zuhören; sie schätzen aber auch die Gespräche, die sich beim Lesen oder Vorlesen ergeben.

Heute soll im Lesekreis über die Kurzgeschichte „Das Brot“ von Wolfgang Borchert (vgl. Kapitel 5.3.2) gesprochen werden. Pflegefachfrau Martina hat sich in Vorbereitung auf den Lesezirkel mit Inhalt und Aussage der Lektüre beschäftigt und für alle Teilnehmerinnen und Teilnehmer den Text in Großschrift kopiert. Zudem hat sie auf dem Tisch verschiedene Brotsorten angerichtet.

Wie immer „läutet“ Martina den Lesekreis mit der Klangschale „ein“ und begrüßt alle Teilnehmerinnen und Teilnehmer. Bevor der Text abwechselnd in Abschnitten vorgelesen wird, führt Martina Braun mithilfe des Mediums „Brot“ in die Thematik der Kurzgeschichte ein, hat doch Brot für die Kriegs- und Nachkriegsgeneration einen besonderen Stellenwert. Dabei stellt Martina u. a. die folgenden Fragen: „Welche Brotsorte essen Sie am liebsten?“, „Haben Sie früher Brot selbst gebacken?“ Die Teilnehmerinnen und Teilnehmer kommen sehr schnell ins Gespräch und berichten von ihren Vorlieben und Erfahrungen. Schließlich lenkt Martina zur Kurzgeschichte von Wolfgang Borchert über, indem sie den Titel nennt. Die Texte werden verteilt und abwechselnd laut gelesen.

Zuweilen werden aus der Runde auch thematische Aspekte angesprochen. So erzählt ein Bewohner z. B. von den Lebensmittelmarken nach dem Krieg. Aber auch Themen, die nur mittelbar den Text betreffen, kommen zur Sprache. So stellt eine Bewohnerin ihr altes Rezept für eine Brotsuppe vor. Martina lässt großen Spielraum für die Äußerungen der Teilnehmerinnen und Teilnehmer und greift nur behutsam ein, wenn die Gefahr des Monologisierens oder thematischer Nebenschauplätze besteht.

Das Ende des Lesekreises signalisiert Martina wieder durch die Klangschale. Jede Teilnehmerin und jeder Teilnehmer kann den Text von Wolfgang Borchert mitnehmen. Das angerichtete Brot soll beim Abendessen serviert werden.

1. Was schätzen die Seniorinnen und Senioren am Lesekreis?
2. Mit welchem Ritual beginnt und beendet Martina den Lesekreis?

3. Warum hat Martina Brot angerichtet?
4. Welche Funktion hat der literarische Text in erster Linie?
5. Welche Rolle und welche Aufgaben hat Martina als Leitende des Lesekreises?

Lesen setzt bei älteren Menschen wie bei Kindern Impulse, die im Gehirn neue Synapsen (Vernetzungen) bilden. Seniorinnen und Senioren, die viel lesen, bleiben geistig länger fit, wie Studien belegen. Das Lesen oder Vorlesen mit älteren zu pflegenden Personen soll aber vor allem als Angebot verstanden werden, sinnvoll aktiv zu bleiben.

Beim gemeinsamen Lesen oder Vorlesen steht neben dem Lesespaß die Kommunikation mit den Teilnehmerinnen und Teilnehmern im Mittelpunkt. Die Texte sind Anlass, über die eigene Lebenssituation und Lebensgeschichte nachzudenken, sie regen zum Erfahrungsaustausch an, unterhalten und sorgen für Entspannung. Zuweilen können an das Lesethema andere Aktivitäten angeknüpft werden.

Ein Beispiel: Aus dem Lesen von Frühlingsgedichten erwächst die Anregung, Frühlingssträuße zu binden.

Damit dieser wichtige Teil des Lesens und Vorlesens nicht zu kurz kommt, sollten die Texte nicht mehr als zehn Minuten Lesezeit lang sein. Das liegt zum einen an der Aufmerksamkeitsspanne der Teilnehmerinnen und Teilnehmer beim Lesekreis. Zum anderen soll ja gerade Raum zum Gespräch und Gedankenaustausch geschaffen werden.

Folgende Rahmenbedingungen für einen Lesekreis gilt es zu beachten:

- fester Bestandteil des Wochenplans im Rahmen der kreativen, aktivierenden Maßnahmen,
- regelmäßiger Termin, z. B. alle zwei oder vier Wochen,
- nicht länger als eine Stunde Dauer,
- ein heller, ruhiger Raum mit Möbeln, die Blickkontakt erlauben und Platz für Rollstuhlfahrer und -fahrerinnen bieten,
- angenehme Atmosphäre,
- bereitgestellte Getränke.

Anregungen zur Durchführung eines Lesekreises mit Seniorinnen und Senioren:

- Wählen Sie jeweils ein Motto für die Lesekreis-Stunde.
- Stellen Sie die Texte in Großschrift zur Verfügung.
- Setzen Sie zum Text geschickt weitere Medien ein, z. B. Fotos, Musik, Gegenstände oder Pflanzen.
- Beginnen und beenden Sie den Lesekreis mit einem Ritual, z. B. mit einer Klangschale.
- Gliedern Sie die Texte in Sinnabschnitte, die Gesprächsanlässe bieten.
- Wählen Sie einen Rhythmus aus (Vor)Lesen, Gesprächen, Weiterlesen.
- Beziehen Sie die Seniorinnen und Senioren aktiv ein: Lassen Sie Fragen und Anregungen ausdrücklich zu. Sprechen Sie einzelne Teilnehmerinnen und Teilnehmer des Lesekreises direkt an.
- Greifen Sie nur behutsam ein, wenn sich die Teilnehmerinnen und Teilnehmer zu sehr vom Text entfernen oder in Gesprächen „verlieren".

1. Pflegefachfrau Martina hat den Text in Großschrift ausgeteilt. Welche anderen Hilfsmittel stehen Sehbehinderten und Blinden zum Lesen zur Verfügung?
2. Worauf sollte geachtet werden, wenn zu pflegende Personen, die hörgeschädigt sind, am Lesekreis teilnehmen?
3. Pflegefachfrau Martina hat mithilfe des angerichteten Brotes in das Thema der Kurzgeschichte eingeführt. Welche Medien wären bei folgenden Texten und Themen sinnvoll?
   a) Liebesgeschichten
   b) Gedichte zu den Jahreszeiten
   c) Autobiografien
   d) „Jugend"
   e) „Reisen"
4. Die sogenannte Bibliotherapie geht davon aus, dass literarische Texte Heilungsprozesse unterstützen und helfen können, Probleme zu lösen. Interpretieren Sie vor diesem Hintergrund die folgenden beiden lyrischen Texte:

Wünschelrute

Joseph von Eichendorff (1788–1857)

Schläft ein Lied in allen Dingen,
Die da träumen fort und fort,
Und die Welt hebt an zu singen,
Triffst du nur das Zauberwort.

Was bewirkt ein Gedicht

Ulla Hahn (geb. 1945)

Das Gedicht ist so harmlos und gefährlich wie der Leser selbst. Er muss bereit sein, die Lawine zuzulassen, sonst wird aus den Schneeflocken nicht mal ein Ball. Jeder hat das Recht, sich so dumm zu stellen, wie er will. Das Gedicht ist einfach nur da. Es hat allein die Macht, die der Leser ihm einräumt. Es kommt vor, dass einer aufschrickt beim Lesen eines Verses: Du musst dein Leben ändern!

Eichendorff, Joseph von: Wünschelrute, in: Gesammelte Werke. Band 1: Gedichte, Nachlese, Die Feier, Berlin, Aufbau Verlag, 1962, S. 90

Hahn, Ulla: Was bewirkt ein Gedicht, in: Wiederworte. Gedichte, 1. Aufl., München, DVA, 2011, S. 108

1. Erkunden Sie in den Praxiseinsätzen, ob in den Einrichtungen für Seniorinnen und Senioren ein Lesekreis existiert.
2. Ist dies der Fall, dann gestalten Sie in Eigenverantwortung eine Lesekreis-Stunde.
3. Wenn dies nicht der Fall ist, können Sie einen Lesekreis initiieren.
4. Wer übernimmt in den Einrichtungen das Lesen und Vorlesen?

Beim **Vorlesen für an Demenz erkrankte Menschen** müssen besondere Aspekte beachtet werden; zudem sollten Texte ausgewählt werden, welche die älteren Menschen nicht überfordern. Auch Geschichten, Sprichwörter oder Gedichte, die den an Demenz erkrankten Menschen bekannt sein sollten, eignen sich zum Vorlesen.

Wertvolle Hinweise für das Vorlesen von Texten für an Demenz erkrankte Menschen finden Sie z. B. unter folgenden Internet-Adressen:

- www.alzheimer-aktiv.de/geschichten-zum-vorlesen/
- www.ebede.net/wissen-und-praxis/therapieformen/363-geschichten-fuer-senioren-demenzkranken-erfolgreich-vorlesen
- www.bibliothek.mainz.de/medien/download/Aktivierungstasche_Demenz1.pdf

5.3.2 Ausgewählte Texte und Medien

Wolfgang Borchert, 1921 in Hamburg geboren, als Soldat zweimal wegen „Wehrkraftzersetzung" verurteilt, kehrte 1945 schwer krank aus dem Krieg zurück, starb 1947 kurz vor der Uraufführung seines Dramas „Draußen vor der Tür", das wie viele seiner Werke die Probleme der Nachkriegszeit zum Thema hat.

Wolfgang Borchert: Das Brot

Eine Kurzgeschichte

Plötzlich wachte sie auf. Es war halb drei. Sie überlegte, warum sie aufgewacht war. Ach so! In der Küche hatte jemand gegen einen Stuhl gestoßen. Sie horchte nach der Küche. Es war still. Es war zu still und als sie mit der Hand über das Bett neben sich fuhr, fand sie es leer. Das war es, was es so besonders still gemacht hatte: sein Atem fehlte. Sie stand auf und tappte durch die dunkle Wohnung zur Küche. In der Küche trafen sie sich. Die Uhr war halb drei. Sie sah etwas Weißes am Küchenschrank stehen. Sie machte Licht. Sie standen sich im Hemd gegenüber. Nachts. Um halb drei. In der Küche.

Auf dem Küchentisch stand der Brotteller. Sie sah, dass er sich Brot abgeschnitten hatte. Das Messer lag noch neben dem Teller. Und auf der Decke lagen Brotkrümel. Wenn sie abends zu Bett gingen, machte sie immer das Tischtuch sauber. Jeden Abend. Aber nun lagen Krümel auf dem Tuch. Und das Messer lag da. Sie fühlte, wie die Kälte der Fliesen langsam an ihr hochkroch. Und sie sah von dem Teller weg.

„Ich dachte, hier wär was", sagte er und sah in der Küche umher.
„Ich habe auch was gehört", antwortete sie und dabei fand sie, dass er nachts im Hemd doch schon recht alt aussah. So alt wie er war. Dreiundsechzig. Tagsüber sah er manchmal jünger aus. Sie sieht doch schon alt aus, dachte er, im Hemd sieht sie doch ziemlich alt aus. Aber das liegt vielleicht an den Haaren. Bei den Frauen liegt das nachts immer an den Haaren. Die machen dann auf einmal so alt.

„Du hättest Schuhe anziehen sollen. So barfuß auf den kalten Fliesen. Du erkältest dich noch."
Sie sah ihn nicht an, weil sie nicht ertragen konnte, dass er log. Dass er log, nachdem sie neununddreißig Jahre verheiratet waren.
„Ich dachte, hier wäre was", sagte er noch einmal und sah wieder so sinnlos von einer Ecke in die andere, „ich hörte hier was. Da dachte ich, hier wäre was."
„Ich hab auch was gehört. Aber es war wohl nichts." Sie stellte den Teller vom Tisch und schnippte die Krümel von der Decke.
„Nein, es war wohl nichts", echote er unsicher.
Sie kam ihm zu Hilfe: „Komm man. Das war wohl draußen. Komm man zu Bett. Du erkältest dich noch. Auf den kalten Fliesen." Er sah zum Fenster hin. „Ja, das muss wohl draußen gewesen sein. Ich dachte, es wäre hier." Sie hob die Hand zum Lichtschalter. Ich muss das Licht jetzt ausmachen, sonst muss ich nach dem Teller sehen, dachte sie. Ich darf doch nicht nach dem Teller sehen. „Komm man", sagte sie und machte das Licht aus, „das war wohl draußen. Die Dachrinne schlägt immer bei Wind gegen die Wand. Es war sicher die Dachrinne. Bei Wind klappert sie immer."

Sie tappten sich beide über den dunklen Korridor zum Schlafzimmer. Ihre nackten Füße platschten auf den Fußboden.
„Wind ist ja", meinte er. „Wind war schon die ganze Nacht." Als sie im Bett lagen, sagte sie: „Ja, Wind war schon die ganze Nacht. Es war wohl die Dachrinne."
„Ja, ich dachte, es wäre in der Küche. Es war wohl die Dachrinne." Er sagte das, als ob er schon halb im Schlaf wäre.
Aber sie merkte, wie unecht seine Stimme klang, wenn er log.
„Es ist kalt", sagte sie und gähnte leise, „ich krieche unter die Decke. Gute Nacht."
„Nacht", antwortete er und noch: „ja, kalt ist es schon ganz schön."
Dann war es still. Nach vielen Minuten hörte sie, dass er leise und vorsichtig kaute. Sie atmete absichtlich tief und gleichmäßig, damit er nicht merken sollte, dass sie noch wach war. Aber sein Kauen war so regelmäßig, dass sie davon langsam einschlief.
Als er am nächsten Abend nach Hause kam, schob sie ihm vier Scheiben Brot hin. Sonst hatte er immer nur drei essen können.
„Du kannst ruhig vier essen", sagte sie und ging von der Lampe weg. „Ich kann dieses Brot nicht so recht vertragen. Iss du man eine mehr. Ich vertrag es nicht so gut."
Sie sah, wie er sich tief über den Teller beugte. Er sah nicht auf. In diesem Augenblick tat er „Du kannst doch nicht nur zwei Scheiben essen", sagte er auf seinen Teller.
„Doch. Abends vertrag ich das Brot nicht gut. Iss man. Iss man."
Erst nach einer Weile setzte sie sich unter die Lampe an den Tisch.

Borchert, Wolfgang: Das Brot, in: Draußen vor der Tür und ausgewählte Erzählungen, 32. Aufl., Reinbek, Rowohlt Verlag, 1969, S. 105 f.

1. In welcher Zeit spielt die Kurzgeschichte?
2. Wieso hatte der Mann nur drei Brotscheiben essen können?
3. Wie reagiert die Frau auf die Lüge ihres Mannes nach neununddreißig Ehejahren?

4. Wie interpretieren Sie den letzten Satz der Geschichte?
5. Eine Kurzgeschichte schildert zumeist eine Alltagssituation, die zum Nachdenken anregt. Dies wird auch dadurch unterstützt, dass sie meistens unvermittelt einsetzt und abbricht („offener Anfang" und „offener Schluss"). Weisen Sie diese Merkmale an Wolfgang Borcherts Kurzgeschichte nach.

1. Eine Möglichkeit, über die Kurzgeschichte „Das Brot" in einem Lesekreis mit älteren Menschen ins Gespräch zu kommen, finden Sie in Kapitel 5.3.1.
2. Machen Sie Vorschläge, welche Aspekte Sie beim Vorlesen der Kurzgeschichte thematisieren und wie Sie dabei vorgehen können.

Die Deutsche Brotkultur mit ca. 3 200 eingetragenen Brotsorten wurde durch die nationale UNESCO-Kommission im Jahr 2014 in das Bundesweite Verzeichnis des immateriellen Kulturerbes aufgenommen.

Herbsttag

Rainer Maria Rilke (1875–1926)

Herr: es ist Zeit. Der Sommer war sehr groß.
Leg deinen Schatten auf die Sonnenuhren,
und auf den Fluren lass die Winde los.

Befiehl den letzten Früchten voll zu sein;
Gib ihnen noch zwei südlichere Tage,
dränge sie zur Vollendung hin und jage
die letzte Süße in den schweren Wein.

Wer jetzt kein Haus hat, baut sich keines mehr.
Wer jetzt allein ist, wird es lange bleiben,
wird wachen, lesen, lange Briefe schreiben
und wird in den Alleen hin und her
unruhig wandern, wenn die Blätter treiben.

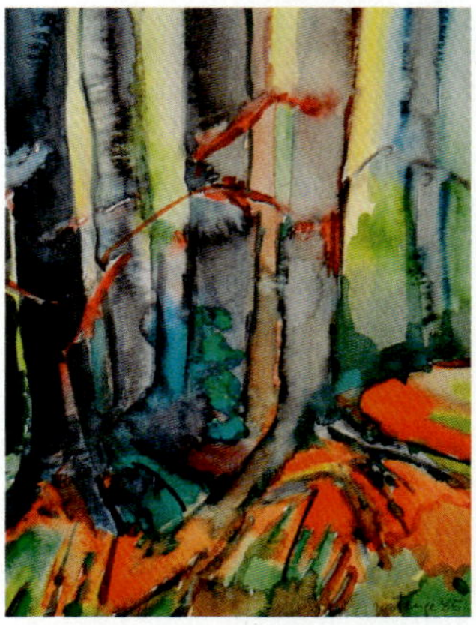

Elisabeth Patenge: Herbstwald. Aquarell (1985), Foto: Manfred Scherer

Rilke, Rainer Maria: Herbsttag, in: Das große Gedichtbuch, hrsg. von Karl Otto Conrady, 1. Aufl., Kronberg/Taunus, Athenäum Verlag, 1977, S. 639 f.

Patrick Süskind, 1949 in Amberg am Starnberger See geboren, ist Schriftsteller und Drehbuchautor.
Sein bekanntester Roman „Das Parfüm. Die Geschichte eines Mörders“ (1985) wurde zu einem Welterfolg und verfilmt (2006). In den Werken von Patrick Süskind spielen häufig Antihelden eine Rolle, die als Außenseiter auf die Menschen und die Gesellschaft blicken.
In dem einaktigen Theaterstück **„Der Kontrabass“** spricht ein vereinsamter Kontrabassist einen Monolog über sein Leben. Das Stück entstand 1980 und wurde am 22. September 1981 in München uraufgeführt.

Patrick Süskind: Der Kontrabass

(Auszug)

Über allem schwebt der GMD, der Generalmusikdirektor, dann kommt die erste Geige, dann die erste zweite Geige, dann die zweite erste Geige, dann die übrigen ersten und zweiten Geigen, Bratschen, Celli, Flöten, Oboen, Klarinetten, Fagotte, das Blech – und ganz zum Schluss der Kontrabass. Nach uns kommt bloß noch die Pauke, aber nur theoretisch, weil die Pauke ist allein und sitzt erhöht, dass sie jeder sehen kann. Außerdem hat sie noch mehr Volumen. Wenn die Pauke einmal hinlangt, das hört sich bis in die letzte Reihe, und jeder sagt, aha, die Pauke. Bei mir sagt kein Mensch, aha, der Kontrabass, weil ich geh ja unter in der Masse. Darum steht die Pauke praktisch über dem Kontrabass. Obwohl die Pauke streng genommen gar kein Instrument ist mit ihren vier Tönen. Aber es gibt Paukensoli, zum Beispiel im 5. Klavierkonzert von Beethoven, letzter Satz am Ende. Da schaut alles, was nicht auf den Pianisten schaut, auf die Pauke, und das sind in einem größeren Haus gut und gerne zwölf- bis fünfzehnhundert Menschen. Soviel schauen auf mich in einer ganzen Saison nicht.

Nicht, dass Sie denken, ich bin neidisch. Neid ist mir ein fremdes Gefühl, denn ich weiß, was ich wert bin. Aber ich habe einen Sinn für Gerechtigkeit, und einiges im Musikbetrieb ist absolut ungerecht. Der Solist wird vom Beifall überschüttet, die Zuschauer sehen es ja heute als Strafe gegen sich selber an, wenn sie nicht mehr klatschen dürfen; Ovationen werden dem Dirigenten entgegengebracht: der Dirigent drückt dem Kapellmeister mindestens zweimal die Hand; manchmal erhebt sich das gesamte Orchester von den Sitzplätzen ... – Als Kontrabassist kann man nicht einmal ordentlich aufstehen. Als Kontrabassist – entschuldigen Sie den Ausdruck – sind Sie in jeder Hinsicht der letzte Dreck!

Und darum sage ich, das Orchester ist ein Abbild der menschlichen Gesellschaft. Denn hier wie dort werden diejenigen, die ohnehin schon die Drecksarbeit machen, darüber hinaus noch von den anderen verachtet.

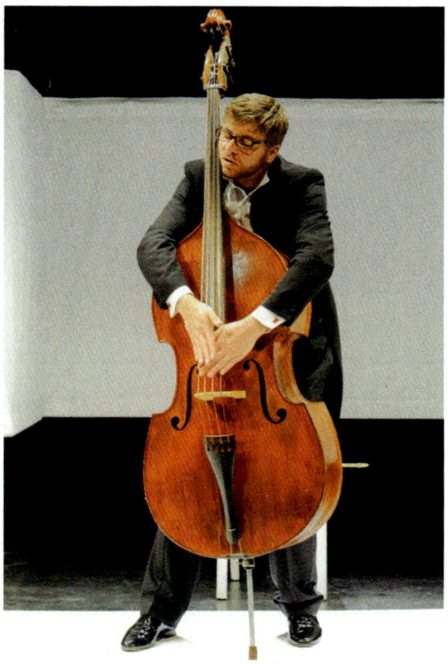

Süskind, Patrick: Der Kontrabass, Zürich, Diogenes Verlag, 1984, S. 26 f.

6. Welche Position haben die einzelnen Instrumente eines Orchesters?
7. Wieso steht die Pauke „praktisch über dem Kontrabass“?
8. Der Kontrabassist fühlt sich und sein Instrument ungerecht als „der letzte Dreck“ behandelt. Wie begründet dies der Musiker?
9. „Das Orchester ist ein Abbild der menschlichen Gesellschaft“, sagt der Bassist. Wie ist dies zu verstehen?

3. Der Textauszug aus dem „Kontrabass" von Patrick Süskind eignet sich eher zum Vorlesen. Begründen Sie diese Aussage.
4. Machen Sie Vorschläge, mit welchen Medien der Textauszug in einem Lesekreis zur Kommunikation anregen kann.
5. Welche Gesprächsthemen bieten sich im Zusammenhang mit dem Textauszug an?

Anekdoten

Eine Anekdote erzählt in wenigen Worten eine Begebenheit, mit der eine Epoche oder eine (bekannte) Person charakterisiert wird. Oft ist die Anekdote wie folgt aufgebaut: Einleitung, kurze Handlung, überraschende Wende (Pointe).

Franz Liszt (1811–1886) war Komponist, Dirigent und einer der prominentesten Klaviervirtuosen des 19. Jahrhunderts.

Wenn Fürsten sprechen

Liszt spielte einst am Petersburger Hof. Der Zar unterhält sich während des Vortrages mit seiner Nachbarin. Eine Weile bekämpft Liszt seinen Ärger, als aber die Unterhaltung immer angeregter und lauter wird, bricht er plötzlich mitten im Spiel ab. Verwundert schaut der Fürst auf und fragt nach der Ursache. Und Liszt antwortet mit einer tiefen Verbeugung: „Wenn Fürsten sprechen, haben die Diener zu schweigen!"

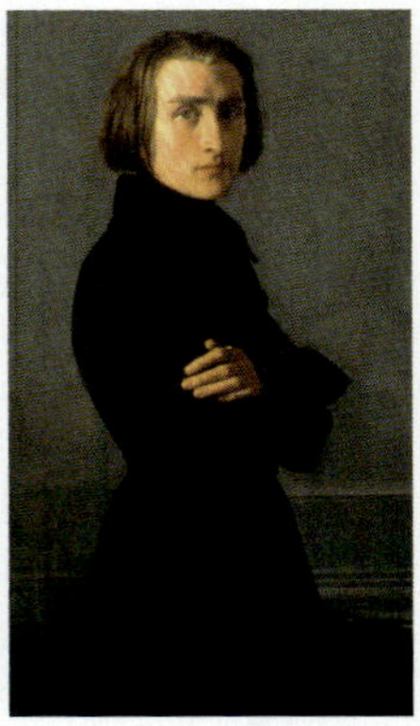

Musikeranekdoten, gesammelt von Hans Hollerop, Stuttgart, J. Engelhorns Nachf., 1922, S. 44 f.

10. Wie gelingt es Franz Liszt, den Spielabbruch geschickt zu rechtfertigen?
11. Welcher Charakterzug des Klaviervirtuosen wird sichtbar?

Konrad Adenauer und der Teppich

Am 23. Mai 1949 trat mit seiner Verkündung das Grundgesetz in Kraft. Das war die „Geburtsstunde" der Bundesrepublik Deutschland. Aber damit war der neue Staat noch nicht souverän. Alle Beschlüsse des 1. Deutschen Bundestages und der Bundesregierung mussten durch die Vertreter der westlichen Siegermächte, die Hohen Kommissare, genehmigt werden. So machte der erste deutsche Bundeskanzler Konrad Adenauer mit einigen Ministern am 21. September 1949 den Hohen Kommissaren seinen Antrittsbesuch auf dem Petersberg bei Bonn, dem Sitz der Siegermächte.

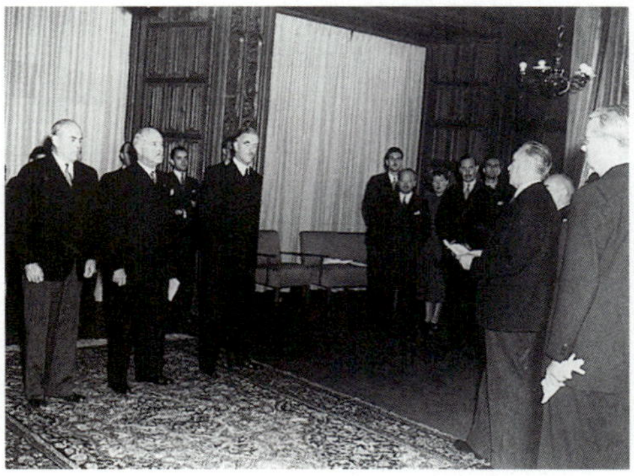

Die Hohen Kommissare erwarteten den Bundeskanzler auf dem Teppich in der Haupthalle des Hotels Petersberg. Um die Vormachtstellung der Siegermächte zu demonstrieren, sollte der Bundeskanzler in respektvollem Abstand vor dem Teppich Halt machen. Doch Konrad Adenauer scherte sich nicht um diese Vorgabe und stellte sich demonstrativ auf den Teppich.

12. Welcher Wesens- und Charakterzug Adenauers zeigt sich in dieser Begebenheit?
13. Welche politische Absicht wird im Verhalten Adenauers deutlich?

Ein Herz laviert nicht

Joachim Ringelnatz (1883–1934)

Ich nenne keine Freundschaft heiß,
Die niemals, wenn's ihr unbequem,
Den Freund zu überraschen weiß
Trotzdem.

Denn wenn sie Zeit und Mühe scheut,
Ein Unverhofft zu bringen,
Das einen Freund unendlich freut,
Dann hat sie keine Schwingen.

Den Umfang einer Wolke misst
Kein Mensch. Weil sie nicht rastet,
Noch ihre Freiheit je vergisst. –
Ich glaube: Keine Wolke ist
Mit Arbeit überlastet.

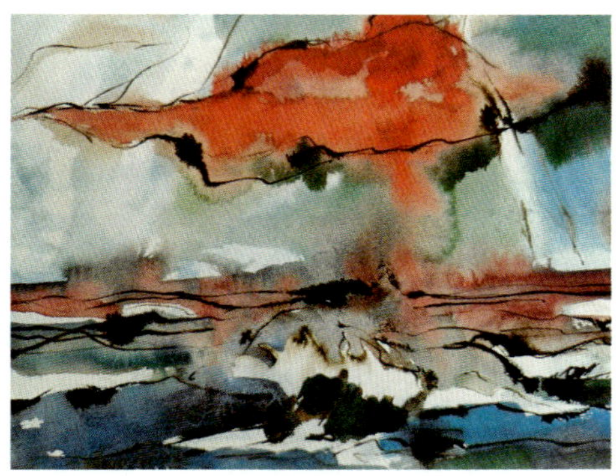

Elisabeth Patenge: Rote Wolke. Tusche – Aquarell (1988), Foto: Manfred Scherer

Ringelnatz, Joachim: Ein Herz laviert nicht, in: Gedichte dreier Jahre, Berlin, Ernst Rowohlt Verlag, 1932, S. 76

1. Nehmen Sie das Gedicht zum Anlass, im Lesekreis über das Thema Freundschaft ins Gespräch zu kommen.

Gunther Emmerlich ist ein 1944 in Thüringen geborener Sänger und Moderator.

Was haben Sie gemacht als die Mauer fiel, Gunther Emmerlich?

(Auszug)

Tagsüber hatte ich Probe in der Semperoper. Dort sollte zwei Tage später, am 11. November, die Sendung „Showkolade“ aufgezeichnet werden.

Am Abend saß ich mit Reinhard Mey, der zum ersten Mal in der DDR war, in einem Dresdener Bierkeller. Ich war sehr glücklich, dass ich es endlich geschafft hatte, ihn hierher zu holen. Dass er bislang noch nicht in der DDR auftreten durfte, lag an der Freiheit, die er über den Wolken vermutete. Auch das Lied „Ich würde gern einmal in Dresden singen“ war eine unbotmäßige Aufforderung aus Sicht der Parteifunktionäre. Aber aufgrund der sich anbahnenden Veränderungen und nicht zuletzt wohl auch ein wenig dank meiner permanenten Bemühungen war's dann eben doch möglich, ihn in die Sendung zu holen.

Und wie es der Zufall wollte, gab es in diesem Bierkeller, in dem wir nun saßen, einen Fernsehapparat, der mehr so nebenbei lief. Doch als wir die scheinbar dubiosen, aber letztlich so befreienden Worte von Schabowski hörten, war die Kneipe außer Rand und Band. Fremde Menschen umarmten Reinhard Mey wie einen verlorenen Sohn, und mich gleich dazu. Wir waren alle aufgewühlt und voller Hoffnung.

Am nächsten Vormittag zur Probe standen der Regisseur Ben Beissert und ich allein auf der Semperoper-Bühne. Sämtliche Mitarbeiter der Sendung hatten kurzerhand beschlossen, nach Berlin zu fahren, um persönlich dem historisch bedeutsamen Geschehen beizuwohnen. [...] Am Abend kehrten die Mitarbeiter mit den herrlichsten Eindrücken zurück.

Was haben Sie gemacht, als die Mauer fiel? Prominente aus dem Osten erinnern sich, hrsg. von Jan Hofer, Berlin, Verlag Bild und Heimat, 2014, S. 7 f.

2. Informieren Sie sich über die historischen Umstände des Falls der Berliner Mauer am 9. November 1989.

3. Stellen Sie die Frage in den Raum des Lesekreises: „Wo waren Sie, als die Mauer fiel?“

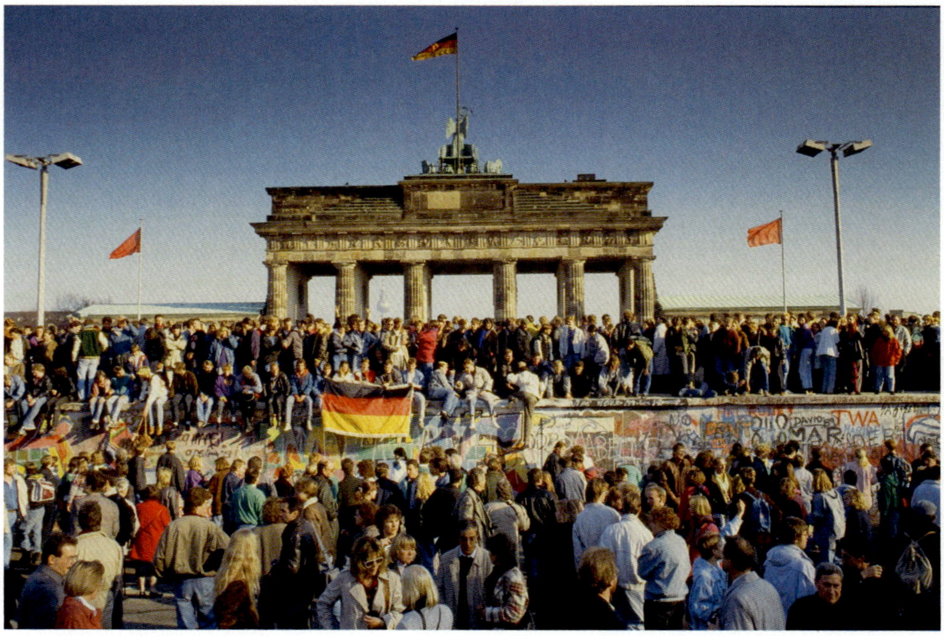

HANDLUNGSIMPULSE

HANDLUNGSIMPULS A: Collagen gestalten

Texte regen zu einer produktiven Auseinandersetzung mit ihren Inhalten und Aussagen an. Eine kreative Möglichkeit ist das Anfertigen einer Collage.

Gestalten Sie zu ausgewählten Texten Collagen
- mit Kindern in der Klinik,
- mit älteren Menschen in einer Tagesstätte oder stationären Einrichtung der Altenhilfe.

HANDLUNGSIMPULS B: Ein Hörbuch erstellen

Kinder lieben „Hörbücher"; auch für sehbehinderte Menschen sind diese eine gute Alternative zum Buch.
1. Nehmen Sie geeignete literarische epische und lyrische Texte auf und speichern Sie diese in einem geeigneten Dateiformat (z. B. MP3).
2. Stellen Sie das selbst produzierte Hörbuch Ihrer Einrichtung zur Verfügung.

HANDLUNGSIMPULS C: Einen Beitrag im Klinikradio senden

Viele Kliniken bieten eigene Radiosendungen entweder über Web-Streaming oder über den klinikeigenen Radiosender. Die zumeist ehrenamtlichen Radiomacherinnen und Radiomacher freuen sich über Beiträge von außen, u. a. auch über vorgelesene Texte.

Yesterplay
Täglich (außer Mittwoch) senden wir ab 19:30 Uhr Sendungen von gestern und vorgestern. Häufig sind dies Sendungen, in denen wir interessante Gäste zu Besuch hatten.

Am Abend vorgelesen
Die tägliche Literaturdosis senden wir um 18:30 Uhr und um 22:00 Uhr. Kurze Geschichten oder Ausschnitte aus beliebten Romanen, gelesen von unseren Moderatorinnen und Moderatoren.

Kölner Krankenhaussender e. V.: Sendezeiten, abgerufen unter: www.krankenhaussender.de/sendezeiten.html [03.08.2020]

Suchen Sie geeignete Texte und bieten Sie Ihren Beitrag einem Klinikradio an.

HANDLUNGSIMPULS D: Einen Anekdotenkalender gestalten

Kalendergeschichten haben eine alte Tradition. Für einen Kalender eignen sich in besonderem Maße Anekdoten.

Fertigen Sie einen Jahreskalender an. Jedes monatliche Kalenderblatt soll neben dem Kalendarium eine Anekdote enthalten.

Wählen Sie dazu Anekdoten aus, die zum Schmunzeln animieren oder auch nachdenklich stimmen. Zudem können Sie die Blätter durch Fotos oder Zeichnungen illustrieren.

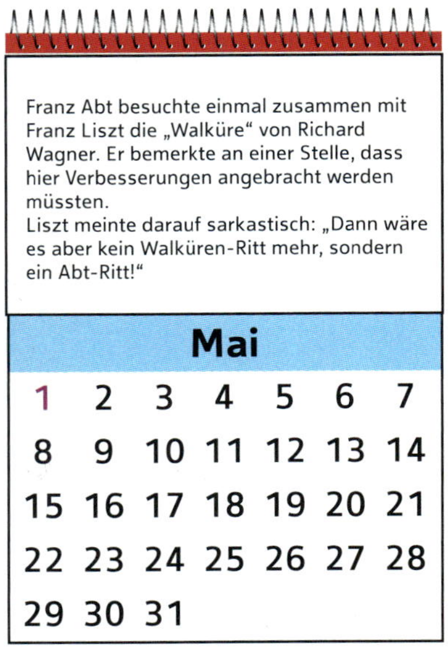
Franz Abt besuchte einmal zusammen mit Franz Liszt die „Walküre" von Richard Wagner. Er bemerkte an einer Stelle, dass hier Verbesserungen angebracht werden müssten.
Liszt meinte darauf sarkastisch: „Dann wäre es aber kein Walküren-Ritt mehr, sondern ein Abt-Ritt!"
Mai
1 2 3 4 5 6 7
8 9 10 11 12 13 14
15 16 17 18 19 20 21
22 23 24 25 26 27 28
29 30 31

6 Normen der deutschen Standardsprache

6.1 In Wörterbüchern nachschlagen

Rechtschreibung ist zur Erleichterung und Verbesserung der schriftlichen Kommunikation wichtig. Niemand kann alle möglichen Zweifelsfälle ohne Hilfsmittel lösen. Hier helfen Wörterbücher, integrierte Rechtschreibprogramme oder CD-ROMs weiter.
Die Hilfen erstrecken sich auf folgende drei Bereiche:

- das richtige Schreiben,
- das richtige Sprechen,
- den richtigen Gebrauch eines Wortes.

Darüber hinaus enthalten Wörterbücher weitere interessante Informationen, sodass es geradezu Spaß macht, in ihnen zu blättern und zu lesen.

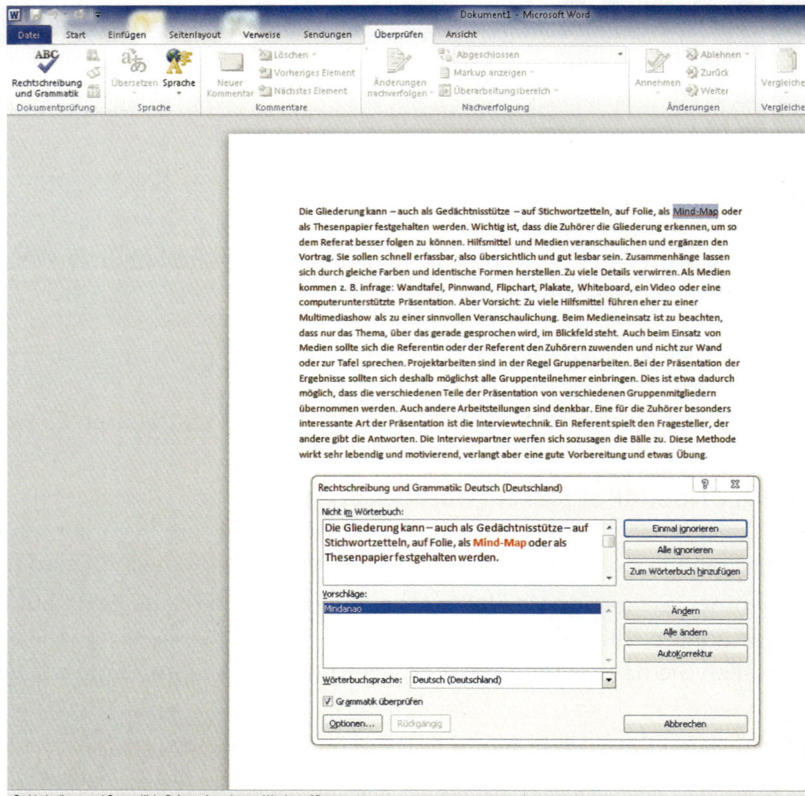

Schreiben
1. *Schreibweise*
2. *Trennungsmöglichkeiten (|)*

Empfehlungen zur Schreibweise sind gelb gekennzeichnet

Sprechen
1. *Ausspracheweise*
2. *Betonungsweise*

Gebrauchen
1. *Grammatisches Geschlecht (der od. das)*
2. *Bildung des zweiten Falls (Genitiv) und der Mehrzahl (plural)*
3. *Herkunft des Wortes (engl.)*
4. *Umschreibung der Bedeutung*
5. *Wortableitung*

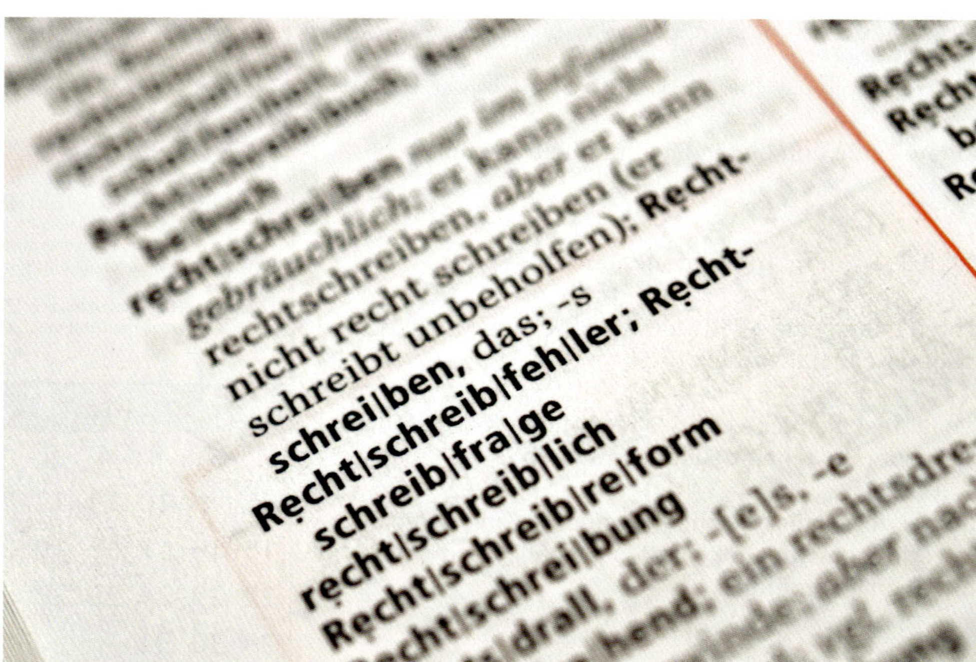

E-Schicht – Esskultur

E-Schicht, die; - ↑K29 (eine Schicht der Ionosphäre)
Es|co|ri|al, der; -[s] (span. Kloster u. Schloss)
Es|cort|ser|vice [*auch* ɛsˈkoːɐ̯t-zøːɐ̯vɪs] ⟨engl.⟩ (Agentur zur Vermittlung von [sexuellen] Kontakten)
Es|cu|do, der; -[s], -[s] ⟨port.⟩ (frühere port. Währungseinheit)
Es-Dur [ˈɛsduːɐ̯, *auch* ˈɛsˈduːɐ̯], das; -[s] (Tonart; *Zeichen* Es); **Es-Dur-Ton|lei|ter** ↑K26
Esel, der; -s, -; **Esel|chen**
Ese|lei; esel|haft
Esel|hengst; Ese|lin
Esels|brü|cke *(ugs.)*
Esels|milch, die; -; **Esels|ohr; Esels|rü|cken; Esel|stu|te**
E-Shop [ˈiː...] (Onlineshop); **E-Shop|ping** (Onlineshopping)
es|ka|la|die|ren ⟨franz.⟩ (*früher für* mit Sturmleitern erstürmen)
Es|ka|la|dier|wand (*veraltet für* Kletterwand)
Es|ka|la|ti|on, die; -, -en ⟨franz.-engl.⟩ (stufenweise Steigerung, Verschärfung)
es|ka|lie|ren ([sich] stufenweise steigern); **Es|ka|lie|rung**
Es|ka|mo|ta|ge [...ʒə], die; -, -n ⟨franz.⟩ (*veraltet für* Taschenspielerei); **Es|ka|mo|teur** [...ˈtøːɐ̯], der; -s, -e (Taschenspieler, Zauberkünstler); **es|ka|mo|tie|ren** (wegzaubern)
Es|ka|pa|de, die; -, -n ⟨franz.⟩ (*Reiten* Sprung zur Seite; *geh. für* mutwilliger Streich)
Es|ka|pis|mus, der; - ⟨engl.⟩ (*Psychol.* vor der Realität ausweichendes Verhalten); **es|ka|pis|tisch**
Es|ka|ri|ol, der; -s ⟨lat.⟩ (Winterendivie)
[1]**Es|ki|mo**, der; -[s], -[s] ⟨indian.⟩ (Angehöriger eines arktischen Volkes); *vgl.* Inuk
[2]**Es|ki|mo**, der; -s, -s (ein Wollstoff)
Es|ki|mo|frau
es|ki|mo|isch; Es|ki|mo|i|sche, das; -n (Sprache der Eskimos)
Es|ki|mo|rol|le *(Kanusport)*
Es|kor|te, die; -, -n ⟨franz.⟩ (Geleit; Begleitmannschaft)
es|kor|tie|ren; Es|kor|tie|rung
ESM = Europäischer Stabilitätsmechanismus (Maßnahmen zur wirtschaftl. Stabilisierung der Eurozone)
[1]**Es|me|ral|da**, die; -, -s ⟨span.⟩ (ein span. Tanz)
[2]**Es|me|ral|da** (w. Vorn.)
es-Moll [ˈɛsmɔl, *auch* ˈɛsˈmɔl], das; -[s] (Tonart; *Zeichen* es); **es-Moll-Ton|lei|ter** ↑K26
Eso|te|rik, die; - ⟨griech.⟩ (Geheimlehre; Grenzwissenschaft); **Eso|te|ri|ker** (Anhänger der Esoterik); **Eso|te|ri|ke|rin**
eso|te|risch
ESP® = elektronisches Stabilitätsprogramm *(Kfz-Technik)*
Es|pa|d|ril|le [...ˈdriːj], die; -, -s *meist Plur.* ⟨span.-franz.⟩ (sommerlicher Leinenschuh mit einer Sohle aus Espartogras)
Es|pa|g|no|le [...panˈjoː...], die; -, -n ⟨franz.⟩ (spanischer Tanz)
Es|pa|g|no|lette|ver|schluss [...ˈlɛt...] (Drehstangenverschluss für Fenster)
Es|pan, der; -[e]s, -e (*landsch. für* Viehweide)
Es|par|set|te, die; -, -n ⟨franz.⟩ (eine Futterpflanze)
Es|par|to, der; -s ⟨span.⟩ (ein Gras); **Es|par|to|gras**
Es|pe, die; -, -n (Zitterpappel)
es|pen (aus Espenholz)
Es|pen|laub
Es|pe|ran|tist, der; -en, -en (Kenner, Anhänger des Esperanto); **Es|pe|ran|tis|tin**
Es|pe|ran|to, das; -[s] ⟨nach dem Pseudonym »Dr. Esperanto« des poln. Erfinders L. Zamenhof⟩ (eine künstl. Weltsprache)
Es|pe|ran|to|lo|gie, die; - (Erforschung des Esperantos)
Es|p|la|na|de, die; -, -n ⟨franz.⟩ (freier Platz)
es|pres|si|vo ⟨ital.⟩ (*Musik* ausdrucksvoll)
[1]**Es|pres|so**, der; -[s], *Plur.* -s *od.* ...ssi (in der Maschine bereitetes, starkes Kaffeegetränk)
[2]**Es|pres|so**, das; -[s], -s (kleines Café)
Es|pres|so|bar, die; **Es|pres|so|ma|schi|ne; Es|pres|so|pad** [...pɛd] (mit Espressopulver gefüllter kleiner Beutel aus einem wasserdurchlässigen Material)
Es|p|rit [...ˈpriː], der; -s ⟨franz.⟩ (Geist, Witz)
Es|pu|ma, der; -[s], -s *u.* die; -, -s ⟨span.⟩ (*Kochkunst* mit dem Siphon hergestellte Schaumspeise)
Esq. = Esquire
Es|qui|lin, der; -s (Hügel in Rom)
Es|qui|re [ɪsˈkvaiɐ], der; -[s], -s ⟨engl.⟩ (engl. Höflichkeitstitel, *Abk.* Esq.)
Es|ra (bibl. m. Vorn.)
Es|say [ˈɛse, *auch* ɛˈseː], der *od.* das; -s, -s ⟨engl.⟩ (kürzere Abhandlung); **Es|say|ist**, der; -en, -en (Verfasser von Essays); **Es|say|is|tin; es|say|is|tisch**
ess|bar; Ess|ba|re, das; -n; etwas Essbares auftreiben; **Ess|bar|keit**
Ess|be|steck
Es|se, die; -, -n (Schmiedeherd; *bes. ostmitteld. für* Schornstein)
Ess|ecke
es sei denn, dass
es|sen; du isst; du aßest; du äßest; gegessen; iss!; jmdm. zu essen geben; zu Mittag essen; [griechisch] essen gehen; selber essen macht fett
[1]**Es|sen**, das; -s, -
[2]**Es|sen** (Stadt im Ruhrgebiet)
Es|sen|aus|ga|be
es|sen|disch *vgl.* essensch
Es|sen|emp|fang
[1]**Es|se|ner** ⟨hebr.⟩ (Angehöriger einer altjüdischen Sekte)
[2]**Es|se|ner** ⟨*zu* [2]Essen⟩
[1]**Es|se|ne|rin** ⟨*zu* [1]Essener⟩
[2]**Es|se|ne|rin** ⟨*zu* [2]Essener⟩
Es|sen|ge|ruch, Es|sens|ge|ruch
Es|sen|ho|ler; Es|sen|ho|le|rin
Es|sen|kar|te, Es|sens|kar|te
Es|sen|keh|rer (*bes. ostmitteld. für* Schornsteinfeger)
Es|sen|mar|ke, Es|sens|mar|ke
es|sensch ⟨*zu* [2]Essen⟩
Es|sens|ge|ruch, Es|sen|ge|ruch
Es|sens|kar|te, Es|sen|kar|te
Es|sens|mar|ke, Es|sen|mar|ke
Es|sens|rest; Es|sens|zeit
Es|sen|tial [ɪˈsɛnʃəl], das; -s, -s *meist Plur.* ⟨engl.⟩ (wesentlicher Punkt, unentbehrliche Sache)
es|sen|ti|ell *vgl.* essenziell
Es|senz, die; -, -en (*nur Sing.:* Wesen, Kern; konzentrierter Auszug)
es|sen|zi|ell, es|sen|ti|ell ⟨franz.⟩ (*Philos.* wesentlich; *Biol., Chemie* lebensnotwendig); essenzielle, essentielle Fettsäuren
Es|ser; Es|se|rei *(ugs. abwertend)*; **Es|se|rin**
Es|sex (engl. Landschaft)
Ess|ge|schirr; ess|ge|stört; Ess|ge|wohn|heit *meist Plur.*; **Ess|gier**
Es|sig, der; -s, -e
Es|sig|baum
Es|sig|es|senz; Es|sig|gur|ke
Es|sig|mut|ter, die; - (sich im Essigfass bildende Bakterienkultur)
es|sig|sau|er; essigsaure Tonerde; ↑K89; **Es|sig|säu|re**
Ess|koh|le (eine Steinkohlenart)
Ess|kul|tur

E
Essk

Duden – Die deutsche Rechtschreibung, 26., völlig neu bearbeitete und erweiterte Aufl., hrsg. von der Dudenredaktion, Berlin, Bibliographisches Institut GmbH, 2013, S. 393

Die abgebildete Seite stammt aus dem Wörterbuch „Duden. Die deutsche Rechtschreibung, 26. Auflage". Bearbeiten Sie die folgenden Aufgaben:

1. Kontrollieren Sie Schreibung und Worttrennung.
  a) Welche der folgenden Schreibweisen ist die richtige?
  Eskorial – Eskoral – Escorial – Esskorall
  b) Wo lässt sich das Wort trennen?

2. Suchen Sie das Wort „Eskariol"
  a) Wie muss das Wort ausgesprochen werden?
  b) Welche Bedeutung hat der Begriff?
  c) Welche Trennungen sind möglich?

3. Betonen Sie den Begriff „Essener“ so, dass er
   a) die Einwohner von Essen,
   b) die Mitglieder einer altjüdischen Sekte bezeichnet.

4. Bilden Sie den Plural (die Mehrzahl) von:
   a) Espan,
   b) Eskorte,
   c) Esprit,
   d) Espresso.

5. Neben „essentiell“ wird auch als neue Schreibweise „essenziell“ angegeben. Begründen Sie diese Änderung.

6. Bilden Sie die folgenden grammatischen Formen von „essen“:
   a) Präsens (Gegenwart): du ...
   b) Präteritum (Vergangenheit): du ...
   c) Perfekt (vollendete Gegenwart): du ...
   d) Imperativ (Befehlsform)

7. Sie wollen das Wort „Espadrille“ trennen.
   a) Wie lässt sich das Wort trennen?
   b) Welche Trennungsvarianten sind möglich?

8. Umschreiben Sie die folgenden Begriffe für ein Kreuzworträtsel:
   a) Esperanto,
   b) Esoterik,
   c) Espagnoletteverschluss,
   d) Essigmutter,
   e) Esq.,
   f) Espuma.

9. Wie bezeichnet man
   a) einen Schornsteinfeger in Ostmitteldeutschland?
   b) landschaftlich eine Viehweide?

10. Ermitteln Sie mithilfe Ihres Wörterbuches das grammatische Geschlecht:
   a) Filter,
   b) Gummi,
   c) Liter,
   d) Meter,
   e) Virus.

11. Welche Bedeutung kann das Wort „Ort“ haben?

12. In diesem Auszug aus einer Stellenanzeige für eine Sekretärin sind den einzelnen Buchstaben in alphabetischer Reihenfolge wichtige berufsbezogenen Anforderungen zugeordnet. Machen Sie sich die Bedeutung der aufgeführten Begriffe klar und prüfen Sie, inwieweit sie auch auf Ihren Beruf anwendbar sind. Erstellen Sie in gleicher Weise ein „Anforderungsprofil“ für Ihren Beruf, indem Sie sich fragen: „Wofür steht für mich das ...
A ...
B ...
usw.?“

ABLAGE, AUFREGUNG, ANERKENNUNG
BOSSE, BRIEFE, BÜCHER, BANK
CHAOS, CLEVER UND COMPUTER
DICHTER, DENKER, DOKUMENTE
EXZELLENTE EXPERIMENTE
FORTBILDUNG, FRECHHEITEN, FASZINATION
GELD GIBT'S AUCH
HEKTIK, HILFE, HOCHGEFÜHLE
INFORMATIONSFLUT, INTERNATIONAL, INITIATIVE
KUNDEN, KRISEN, KEINER DA
LEBEN, LUST UND LANGEWEILE
MENSCHEN, MÖGEN, MACHEN
NICHTS KLAPPT, NA UND? NACHDENKEN
ORGANISATION, OFFENHEIT, ORIGINALITÄT
PC LERNEN, PERSÖNLICHKEITSENTWICKLUNG
QUALITÄT DER ARBEIT, QUENGELEI, QUATSCH MACHEN
ROUTINE KOMMT AUCH VOR
SELBSTSTÄNDIGKEIT, SPRACHEN, SPASS UND STRESS
TRAINING, TEAMWORK UND TERMINE
UNTERNEHMUNGSLUSTIGE UNTERNEHMENS-BERATUNG
VERSUCHEN, VERPLANEN, VERSCHLAMPEN, VERSÄUMEN, VERGESSEN, VERANTWORTEN, VERTRAUEN
WOLLEN, WAGEN, WIRKEN
XSUNDES BETRIEBSKLIMA
Y (HIER FEHLT'S UNS NOCH)
ZETTEL, ZAHLEN, ZEITEINTEILUNG

GESUCHT: TEAMSEKRETÄRIN

6.2 In Fachlexika nachschlagen

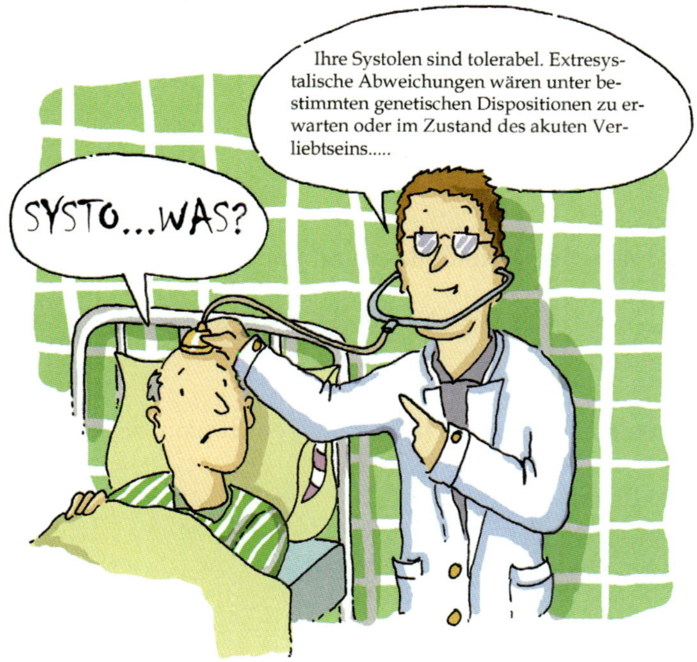

A

Roche Lexikon Medizin

Sy|s|tole: *(griech. = Zusammenziehung)* die sich rhythmisch (jeweils nach der ↗Diastole) wiederholande Kontraktion eines Hohlorgans; i.e.S. die dem Blutauswurf dienende S. des Herzens (mit Abhängigkeit ihrer Förderleistung [↗Herzschlagvolumen] von Füllungszustand, Dauer, Frequenz), u. zwar als Vorhof- u. als - nachfolgende - Kammer-S. (mit Anspannungs- u. Austreibungsphase), s.a. Herzzyklus. E systole.

Roche Lexikon Medizin, 5. Aufl., München, Urban & Fischer, 2003, S. 1795

B

Duden: Wörterbuch medizinischer Fachbegriffe

Sy|stole ['zʏstola, seltener auch: 'zystole:; von gr. συστολη = das Zusammenziehen; Vermindern] *w*;-, ...olen: Zusammenziehen eines muskulösen Hohlorgans, besonders des Herzmuskels. **Systolikum** *s*; -s, ...ka: Zeitdauer der Systole. **systolisch**: die Systole betreffend; bei der Systole auftretend

Duden: Wörterbuch medizinischer Fachbegriffe, 9. Aufl., Mannheim, Zürich, Dudenverlag, 2011, S. 756

C

Pschyrembel Klinisches Wörterbuch

Sy|stole (gr. συστολή = das Zusammenziehen) *f*: (engl.) systole; Kontraktion eines muskulären Hohlorgans; i. e. S. die nach der Diastole* erfolgende Kontraktion der Herzkammern (sog. Hämodynamische S.); die Vorhofsystole fällt zeitl. in die Füllungsphase der Kammerdiastole.
Einteilung:
s. Herzzyklus (Abb. dort); **1.** Anspannungsphase: isovolumetr. Kontraktion; Dauer vom Schluss der Segelklappen bis zur Öffnung der Taschenklappen (0,06–0,1 Sek.); entspricht im EKG dem QRS*-Komplex; **2.** Austreibungsphase: Auswurf des Schlagvolumens*; Dauer von der Öffnung der Taschenklappen bis zu deren Schluss (0,2–0,3 Sek.).
Vgl. Herztöne

Pschyrembel Klinisches Wörterbuch 2014, 266. Aufl., Berlin, Walter de Gruyter, 2014, S. 2046

D

Pschyrembel Klinisches Wörterbuch

Diastole (gr. διαστολή Ausdehnen) *f*: (engl.) *diastole*; die nach der Systole* erfolgende Erschlaffung des Herzmuskels (i. e. S. der Kammer); die Vorhofdiastole fällt zeitl. in die Kammersystole; **Einteilung:** s. Herzzyklus (Abb. dort); **1.** Entspannungsphase: isovolumetr. Erschlaffung der Herzkammern nach Schluss der Taschenklappen; Dauer ca. 50 ms; **2.** Füllungsphase: Bluteinstrom in die Herzkammern nach Öffnung der Segelklappen; frühdiastol. schnelle Füllung (entspr. E-Welle; s. Echokardiographie), dann langsame Füllung (Diastase) u. Vorhofkontraktion (spätdiastolische Füllung, entspricht A-Wellen); Dauer abhängig von Herzfrequenz; entspricht im EKG etwa der Zeit vom Ende der T-Welle bis zum Ende der P-Welle. Vgl. Herztöne.

Pschyrembel Klinisches Wörterbuch

Schlag|volumen (Volumen*) *n*: (engl.) *stroke volume*; Abk. SV; syn. Auswurfvolumen; Blutvolumen, das bei einer Kontraktion (Systole) vom li. Ventrikel ausgeworfen wird; rechner. die Differenz zwischen linksventrikulärem Restvolumen*; **Referenzbereich:** ca. 70–100 ml, abhängig von Geschlecht u. Belastung; erniedrigt bei Herzinfarkt, Herzmuskel- u. Herzklappenerkrankung. Das S. multipliziert mit der Herzfrequenz* ergibt das Herzminutenvolumen*. Vgl. Schlagvolumenindex; Auswurffraktion.

Pschyrembel Klinisches Wörterbuch 2014, 266. Aufl., Berlin, Walter de Gruyter, 2014, S. 473 und 1871

1. Vergleichen Sie die verschiedenen Begriffserklärungen von „Systole“ in den Lexika A, B und C. Beschreiben Sie die Unterschiede hinsichtlich
   a) der Information,
   b) der Sprachebene,
   c) der Adressatengruppe.
2. Worauf wird im „Duden“ der Schwerpunkt gelegt?
3. Was bedeuten im „Roche-Lexikon“ die folgenden Symbole?
   a) ↗
   b) [E]
4. Was verbirgt sich im „Pschyrembel“ hinter den folgenden Abkürzungen und Symbolen:
   a) f,
   b) EKG,
   c) QRS-Komplex,
   d) *
5. Entscheiden und begründen Sie, welches Lexikon oder Wörterbuch Sie benutzen würden, wenn Sie
   a) ein Kurzreferat zum Thema „Der Herzzyklus“ halten sollen,
   b) den Begriff „Systole“ als Fremdwort und Fachbegriff nicht kennen,
   c) einer Praktikantin den Fachbegriff „übersetzen“ wollen.
6. Der Text D enthält mehrere Verweise. Welchen Sinn haben solche Querverweise?

6.3 Wortarten

Die deutsche Sprache kennt zehn verschiedene Wortarten. Jede von ihnen hat ihre eigene grammatische Aufgabe. Es lassen sich veränderbare und unveränderbare Wortarten unterscheiden:

Veränderbar	Unveränderbar
• Verb • Nomen/Substantiv • Artikel • Pronomen • Adjektiv	• Präposition • Konjunktion • Adverb • Interjektion

Übersicht über die Wortarten und ihre Aufgaben

Beispiele	Bezeichnung	Aufgaben
Auto, Blume, Frau, Michael, Frieden	Nomen, Substantiv (Hauptwort)	... bezeichnet Dinge, Personen und Begriffe
der, die, das, ein, eine	Artikel (Geschlechtswort)	... bezeichnet das grammatische Geschlecht der Dinge
ich, du, er, sie, es, mein, dein, unser, mich, dich, uns, diese, jener, man	Pronomen (Fürwort)	... steht für Dinge, Personen und Begriffe
lieb, groß, eckig	Adjektiv (Eigenschaftswort)	... beschreibt die Beschaffenheit (Eigenschaften) von Dingen
unter, auf, neben, in, mit, ohne	Präposition (Verhältniswort)	... gibt an, wie mehrere Dinge zueinander angeordnet sind
lernen, regnen, essen, sein, haben, werden	Verb (Tätigkeitswort, Zeitwort)	... sagt aus, was man tut, was sich ereignet oder was ist; auch die Zeit wird dabei angegeben
gern, oft, hier, außen, jetzt, morgen, darum	Adverb (Umstandswort)	... erklärt die näheren Umstände einer Tätigkeit oder eines Zustandes; es bezieht sich also direkt auf das Zeit- oder Tätigkeitswort

Beispiele	Bezeichnung	Aufgaben
eins, zwei, erstens, zweitens, viele, alle	Numerale (Zahlwort)	... bezeichnet eine Menge, Anzahl oder Rangfolge
und, oder, aber, als, weil, ob, dass	Konjunktion (Bindewort)	... verbindet Wörter und Sätze miteinander
oh, ah, ach, pfui	Interjektion (Empfindungswort)	... drückt Gefühle aus und gibt Ausrufe weiter

6.4 Das Verb und seine Formen

Ich rede. *Wir reden.* *Und wer hört zu?*
Du redest. *Ihr redet.*
Er, sie, es redet. *Sie reden.*

Wörter wie „reden“ und „zuhören“ sind Verben. Verb kommt von lateinisch „verbum“ und bedeutet „Wort“. Diese Bezeichnung weist schon auf die Bedeutung dieser Wortart hin.
Verben machen die Sprache lebendig und anschaulich. Jede Verbform kann eine Vielzahl von Informationen transportieren, da die Form nach den folgenden Informationsabsichten veränderbar (konjugierbar) ist:

Person	1., 2., 3. Person	*ich, du, er/sie/es, wir, ihr, sie*
Numerus (Zahl)	Singular (Einzahl)	*ich, du, er/sie/es*
	Plural (Mehrzahl)	*wir, ihr, sie*
Tempus (Zeit)	Präsens (Gegenwart)	*ich höre*
	Perfekt (vollendete Gegenwart)	*ich habe gehört*
	Präteritum/Imperfekt (Vergangenheit)	*ich hörte*
	Plusquamperfekt (vollendete Vergangenheit)	*ich hatte gehört*
	Futur I (Zukunft)	*ich werde hören*
	Futur II (vollendete Zukunft)	*ich werde gehört haben*
Genus (Handlungsrichtung)	Aktiv	*ich höre*
	Passiv	*ich werde gehört*
Modus (Aussageweise)	Indikativ (Wirklichkeitsform)	*Er sagte: „Du hörst nicht gut.“*
	Konjunktiv (Möglichkeitsform)	*Er sagte, ich hörte nicht gut.*
	Imperativ (Befehlsform)	*Höre! Hört!*

Liebesleid
Moritz Gottlieb Saphir

Weil gar zu schön im Glas der Wein geblunken,
hat sich der Hans dick voll getrinkt.
Drauf ist im Zickzack er nach Haus gehunken
und seiner Grete in den Arm gesinkt.

Der eingebildet Kranke
Eugen Roth

Ein Griesgram denkt mit trüber List,
Er wäre krank. (was er nicht ist!)
Er müsste nun, mit viel Verdruss,
ins Bett hinein. (was er nicht muss!)
Er hätte, spräch der Doktor glatt,
Ein Darmgeschwür. (was er nicht hat!)
Er soll verzichten, jammervoll

Doch weil er gar zu sehr nach Wein gestinkt,
hat sie ganz mächtig abgewunken
und hinter ihm die Türe zugeklunken.

Aufs Rauchen ganz. (was er nicht soll!),
Und werde, heißt es unbeirrt,
Doch sterben dran. (was er nicht wird!)
Der Mensch könnt, als gesunder Mann
Recht glücklich sein. (was er nicht kann!)
Möcht glauben er nur einen Tag,
Dass ihm nichts fehlt. (was er nicht mag!)

Moritz Gottlieb Saphir (1795-1858), österreichischer Schriftsteller,

Journalist und Humorist Roth, Eugen: Der eingebildet Kranke, in: Der Wunderdoktor, München, Hanser, 1950, S. 72

1. Analysieren Sie das Gedicht von Moritz Gottlieb Saphir.
   a) Welche Sprachspielerei enthält das Gedicht?
   b) Was soll durch dieses Sprachspiel ausgedrückt werden?
   c) Bilden Sie die Präteritumformen der folgenden Verben: arbeiten, schaffen, scheinen, backen, wiegen, enden, wenden, joggen.
2. Im Gedicht von Eugen Roth bildet sich der Griesgram seine Krankheit ein. Wie wird dies verdeutlicht?
3. Geben Sie die Äußerungen des Tastsinnforschers Martin Grunwald im Interview mit Elisabeth von Thadden in Kapitel 2.4 in Form der indirekten Rede wieder: Martin Grunwald sagt, die Liste der Wohltaten sei lang: ...

6.5 Satzglieder

100-Meter-Staffel mit Rekord

Fortschritt Pflegeversicherung

Alkohol die Unfallursache

Raucher stärker gefährdet

Zeitungsschlagzeilen sind oft keine Sätze.
1. Welcher Satzteil fehlt in den obigen Schlagzeilen?
2. Formulieren Sie die Schlagzeilen in ganze Sätze um.

Sätze setzen sich aus mehreren Satzgliedern zusammen. Satzglieder erkennt man an der Verschiebeprobe: Indem man den Satz umstellt, ohne dabei die Aussage wesentlich zu verändern, lassen sich die Satzglieder erkennen. Wörter, die sich nur gemeinsam verschieben lassen, bilden ein Satzglied:

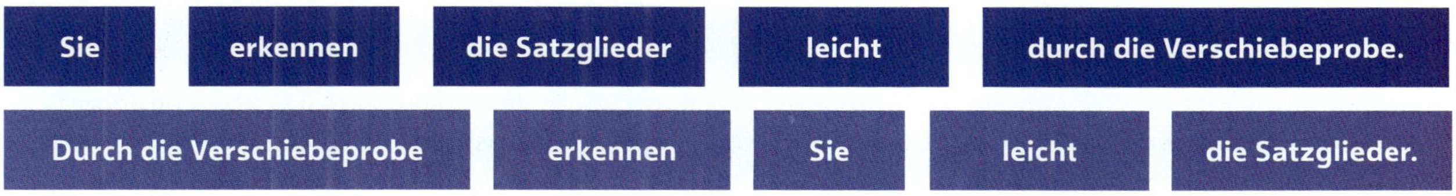

Ein Satz besteht mindestens aus:

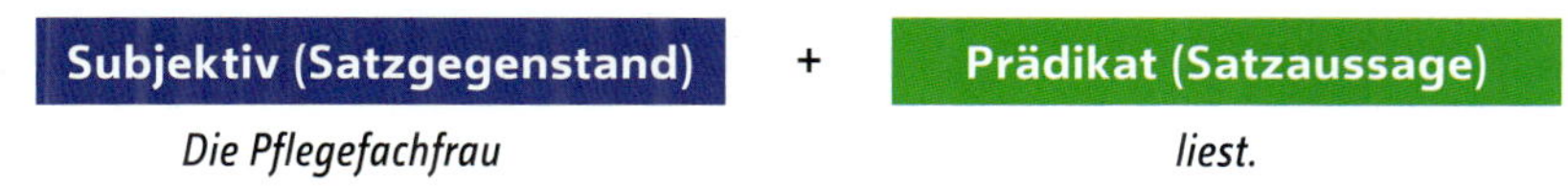

Der einfache Satz wird durch Objekte (Satzergänzungen) erweitert. Die Objekte sind oft notwendig, um den Sinn eines Satzes zu vervollständigen. Objekte sind in ihrer Form (Kasus) abhängig vom Prädikat.

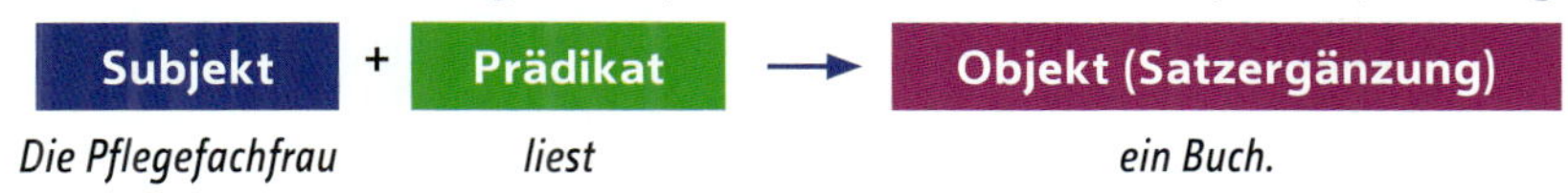

Adverbiale Bestimmungen geben die näheren Umstände eines Geschehens an. Sie präzisieren das Prädikat.

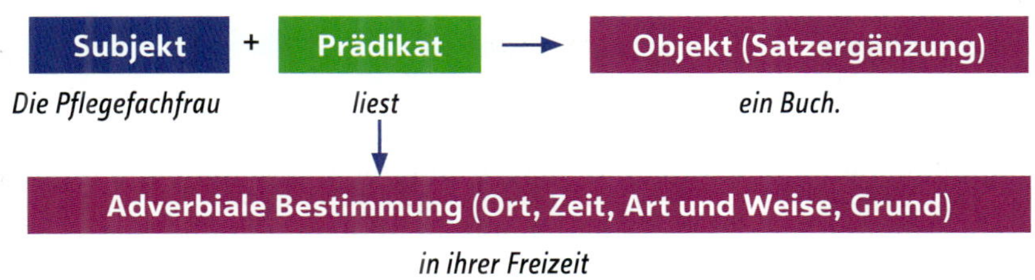

Satzglieder können durch Attribute (Beifügungen) ergänzt und näher bestimmt werden. Attribute sind also keine eigenen Satzglieder, sondern nur Satzgliedteile. Wenn sie weggelassen werden, bleiben alle Satzglieder erhalten.

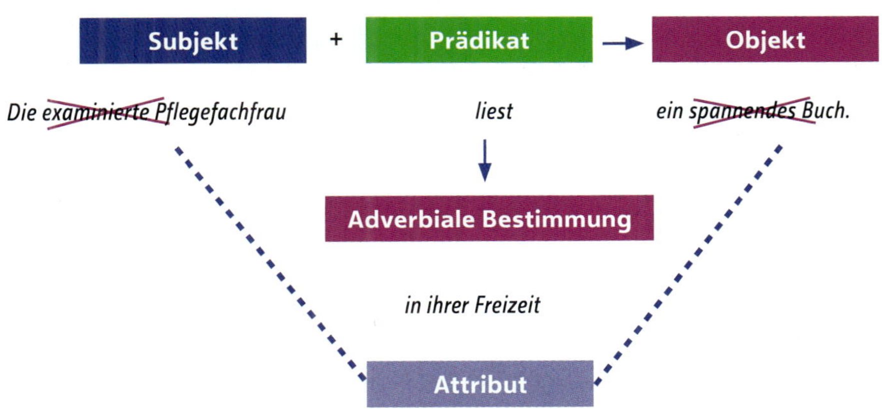

6.6 Kommasetzung

Wo würden Sie im folgenden Satz ein Komma setzen?

Die Frauen behaupten die Männer wollen keine Gleichberechtigung.

Je nach Kommasetzung können Sie den Männern oder den Frauen den Willen zur Gleichberechtigung absprechen. Daran wird deutlich, dass das Komma nicht nur „Satz-Kosmetik" ist, sondern in bestimmten Fällen eine entscheidende Bedeutung für den Sinn eines Satzes haben kann. Mit der Rechtschreibreform wurde die Kommasetzung liberalisiert. Danach lassen sich **„Grundregeln"** sowie **„Kann-Regeln"** unterscheiden:

Grundregel 1

Aufzählungen von gleichrangigen Wörtern, Wortgruppen und Teilsätzen werden durch Komma voneinander abgegrenzt, wenn sie nicht durch eine Konjunktion wie „und", „oder", „sowie" verbunden sind. Vor den Konjunktionen „aber", „doch", „jedoch" und „sondern" steht ein Komma, weil sie einen Gegensatz oder eine Einschränkung signalisieren.

Beispiele: *Es war eine gelungene, stimmungsvolle, aber keinesfalls langweilige Feier.*
Die Belegschaft versammelte sich, die Betriebsrätin ergriff das Wort und die Mitarbeiter applaudierten.

Grundregel 2

Nebensätze werden durch Komma vom Hauptsatz abgetrennt.

Beispiele: *Wir achten darauf, dass die Privatsphäre der zu pflegenden Personen respektiert wird.*
Weil das Corona-Krisenmanagement positiv verlaufen war, dankte die Leiterin, die erst seit Kurzem die Einrichtung führt, allen Mitarbeiterinnen und Mitarbeitern für die geleistete Arbeit.

Grundregel 3

Infinitivgruppen werden durch Komma abgetrennt, wenn sie

- mit „als", „anstatt", „außer", „ohne", „statt" oder „um" eingeleitet werden,
- von einem Substantiv abhängen,
- von einem Verweiswort abhängen.

Beispiele: *Wir benutzen bei der Ganzkörperwaschung einen Sichtschutz, um die Intimsphäre der zu pflegenden Person zu wahren.*
Die Praxisanleiterin weist die Auszubildenden ausdrücklich an, bei der Händedesinfektion die Einwirkzeit zu beachten.
Zu tanzen, das ist ihre größte Freude.
Sie erinnerte ihn daran, die Pflegeplanung zu aktualisieren.

Grundregel 4

Zusätze und Nachträge werden durch Komma abgegrenzt.

Beispiel: *Trier, die älteste Stadt Deutschlands, liegt an der Mosel.*

Grundregel 5

Anreden und Ausrufe werden durch Komma abgegrenzt.

Beispiel: *Ja, ich heiße Sie, werte Gäste unserer Einrichtung, ganz herzlich willkommen.*

Grundregel 6

Wörtliche Rede wird grundsätzlich durch ein Komma vom Begleitsatz abgetrennt.

Beispiel: *Er fragte: „Sehen wir uns heute Abend?", und verabschiedete sich.*

Kann-Regeln

Das Komma kann zur Verdeutlichung gesetzt werden:

1. zwischen Hauptsätzen und zwischen Nebensätzen, auch wenn sie durch „und", „oder" usw. verbunden sind.
   Beispiel: Die PDL lud zur Teambesprechung ein(,) und alle Mitarbeiter waren anwesend.
2. bei Infinitiv und Partizipialgruppen.
   Beispiele: Ich rate(,) ihm bei der Arbeit zu helfen. Hierdurch gestärkt(,) wird die Aufgabe lösbar sein.

6.7 s – ss – ß

Die Schreibweise der s-Laute gehört zu den schwierigeren Fällen der Rechtschreibung. Doch mit wenigen Hilfsregeln lässt sich in den meisten Fällen leicht die richtige Schreibweise klären.

Es lackierte ein Azubi aus Neiße
sieben Karosserien mit riesigem Fleiße
Doch bei der achten geschah's:
Farbe versaute das Glas
Und der Azubi flüsterte ganz leise: Sch-ade.

s

Hilfsregel
Wenn ein stimmhafter s-Laut zu hören ist, wird „s" geschrieben. Ein „s" steht, wenn die Verlängerung des Wortes einen stimmhaften s-Laut ergibt (Glas/Gläser).

ss

Hilfsregel
Wenn der stimmlose s-Laut nach kurzem Vokal folgt, wird „ss" geschrieben.

ß

Hilfsregel
Wenn der stimmlose s-Laut nach langem Vokal oder nach Doppellaut (z. B. au, ei, ie) folgt, wird „ß" geschrieben.

1. Solche Scherzgedichte wie oben nennt man auch Limerick. Beschreiben Sie, wie ein Limerick aufgegebaut ist.
2. Ergänzen Sie den jeweiligen s-Laut, indem Sie die Hilfsregeln anwenden:

la_en; er lie_; gela_en sein; la_ mich in Ruhe; er lä_t es nicht zu; er bewie_ ihm das Gegenteil; der Bewei_; sie la_ eine Illustrierte; verge_lich sein; vergi_ es bitte nicht; er ist sehr nervö_; die Ereigni_e; das Hinderni_; sich hinrei_en la_en; wei_e (!); bei_en; Vorsicht bi_iger Hund; der Imbi_; ein bi_chen; die Nu_; die Nü_e; er blä_t auf der Po_aune; sie hat die Ca_ette weggeschlo_en; das Schlo_; er erhielt einen Verwei_; wi_en; ich wei_ es; die Gewi_heit; das Gewi_en; me_bar; die Ka_e; viele Grü_e und Kü_e; ha_en; er ha_t das; die Ha_t; die Na_ra_ur; ich e_e Rei_uppe; du i_t; wir a_en; er hie_ Ulli; drau_en ist es na_; sie mu_ ihren Pa_ verlängern la_en; er rei_t keine Bäume aus; er rei_t ins El_a_; au_er Spe_en nichts gewe_en

Probleme macht zuweilen auch die Schreibweise von „das" und „dass", wobei dies kein eigentliches Rechtschreibproblem darstellt. Vielmehr wird im Text die richtige Wortart nicht erkannt: „dass" ist eine Konjunktion, während „das" entweder ein Artikel, ein Demonstrativ- oder ein Relativpronomen sein kann.

Hilfsregel:
Man schreibt „das", wenn man es durch ein: „dies", „dieses" oder „welches" ersetzen kann.
Man schreibt „dass", wenn man es nicht ersetzen kann.

3. Ergänzen Sie „das" bzw. „dass". Begründen Sie Ihre Entscheidung.

Da_ Abfallbeseitigungsgesetz verlangt, da_ der Müll auf geordneten Deponien gelagert wird. Da_ ist ein Fortschritt gegenüber den wilden Müllkippen von früher. Es zeigt sich jedoch, da_ mit dem Abfallbeseitigungsgesetz allein das Problem Müll, da_ zu den dringendsten gehört, nicht in den Griff zu bekommen ist. Es setzt sich langsam die Erkenntnis durch, da_ da_ Vermeiden von Müll und Sondermüll da_ Problem am ehesten lösen kann. Die Industrie muss deshalb bei der Produktion darauf achten, da_ weniger Abfall entsteht, da_ dieser wiederverwertet werden kann und da_ rohstoffschonend produziert wird. Da_ Duale System, da_ in der Bundesrepublik mit dem Grünen Punkt flächendeckend eingeführt ist, soll dazu beitragen, da_ Müll vermieden bzw. recycelt wird. Ob da_ wirklich der richtige Weg ist, da_ Problem zu lösen, ist fraglich. Denn fast alle Produkte tragen den Grünen Punkt und beruhigen eher den Verbraucher, als da_ sie wirklich „grün" im Sinne von umweltschonend sind. Als umweltbewusster Verbraucher tut man also gut daran, nur da_ einzukaufen, was wirklich umweltschonend verpackt ist. Dabei ist es richtig, da_ überflüssige Verpackungsmaterial im Geschäft zurückzulassen, so da_ der Einzelhandel und die Hersteller gezwungen werden zu reagieren. Denn schließlich kann sich nur da_ am Markt durchsetzen, was die Verbraucher wünschen.

6.8 Groß- und Kleinschreibung

Grundregel für die Großschreibung

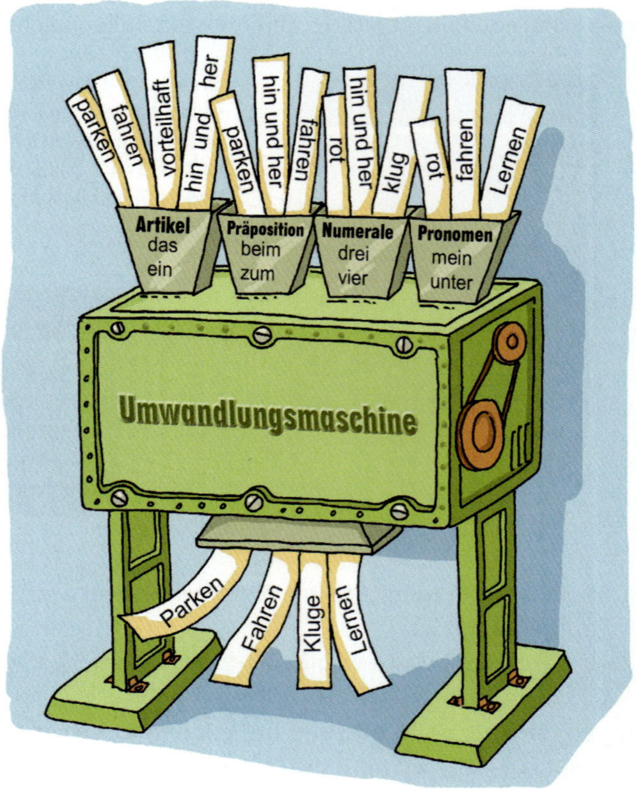

Großgeschrieben werden:

1. das Wort am Anfang des Satzes,
2. Eigennamen,
3. Nomen,
4. nichtvertrauliche Anreden.

Schwierig wird die Frage, ob groß- oder kleingeschrieben wird, eigentlich erst dadurch, dass alle anderen Wortarten in Nomen umgewandelt werden können. Sie sind daran zu erkennen, dass sie meist zusammen mit einem Nomen-Begleiter auftreten:

- **mit Artikel:** *Das Parken ist verboten.*
- **mit Präposition:** *Beim Richten der Medikamente muss man sich konzentrieren.*
- **mit Numeralen:** *Sie hat viel Kluges gesagt.*
- **mit Pronomen:** *Mein Lernen hat sich ausgezahlt.*
- **ohne Begleiter, Artikel ergänzbar:** *Ich glaube, dass Joggen gesund ist.*

1. Entscheiden Sie, ob die in den Klammern gesetzten Wörter großzuschreiben sind. Begründen Sie Ihre Entscheidung.

Besseres Lernen

a) Viele Schülerinnen und Schüler könnten in der Schule besser sein, wenn sie das richtige (lernen) einmal gelernt hätten.
b) Wer z. B. beim (vorbereiten) auf eine Klausur krampfhaft versucht, sich am Abend vorher das (durchgenommen) ins Gedächtnis zu pauken, tut eigentlich genau das (falsch).
c) Von den vielen möglichen Tipps seien im (folgend) nur einige (wichtig) herausgegriffen.
d) Psychologen haben herausgefunden, dass viele Menschen im (allgemein) (neu und fremdartig) zunächst im (unterbewusst) ablehnen.
e) Wenn es aber gelingt, neue Lernstoffe an schon (bekannt) anzuknüpfen, entfällt diese Hemmschwelle und man ist von (vornherein) zum (lernen) viel stärker motiviert.
f) Ein weiteres Ergebnis psychologischen (forschen) besagt, dass der größte Teil dessen, was ein Mensch weiß, durch das (anschauen), also über die Augen eingeprägt wurde.
g) Also sollte beim (lernen) versucht werden, sich das Schriftbild eines Begriffes oder einer Formel zu merken.
h) Viele Lernende suchen ihr Glück im (auswendig lernen).
i) Das ist zwar nicht immer das (falsch), aber besser ist es, durch (strukturieren) die Lerninhalte zu begreifen und zu merken, z. B. mithilfe einer Mindmap.
j) Im (groß und ganz) wird von der Forschung in (bezug) auf das (lernen) bestätigt, was die Pädagogen im (einzelnen) bereits umgesetzt haben.

Großschreibung von Paarformeln

Beim Fest traf sich Alt und Jung, Arm und Reich, Groß und Klein.

Hilfsregel:
Großgeschrieben werden nicht veränderte Adjektive in Paarformeln zur Bezeichnung von Personen.

Großschreibung von Eigennamen

- *die rote Tomate – der Rote Milan*
- *der zweite Urlaubstag – der Zweite Weltkrieg*
- *der stille See – der Stille Ozean*

Hilfsregel:
Bei festen Fügungen aus Adjektiv und Substantiv wird das Adjektiv generell kleingeschrieben. Großgeschrieben wird aber, wenn es sich um Eigennamen und feststehende Begriffe handelt. Eigennamen liegen dann vor, wenn das Bezeichnete einmalig bzw. ein historisches Ereignis ist oder eine Gattungsbezeichnung darstellt.

2. Notieren Sie die unterstrichenen Begriffe in der richtigen Schreibweise.
   a) Der dreißigjährige Krieg endete mit dem westfälischen Frieden.
   b) Am ägäischen Meer liegen und griechischen Wein trinken, das ist Urlaub.
   c) Ein amerikanischer Astronaut war der erste Mensch auf dem Mond.
   d) Nach dem italienischen Erdbeben leisteten das technische Hilfswerk und die freiwillige Feuerwehr erste Hilfe.
   e) Der Film über das rote Meer wurde im zweiten deutschen Fernsehen gesendet.
   f) Der europäische Rat hat die Regierungen der europäischen Union aufgefordert, Maßnahmen gegen die Verschmutzung der europäischen Flüsse zu ergreifen.
   g) Die Skifahrer ereilte beim Lawinenabgang in den deutschen Alpen der weiße Tod.

Groß- und Kleinschreibung bei Anreden

Sehr geehrte Frau Neumann,
Ihre Lieferung vom 16. Juli ist bei uns eingetroffen. Ich bitte Sie, die noch ausstehenden Waren bis zum 24. d. M. zu liefern. Hierzu erwarte ich Ihre Bestätigung.

Liebe Caroline,
ich schreibe dir/Dir, weil ich dich/Dich Wichtiges zu fragen habe: Warum hast du/Du mich verlassen? Ich denke, dass deine/Deine und meine Liebe so nicht enden darf. Bitte melde dich/Dich!

3. Formulieren Sie eine Regel über die Schreibweise von Anreden.

Schreibung von Tageszeiten

Wir treffen uns erst heute Abend, weil morgens die Handwerker da sind. Am kommenden Freitagmittag wollen uns Nicole und Jürgen besuchen.

Hilfsregeln:
1. **Nach heute, (vor)gestern, (über)morgen werden Tageszeiten großgeschrieben.**
2. **Zusammensetzungen aus Wochentag und Tageszeit werden zusammen- und großgeschrieben: am Dienstagabend.**
3. **Tageszeitangaben und Wochentage (ohne Artikel) mit angehängtem -s werden kleingeschrieben: dienstagabends.**

4. Wie müssen die unterstrichenen Zeitangaben geschrieben werden? Begründen Sie Ihre Entscheidungen.
   a) Darf ich Sie gegen mittag zurückrufen?
   b) Die Praxis ist mittwoch nachmittags geschlossen.
   c) Die Visite am morgen dauert häufig den ganzen vormittag.
   d) Die Patientin hat vorgestern abend sehr unruhig geschlafen.
   e) Sandra geht dienstags abends zur Jazzgymnastik und jeden donnerstag abend zum Schwimmen.

6.9 Getrennt oder zusammenschreiben

Ob Wörter getrennt geschrieben oder zusammengeschrieben werden, ist ein schwieriger Bereich der Rechtschreibung. Warum wird „getrennt schreiben" auseinander, „zusammenschreiben" aber zusammengeschrieben?

Als Grundsatz gilt:

Wörter werden normalerweise getrennt geschrieben.
Zusammenschreibungen sind also die Ausnahme: Zwei Wörter werden zusammengeschrieben, wenn aus ihnen ein neuer Begriff entsteht und die ursprüngliche Bedeutung der Einzelwörter verblasst ist.

Beispiele:
Der Erstklässler kann schon gut schreiben.
Ich werde Ihnen den Betrag gutschreiben.
Wir gehen eislaufen, auch wenn es mir heute schwerfällt.

Die wichtigsten Regeln auf einen Blick

Getrennt geschrieben werden grundsätzlich:

1. Verbindungen mit sein: beisammen sein, vorbei sein, zufrieden sein
2. Verbindungen aus selbstständigem Substantiv und Verb: Rad fahren, Angst haben, Halt finden
3. Verbindungen aus Partizip und Verb: gefangen nehmen, getrennt schreiben (die Zusammenschreibung ist hier auch möglich, Getrenntschreibung wird aber empfohlen)
4. Verbindungen aus Verb und Verb als nicht übertragen gebrauchte Wörter, die ihre Gesamtbedeutung behalten: (einen Drachen) steigen lassen, (jemanden) gehen lassen
5. getrennt geschriebene Verbindungen von Adverb und Verb sind erkennbar durch Doppelbetonung: aufeinander achten, aufeinander hören
6. Verbindungen aus selbstständigem Adjektiv und selbstständigem Verb: (sich) glücklich fühlen, schwer arbeiten
7. Verbindungen, deren erster Bestandteil gesteigert oder erweitert ist: langsamer bewegend, besonders gut verträglich

Zusammengeschrieben werden grundsätzlich:

A Verbindungen von Substantiv und Verb, bei denen das Substantiv als erster Wortbestandteil seine selbstständige Bedeutung verloren und eine neue Gesamtbedeutung erhalten hat:
eislaufen, kopfstehen, teilhaben, teilnehmen

B Adjektiv und Verb bilden neue Gesamtbedeutung:
(etwas) feststellen, (jmdn.) krankschreiben, (sich) langweilen

C Verbindungen aus Partikel und Verb: aufarbeiten, überfallen, auftrennen, (sich) querstellen, aufeinanderstapeln (mit einer Hauptbetonung)

1. Bilden Sie nach der Regel 5 und der Regel 3 mit den Wörtern aus beiden Gruppen möglichst viele Wortverbindungen. Bilden Sie Sätze, in denen die Wörter mal getrennt und mal zusammengeschrieben werden. Begründen Sie die jeweilige Schreibweise.
Gruppe A: aufeinander, auseinander, zusammen, getrennt
Gruppe B: stapeln, achten, gehen, schreiben

2. Verbindungen aus Substantiv und Verb werden nicht immer getrennt geschrieben. Bilden Sie nach Regel 2 und Regel A mit den Wörtern aus beiden Gruppen Wortverbindungen.
Gruppe A: Angst, Eis, Schlaf, Schlittschuh
Gruppe B: wandeln, laufen, haben, essen

3. Zusammenschreibungen, die wegen ihrer Länge kaum lesbar sind, können mit Bindestrich übersichtlicher gemacht werden: statt Haushaltmehrzweckküchenmaschine besser Haushalt-Mehrzweck-Küchenmaschine. Suchen Sie weitere solcher „Mammutwörter", die Sie besser mit Bindestrich schreiben.

4. Zusammensetzungen mit einzelnen Buchstaben, Abkürzungen oder mit Ziffern werden mit Bindestrich geschrieben: T-Shirt, Kfz-Mechanikerin, 3-Tonner.
Notieren Sie weitere Beispiele.

5. Prüfen Sie, ob getrennt oder zusammengeschrieben werden muss. Begründen Sie die Entscheidung, indem Sie auf die entsprechende Regel verweisen.

a) Seit ich Rita kennen / gelernt habe, mit ihr zusammen / arbeite und zusammen / lebe, ist irgend / wie alles viel einfacher.

b) Mir ist es z. B. früher schwer / gefallen, über Probleme miteinander / zu / reden.

c) Ich hatte Angst, mich bloß / zu / stellen.

d) Wenn ich heute / Rat / suche, spreche ich Rita an, ohne meine Probleme schön / zu / färben.
e) Ich hätte nie geglaubt, dass mich eine Beziehung so gefangen / nehmen kann.
f) Ich glaube nicht fehl / zu / gehen, wenn ich behaupte, dass irgend / etwas mich verändert hat.

Worttrennung: Regeln der Silbentrennung

1. Getrennt wird nach Sprechsilben: *Aus-zu-bil-den-de, Fens-ter, Di-a-mant, aus-ei-nan-der.* Einzelne Buchstaben am Anfang oder Ende eines Wortes werden nicht abgetrennt: *Abend-mahl, Duo.* Bei Fremdwörtern ist auch auf Sinneinheiten zu achten: *bio-logisch, Chi-rurg.*
2. Ein Konsonant (Mitlaut) zwischen zwei Vokalen (Selbstlauten) kommt in die folgende Zeile: *He-xe, Regie-rung, Rasie-rer, Lehre-rin.* Bei mehreren Konsonanten kommt der letzte Konsonant in die nächste Zeile: *Karp-fen, knusp-rig, dunk-le.*
3. ch, sch und ck gelten als Laut und werden nicht getrennt: *la-chen, wa-schen, ba-cken.*

6. Trennen Sie die folgenden Wörter an allen möglichen Stellen:
Küste, schöpfen, Ufer, Zucker, Läufer, Samstagabend, boxen, international, Aktionäre, Situation, charakterisieren, Premierminister, attackieren, Erblasser, darüber, Adresse, isolieren, Eheanbahnungsinstitut, Attraktion, Assel

7. Lösen Sie das folgende Silbenrätsel:
1. Leim 2. schön finden 3. Niederschlag 4. Maßeinheit 5. Bote
6. schnell 7. abhandenkommen 8. Pulli 9. Wochentag 10. oberhalb
11. Die Koffer ... 12. Metall
Ab - ber - cken - da - Diens - fal - fer - ge - ge - gen - has - Kleis -
Kup - len - lie - me - lo - pa - Pul - Re - ren - rü - sand - tag -
ter - ter - ter - ti - tig - ver - ver - Zen

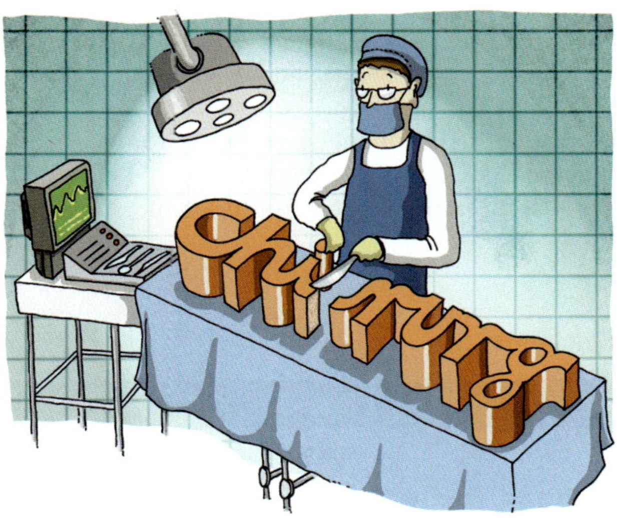

6.10 Schwierige Fälle der Rechtschreibung

Wir sprechen Laute, wir schreiben Buchstaben. Wenn die Aussprache keine Klarheit über die richtige Schreibweise verschafft, können die folgenden Hilfsregeln nützlich sein:

1. **Die Mehrzahl-Form bilden: *Rad → Räder, Rat → Räte, Katalog → Kataloge***
2. **Nach Sprechsilben trennen: *tren-nen, ha-cken, Ha-ken, set-zen***
3. **Mit verwandten Wörtern vergleichen: *Sog → saugen, bisschen → Biss, nummerieren → Nummer***

Wenden Sie die Hilfsregeln in den folgenden Übungen an. Bei Unsicherheit sollten Sie im Wörterbuch nachschlagen.

1. ä oder e?
er h_lt; die G_ste einladen; die freundliche G_ste; n_mlich; die S_ge; die _pfel; die Vorr_te; r_chen (!); das R_cht; r_chnen; die R_nte; _quival_nt; der Z_hler; der N_nner; gef_hrlich; der R_st; die K_lter; es wird k_lter; l_cheln; l_rnen; die B_renf_lle; G_mse; beh_nde; St_ngel; bel_mmert

2. **d oder t?**
ro_; der Freun_; sei_ A_ven_; die Kamera_schaf_; ihr sei_ gu_; der Win_; der To_; er ist to_; die To_en werden geehr_; to_krank sein; sei_lich; das Ba_; der Bar_; die Verwan_schaft (!); verwan_ sein (!); die Ra_e; bun_; das Hem_; en_lich; en_sprechen; en_laufen; die Sta_ (!); die Saa_; der Sala_; das Gel_; gel_en_es Rech_; der Be_riebsra_; die Kun_schaft; die En_e; die Quali_ä_; die Quan_i_ä_; er ban_ das Ban_ fest; die Han_el; der Han_el; das Lan_; En_gel_
3. **b oder p?**
die Wes_e; der Stau_; das Ge_äck (!); die Bundesre_u_lik; das _rogramm; die _rämie; der Bankrau_; die Seidenrau_e; sie ga_ ihm einen Kor_; der Betrie_; das Sie_; der Gi_s; das _latt; das _lakat; er spricht _lattdeutsch; das Lau_; die Schall_latte; _rivat; die Raumka_sel;
im Se_tem_er; das Lo_; tau_ sein
4. **g oder k?**
er ist _lu_ und weise; der _laube; das _las; _las_lar; der _ru_; der Käfi_; mäßi_; im A_ord arbeiten (!); der _rießbrei; der _ies; der Prolo_; der Gestan_; die Lo_i_; die _rawatte;
er bo_ nach lin_s ab; das Geschen_; er lo_
5. **ai oder ei?**
die Am_se; der H_; das M_sfeld; im M_; die M_sen schlagen; eine W_le; die K_mauer; der K_m; der L_m; auf diesem Gebiet bin ich L_e; die Wäschel_ne; das R_sfeld; die W_zenkl_e; der W_se (!); die S_te (!); w_t; ein L_b Brot; auf h_mliche Art und W_se; W_dmannsh_l; r_sen; r_ten
6. **äu oder eu?**
die B_te; der B_tel; h_fig; _ßerlich; die L_kämie; das Ungeh_er; verk_flich; der Fr_nd;
die H_ser; die H_er; h_len; etwas ver_ßern; l_ten; ein Wiederk_er; h_te; die H_te; tr_men;
die S_le; sch_men; r_spern; sch_ßlich; r_men; d_tlich; die B_me; etwas näher erl_tern
7. **Doppelte Konsonanten (Schärfung)**
er na*n/nn*te ihn beim Na*m/mm*en; sti*l/ll*e Wa*s/ss*er gründen tief; die Ho*f/ff*nung; die Zerstö*r/rr*ung der Landscha*f/ff*t; Geheimni*s/sse* so*l/ll* ma*n/nn* wahren; die Bi*t/tt*e der Freundi*n/nn*en ka*n/nn* Monika nicht ablehnen; Mu*t/tt* zur Lü*k/ck*e; die Fla*g/gg*e hi*s/ss*en; die Hei*z/zz*ung ist de*f/ffek/ck*t; das Ka*p/ppi*tal; die He*k/ck*ti*k/ck* im A*l/ll*tag; das Schi*f/ff* lie*f/ff* auf ein Ri*f/ff*; diese Ta*p/ppet/tt*e gefä*l/ll*t mir; Jugendliche dür*f/ff*en keinen Bra*n/nn*twein trinken; die Ka*p/ppel/ll*e; bei E*b/bb*e kan*n/nn* man die Ro*b/bb*en beobachten
8. Erläutern Sie, weshalb die folgenden Wörter mit doppeltem Konsonant geschrieben werden müssen (statt kk schreibt man ck, statt zz wird tz geschrieben).
Ass – frittieren – Karamell – Mopp – nummerieren – platzieren – Stopp (!) – Stuckateur – Tipp – Tollpatsch

6.11 Fachausdrücke der Grammatik

Lateinischer Fachbegriff	Deutscher Begriff	Beispiele
Adjektiv, das	Eigenschaftswort	schön, lieb, groß, lang
Adverb, das	Umstandswort (der Art und Weise, der Zeit, des Orts ...)	Er läuft schnell. jetzt, heute, hier, dort
Adverbiale Bestimmung	Umstandsbestimmung	Sie kommt heute Morgen. Er fährt wie ein Rennfahrer. Du musst in die Schule.
Akkusativ, der	4. Fall (Wen-Fall)	Ich liebe dieses Bild.
Aktiv, das	Tatform	Ich schlage.
Apposition, die	nachgestellte Beifügung im gleichen Fall	Trier, die älteste Stadt Deutschlands, liegt an der Mosel.
Artikel, der	Geschlechtswort (bestimmt, unbest.)	der, die, das, einer, eine, ein
Attribut, das	Beifügung	eine interessante Begegnung
Dativ, der	3. Fall (Wem-Fall)	Ich schreibe meinem Freund.
Deklination, die	Beugung (des Haupt- und Fürwortes)	der Mann, des Mannes, dem Manne ...
Demonstrativpronomen, das	hinweisendes Fürwort	dieser, jener, der

Lateinischer Fachbegriff	Deutscher Begriff	Beispiele
Futur, das	Zukunft	Sie wird verreisen.
Genitiv, der	2. Fall (Wes-Fall)	Wir gedenken der Toten.
Imperativ, der	Befehlsform	Lauf! Lauft! Laufen Sie!
Imperfekt, das	Vergangenheit (= Präteritum)	Er kam.
Indikativ, der	Wirklichkeitsform (Aussageweise)	Er sagte: „Ich komme."
Infinitiv, der	Grundform des Tätigkeitswortes	laufen, singen, kommen, arbeiten
Interrogativpronomen, das	Fragefürwort	was, wer, wo?
Komparativ, der	erste Steigerungsstufe	schneller, höher, weiter
Konjugation, die	Beugung des Tätigkeitswortes nach Person, Zeit, Aussageweise ...	ich pflege, ich habe gepflegt, ich pflegte, ich hatte gepflegt, ich werde pflegen ...
Konjunktion, die	Bindewort	und, oder, aber, als, weil, dass
Konjunktiv, der	Möglichkeitsform	Er sagte, er käme vielleicht.
Konsonant, der	Mitlaut	b, c, d, f, g ...
Nomen, das	Hauptwort (= Substantiv)	Mensch, Schrank, Blume, Hoffnung
Nominativ, der	1. Fall (Wer-Fall)	Die Pflegefachfrau erstellt die Dokumentation.
Numerale, das	Zahlwort	zwei, zweitens, viel, wenig
Objekt, das	Satzergänzung	Sie schenkt das Buch einer Freundin.
Partizip, das	Mittelwort	laufend, arbeitend, gelaufen, gearbeitet
Passiv, das	Leideform	Ich werde geschlagen.
Perfekt, das	vollendete Gegenwart	Er ist gekommen.
Personalpronomen, das	persönliches Fürwort	ich, du, er, sie, es, wir, ihr, sie
Plural, der	Mehrzahl	die Pflegefachfrauen, die Pflegefachmänner
Plusquamperfekt, das	vollendete Vergangenheit	Sie hatte gelacht.
Possessivpronomen, das	besitzanzeigendes Fürwort	mein, dein, sein, ihr, euer
Prädikat, das	Satzaussage	Er geht in den Garten.
Präposition, die	Verhältniswort	auf, in, nach, über, seit, wegen
Präsens, das	Gegenwart	Sie lacht.
Präteritum, das	Vergangenheit (= Imperfekt)	Sie lachte.
Pronomen, das	Fürwort (persönlich, besitzanzeigend, rückbezüglich ...)	ich, mein, mich ...
Reflexivpronomen, das	rückbezügliches Fürwort	Sie hat sich geirrt.
Relativpronomen, das	bezügliches Fürwort	Das Bett, das dort steht, ist frei.
Singular, der	Einzahl	der Mann, die Frau
Subjekt, das	Satzgegenstand	Das Kind (Es) spielt im Zimmer.
Substantiv, das	Hauptwort (= Nomen)	Mond, Ball, Kartoffel, Liebe
Superlativ, der	zweite Steigerungsstufe	am schnellsten, am höchsten, am weitesten
Verb, das	Tätigkeitswort	schlafen, gehen, regnen
Vokal, der	Selbstlaut	a, e, i, o, u

HANDLUNGSIMPULSE

HANDLUNGSIMPULS: Deutsch lernen mit einer App

Die App „Ein Tag Deutsch - in der Pflege“ ist kostenlos von der IQ Fachstelle Berufsbezogenes Deutsch konzipiert und entwickelt worden. Die App enthält reale Szenen aus der Pflege und Übungen zu Kommunikation, Wortschatz, Strukturen und Aussprache für Deutschlernende ab B1.
Das Förderprogramm „Integration durch Qualifizierung (IQ)“ wird durch das Bundesministerium für Arbeit und Soziales und den Europäischen Sozialfonds gefördert.

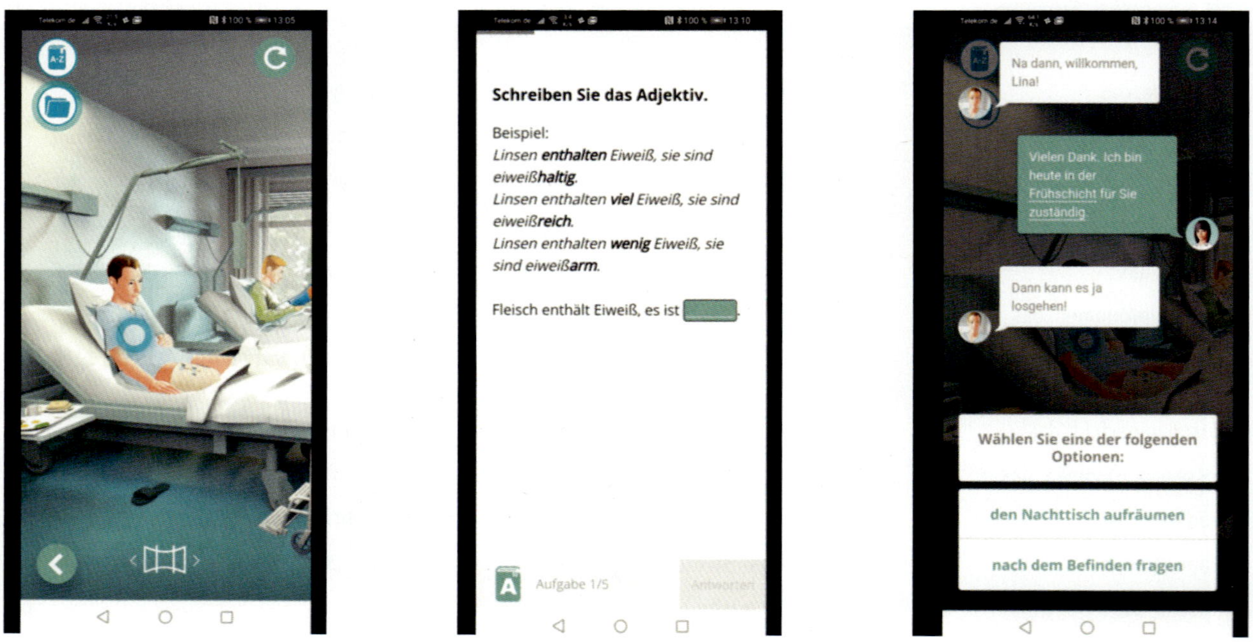

passage gGmbH, IQ Fachstelle Berufsbezogenes Deutsch, Hamburg: www.ein-tag-deutsch.de

„Im Pflege-Beruf kommen große sprachliche Herausforderungen auf Sie zu. Trainieren Sie deshalb in diesem Spiel, wie Sie im Alltag mit unterschiedlichen Gesprächspartnern kommunizieren können. Sie treffen den Patienten Torben Teller, seine fürsorgliche Ehefrau und einen anspruchsvollen Oberarzt. Dabei sind Sie nicht allein: Eine verständnisvolle Stationsleitung und ein hilfsbereiter Kollege begleiten Sie durch den turbulenten Tag.
In den Dialogen erleben Sie Situationen aus der Welt der Pflege und müssen sich entscheiden, wie Sie sprachlich reagieren. In Übungen zu Kommunikation, Grammatik, Wortschatz und Aussprache vertiefen Sie Schwerpunkte aus den Gesprächssituationen.“

passage gGmbH, IQ Fachstelle Berufsbezogenes Deutsch: Ein Tag Deutsch in der Pflege, abgerufen unter: www.ein-tag-deutsch.de/info [04.08.2020]

Die Bearbeitung der App wird Ihnen mühelos gelingen, wenn Sie die „Grundlagen der Gesprächsführung“ in Kapitel 3 erarbeitet und in Kapitel 6 die „Normen der deutschen Standardsprache“ eingeübt haben.

1. Installieren Sie die kostenlose App „Ein Tag Deutsch in der Pflege“ auf Ihrem Smartphone.
2. Spielen Sie alle Situationen, Dialoge und Aufgaben durch.
3. Welche Chancen und Herausforderungen erkennen Sie in fachlicher und sprachlicher Hinsicht beim Durchspielen der Situationen, Dialoge und Aufgaben?

Literaturverzeichnis

Abele-Brehm, Andrea: Stimmung und Leistung: allgemein- und sozialpsychologische Perspektive, Göttingen, Hogrefe, 1995

Abt-Zegelin, Angelika: Hoffnung – Energiequelle in schwierigen Zeiten, in: Die Schwester Der Pfleger, Heft 3/2009, S. 290–294

Adler, Gudrun: Jede Chance für Gespräche nutzen, in: Die Schwester Der Pfleger, Heft 1/2017, S. 32

AKIK-Bundesverbandes e. V: Erläuterungen zur Charta für Kinder im Krankenhaus „EACH-Charta", in: AKIK-ASPEKTE, Heft 1/2002 (Sonderausgabe August 2002)

Aktionsbündnis Patientensicherheit e. V.: Behandlungsfehler: Wie erfolgreiche Kommunikation auch in Krisensituationen gelingt. Pressekonferenz des zum 3. Internationalen Tag der Patientensicherheit am 17.09.2017, abgerufen unter: www.tag-der-patientensicherheit.de/assets/2.-pm-zum-itps_v..pdf, S. 1 [22.04.2020]

Anders, Daniel: Aromapflege in den Klinikalltag integrieren, in: Die Schwester Der Pfleger, Heft 12/2018, S. 39, abgerufen unter: www.bibliomed-pflege.de/zeitschriften/die-schwester-der-pfleger/heftarchiv/ausgabe/artikel/sp-12-2018-pflege-in-der-schweiz-warum-ein-blick-auf-die-nachbarn-lohn/36937-aromapflege-in-den-klinikalltag-integrieren/ [24.04.2020]

Andrews-Salvia, M. u. a.: Evaluating the effects of memory books for individuals with severe dementia, in: Journal of Medical Speech-Language Pathology, Heft 11/2003, S. 51–59, übersetzt von Herbert Mück, abgerufen unter: www.alzheimerforum.de/2/3/1/Gedaechtnisbuecher.html [15.04.2020]

Benner, Patricia: Stufen zur Pflegekompetenz. From Novice to Expert, aus dem Amerikanischen übersetzt von Martin Wengenroth und bearbeitet von Dr. Diana Staudacher, 3. Aufl., Bern, Hogrefe, 2017

Bichsel, Peter: Ein Tisch ist ein Tisch, in: Kindergeschichten, Neuwied, Luchterhand, 1973, S. 21–31

Bloom, Luca: Ich, Elias, Weinheim, Gulliver in der Verlagsgruppe Beltz, 2010

Borchert, Wolfgang: Das Brot, in: Draußen vor der Tür und ausgewählte Erzählungen, 32. Aufl., Reinbek, Rowohlt Verlag, 1969, S. 105 f.

Borderlinetrialog München, abgerufen unter: http://blt-muenchen.de [03.03.2020]

Bundesministerium für Bildung und Forschung: Neue App: „Lesestart zum Lesenlernen", 26.04.2018, abgerufen unter: www.bmbf.de/de/neue-app-lesestart-zum-lesenlernen-6097.html [14.04.2020]

Das kultursensible Krankenhaus. Ansätze zur interkulturellen Öffnung, hrsg. von der Beauftragten der Bundesregierung für Migration, Flüchtlinge und Integration, 3. Aufl., Berlin, 2015

Domin, Hilde: Unaufhaltsam, in: Gesammelte Gedichte, Frankfurt a. M., S. Fischer Verlag, 1987, S. 170

DRK Krankenhaus Chemnitz-Rabenstein: Multiprofessionelles Team, abgerufen unter: https://rab.drk-khs.de/kliniken/geriatrie/multiprofessionelles-team/ [27.07.2020]

Duden – Die deutsche Rechtschreibung, 26., völlig neu bearbeitete und erweiterte Aufl., hrsg. von der Dudenredaktion, Berlin, Bibliographisches Institut GmbH, 2013

Duden: Wörterbuch medizinischer Fachbegriffe, 9. Aufl., Mannheim, Zürich, Dudenverlag, 2011

Eichendorff, Joseph von: Wünschelrute, in: Gesammelte Werke. Band 1: Gedichte, Nachlese, Die Feier, Berlin, Aufbau Verlag, 1962, S. 90

EinSTEP: Informations-und Schulungsunterlagen zur Einführung des Strukturmodells in der ambulanten, stationären und teilstationären Langzeitpflege, Version 2.0, Oktober 2017, abgerufen unter: www.ein-step.de/fileadmin/content/Schulungsunterlagen_2.0/Informations-_und_Schulungsunterlagen_V2.0_Oktober_2017_final.pdf [14.08.2020]

Ende, Michael: Momo oder Die seltsame Geschichte von den Zeit-Dieben und von dem Kind, das den Menschen die gestohlene Zeit zurückbrachte. Ein Märchen-Roman, Schulausgabe mit Materialien, Stuttgart, Thienemann, 1973

Expertenstandard Beziehungsgestaltung in der Pflege von Menschen mit Demenz, hrsg. vom Deutschen Netzwerk für Qualitätsentwicklung in der Pflege (DNQP), Hochschule Osnabrück, 2019

Fröhndrich, Sina/Westerfellhaus, Andreas: „Robotik ist ein Instrument, das Unterstützung leisten kann", Deutschlandradio, 23.10.2018, abgerufen unter: www.deutschlandfunk.de/digitalisierung-in-der-pflege-robotik-ist-ein-instrument.769.de.html?dram:article_id=431321 [03.08.2020]

Für eine kultursensible Altenpflege. Eine Handreichung, hrsg. vom Arbeitskreis Charta für eine kultursensible Altenpflege Kuratorium Deutsche Altershilfe, Köln, 2002

Gaede, Kirsten: Kommunizieren wie in der Pilotenkabine, in: Pflegekammer (RLP), Nr. 12/2019, S. 54
Gordon, Thomas: Familienkonferenz. Die Lösung von Konflikten zwischen Eltern und Kind, aus dem Amerikanischen übersetzt von Maren Organ, München, Heyne, 2012
Gordon, Thomas: Managerkonferenz, München, Heyne Verlag, 2005
Gröning, Katharina/Gerhold, Christiane: Der Beratungsprozess und die Prinzipien und Probleme der Sozialleistungsberatung. Studienbrief, Bielefeld, 2016

Hahn, Ulla: Was bewirkt ein Gedicht, in: Wiederworte. Gedichte, 1. Aufl., München, DVA, 2011, S. 108
Handke, Peter: Prosa, Gedichte, Theaterstücke, Hörspiel, Aufsätze, Frankfurt/Main, Suhrkamp Verlag, 1969
Helios Klinikum Krefeld: Unsere Pflege stellt sich vor, abgerufen unter: www.helios-gesundheit.de/kliniken/krefeld/unser-angebot/mitarbeiter/pflege/ [03.02.2020]
Herzzentrum Dresden GmbH Universitätsklinik: Patientenbrief, 15.01.2020, abgerufen unter: https://patientenbriefe.de/res/pdf/beispiel-patientenbrief.pdf [13.08.2020]
hom: „Der gute Arzt spricht die Sprache des Patienten", 12.06.2009, abgerufen unter: www.aerztezeitung.de/Politik/Der-gute-Arzt-spricht-die-Sprache-des-Patienten-368370.html [12.08.2020]

Im Land der Sorgenfresser (anonym), abgerufen unter: www.interacct.at/troestgeschichten/read_story.aspx?story=2146 [02.04.2020]
Infektionsprävention im Rahmen der Pflege und Behandlung von Patienten mit übertragbaren Krankheiten, in: Bundesgesundheitsblatt 10/2015, 58:1151–1170, DOI 10.1007/s00103-015-2234, Berlin, Heidelberg, Springer-Verlag, 2015, abgerufen unter: www.rki.de/DE/Content/Infekt/Krankenhaushygiene/Kommission/Downloads/Infektionspraev_Pflege_Diagnostik_Therapie.pdf?__blob=publicationFile [24.04.2020]
Initiative Neue Qualität der Arbeit (INQA): Kommunikation und Interaktion in der Pflege, Berlin, 2010
International Council of Nurses (ICN): ICN-Ethikkodex für Pflegende, 2012, dt. Übersetzung des DBfK (2013), abgerufen unter: www.wege-zur-pflege.de/fileadmin/daten/Pflege_Charta/Schulungsmaterial/Modul_5/Weiterfu%CC%88hrende_Materialien/M5-ICN-Ethikkodex-DBfK.pdf, S. 3 [27.07.2020]

Kocks, Andreas/Kaschull, Karoline: empCARE. Pflege für Pflegende. Ein empathiebasiertes Entlastungskonzept, abgerufen unter: www.pflegekongress.at/html/publicpages/154417550047587.pdf [13.08.2020]
Kölner Krankenhaussender e. V.: Sendezeiten, abgerufen unter: www.krankenhaussender.de/sendezeiten.html [03.08.2020]
Kuckeland, Heidi/Oetting-Roß, Claudia/Rüller, Horst: Pflegebericht: Kernelement der Dokumentation, in: Ausbildung, Heft 2/2011, S. 3, abgerufen unter: www.prodos-verlag.de/pdf/pflegebericht_kernelement_der_dokumentation_7010.pdf [03.08.2020]
Kupplent, Gudrun: Diversity und interkulturelle Kommunikation in der Pflege (Bachelorarbeit Gesundheits- und Pflegewissenschaften der Universität Graz), 2014

Lesen bringt uns weiter. Lesestart für Flüchtlingskinder. Praxismappe 2019, hrsg. von der Stiftung Lesen, abgerufen unter: www.lesestart-fuer-fluechtlingskinder.de/fileadmin/daten/Lesestart_fuer_Fluechtlingskinder/Materialien/PM_Broschu__re_online.pdf [03.08.2020]

Mantz, Sandra: Kommunizieren in der Pflege, 19.02.2014, abgerufen unter: https://blog.kohlhammer.de/pflege/kommunizieren-in-der-pflege/ [28.07.2020]
Meisinger, Ursula: Eddie Flitzefuß im Krankenhaus. Eine Erzählung für Kinder im Krankenhaus, 3. Aufl., München, Germering, 2012
Wenn Fürsten sprechen, in: Musikeranekdoten, gesammelt von Hans Hollerop, Stuttgart, J. Engelhorns Nachf., 1922, S. 44 f.

Paillon, Monika: Kultursensible Altenpflege, München, Ernst Reinhardt Verlag, 2010
Piwinger, Manfred: Stimmungen sind die Wünschelrute der Kommunikation, abgerufen unter: www.piwinger.de/aktuell/StiwuenschelII.html [11.08.2020]
Pschyrembel Klinisches Wörterbuch 2014, 266. Aufl., Berlin, Walter de Gruyter, 2014

Qualitätsrahmen für Beratung in der Pflege, hrsg. vom Zentrum für Qualität in der Pflege, 1. Aufl., Berlin, 2016

Reichel, Gerhard (Institut für Rhetorik): 30 goldene Rhetorik-Tipps, 08.10.2007, abgerufen unter: www.perspektive-mittelstand.de/Die-Kunst-der-freien-Kommunikation-30-goldene-RhetorikTipps/management-wissen/1533.html [28.07.2020]

Rilke, Rainer Maria: Herbsttag, in: Das große Gedichtbuch, hrsg. von Karl Otto Conrady, 1. Aufl., Kronberg/Taunus, Athenäum Verlag, 1977, S. 639 f.
Ringelnatz, Joachim: Ein Herz laviert nicht, in: Gedichte dreier Jahre, Berlin, Ernst Rowohlt Verlag, 1932, S. 76
Roche Lexikon Medizin, 5. Aufl., München, Urban & Fischer, 2003
Rosenberg, Marshall B.: Gewaltfreie Kommunikation. Eine Sprache des Lebens, aus dem Amerikanischen übersetzt von Ingrid Holler, 12., überarbeitete und erweiterte Aufl., Paderborn, Junfermann, 2016
Roth, Eugen: Der eingebildet Kranke, in: Der Wunderdoktor, München, Hanser, 1950, S. 72

Schneider, Nikolaus: Geistliches Wort zur Organspende, November 2012, abgerufen unter: www.ekd.de/geistliches_wort_zur_organspende.htm [13.08.2020]
Schulz von Thun, Friedemann: Miteinander reden 1. Störungen und Klärung: Allgemeine Psychologie der Kommunikation en. Psychologie der zwischenmenschlichen Kommunikation, Reinbek, Rowohlt, 1981
Skabies (Krätze), in: Epidemiologisches Bulletin 27/2016, hrsg. vom Robert Koch-Institut, 11.07.2016, S. 1 f., abgerufen unter: www.rki.de/DE/Content/Infekt/EpidBull/Archiv/2016/Ausgaben/27_16.pdf?__blob=publicationFile [24.04.2020]
Strukturierte Patientenübergabe in der perioperativen Phase – Das SBAR-Konzept, in: Anästh Intensivmed 57/2016, S. 90, abgerufen unter: www.bda.de/files/Februar_2016_-_Strukturierte_Patientenbergabe_in_der_perioperativen_Phase_-_Das_SBAR-Konzept.pdf [14.08.2020]
Süskind, Patrick: Der Kontrabass, Zürich, Diogenes Verlag, 1984

Thadden, Elisabeth von/Grunwald, Martin: „Zur Not hilft auch ein Hund oder eine Katze", in: DIE ZEIT, 12.09.2018, abgerufen unter: www.zeit.de/2018/38/koerperkontakt-beruehrung-menschen-tiere-verlangen-martin-grunwald/komplettansicht [27.04.2020]
Trojan, Johannes: Hasensalat, in: Hundert Kinderlieder, Berlin, Verlag von Freund & Jeckel, 1899, S. 68
Trojan, Johannes: Katzenwäsche, in: Hundert Kinderlieder, Berlin, Verlag von Freund & Jeckel, 1899, S. 75

Universitätsklinikum Heidelberg: Angehörige – Mehr als nur die Besucher der Patienten, 12.07.2016, abgerufen unter: www.klinikticker.de/2016/07/12/angehoerige-mehr-als-nur-die-besucher-der-patienten/ [12.02.2020]

Was haben Sie gemacht, als die Mauer fiel? Prominente aus dem Osten erinnern sich, hrsg. von Jan Hofer, Berlin, Verlag Bild und Heimat, 2014
Was ist denn schon normal?, hrsg. von der Kinder- und Jugendpsychiatrie und Psychotherapie Universität Ulm, 2. Aufl., 11/2010
Watzlawick, Paul; Beavin, Janet H.; Jackson, Don D.: Menschliche Kommunikation: Formen, Störungen, Paradoxien, Bern, Stuttgart, Wien, Hans Huber Verlag, 1969
Willmann, Urs: Am Hals baumelt Vogelfutter, in: DIE ZEIT, 16.03.2000, S. 73, abgerufen unter: www.zeit.de/2000/12/200012.c-lerntechniken_.xml [20.04.2020]

Zeldin, Theodore: „Achtsamkeit ist ein Tranquilizer", 10.05.2017, abgerufen unter: www.wienerzeitung.at/schnittstelle/heranwachsen/885371_Achtsamkeit-ist-ein-Tranquilizer.html [28.02.2020]

Stichwortverzeichnis

Bildquellenverzeichnis

„Was hab' ich?" gemeinnützige GmbH, Dresden: 83.1.

Alamy Stock Photo, Abingdon/Oxfordshire: 133.1 (Andia).

Alterssimulationsanzug GERT, Produkt + Projekt, Niederstotzingen: 89.1.

Baaske Cartoons, Müllheim: 19.1 (Erik Liebermann), 29.1 (Erik Liebermann).

Brandstetter, Johann, Neuötting: 158.2.

EinSTEP, Berlin: 101.1 (Bundesarbeitsgemeinschaft der Freien Wohlfahrtspflege (BAGFW) e.V.), 102.1 (Bundesarbeitsgemeinschaft der Freien Wohlfahrtspflege (BAGFW) e.V.), 102.2 (Bundesarbeitsgemeinschaft der Freien Wohlfahrtspflege (BAGFW) e.V.).

fotolia.com, New York: 10.1 (fotodesign-jegg.de), 10.2 (Bernd Jürgens), 10.3 (Kaarsten), 10.4 (Claudia Nagel), 14.1 (bank215), 28.1 (Elenathewise), 36.2 (contrastwerkstatt), 46.2 (kasto), 74.1 (Kroener), 116.1 (mma23), 147.2 (Udo Kruse), 160.1 (Photographee.eu).

Google Germany GmbH, Hamburg: 22.2.

Handelsblatt Fachmedien GmbH, Düsseldorf: 80.1 (Martin J. Eppler: Im Gesprächs-Labyrinth. In: Zeitschrift Organisationsentwicklung 1/2007, S. 46; www.zoe-online.org/zeitschrift/rubriken/einblick-grafiken/einblick-ausgabe-107/ (Zugriff: 28.04.2020)).

Hild, Claudia, Angelburg: 58.1.

iStockphoto.com, Calgary: 36.1 (Wavebrakmedia), 57.1 (SilviaJansen), 59.2 (PeopleImages), 59.5 (jacoblund), 63.1 (PeopleImages), 65.9 (jfmdesign), 66.5 (PeopleImages), 70.2 (agentry), 130.1 (asiseeit), 133.2 (monkeybusinessimages), 137.3 (monkeybusinessimages), 139.1 (francesco_de_napoli).

Jouve Germany GmbH & Co. KG, München: 16.2, 22.1, 37.1, 41.1, 41.2.

Kehr, Karoline, Hamburg: 62.2.

Kinder- und Jugendpsychiatrie und Psychotherapie Universität Ulm, Ulm: 108.1 (Was ist denn schon normal?).

Kranenberg, Hendrik, Drolshagen: 16.1.

Krankenhaus Rummelsberg GmbH, Schwarzenbruck: 109.1.

Loewe Verlag GmbH, Bindlach: 152.2 (Philippa Leathers, Der Tipp-Tapp-Tiger; Originalausgabe The Tiptoeing Tiger © 2018 Philippa Leathers, erschienen bei Walker Books Limited, London © für die deutschsprachige Ausgabe: 2018 Loewe Verlag GmbH, Bindlach; aus dem Englischen übersetzt von Mareike Schlensog).

Löffler, Reinhold, Dinkelsbühl: 17.1.

Microsoft Deutschland GmbH, München: 170.1 (Scherer, Manfred).

PantherMedia GmbH (panthermedia.net), München: 104.1 (alexraths).

passage gGmbH, IQ Fachstelle Berufsbezogenes Deutsch, Hamburg: 186.1 (www.ein-tag-deutsch.de), 186.2 (www.ein-tag-deutsch.de), 186.3 (www.ein-tag-deutsch.de), 186.4 (www.ein-tag-deutsch.de).

Picture-Alliance GmbH, Frankfurt/M.: 26.1 (dpa-infografik), 144.1 (dpa/ Puchner, Stefan), 145.1 (Roessler, Boris), 166.1, 166.2, 168.1 (imageBROKER/Michalke, Norbert).

Plattform Patientensicherheit, Wien: 88.1.

Prodos Verlag, Brake: 142.1 (H. Kuckeland, C. Oetting-Roß, H. Rüller: Pflegebericht: Kernelement der Dokumentation, in: Ausbildung 2/2011, S.3 (Erweiterung durch Zuordnung zur SIS); www.prodos-verlag.de/pdf/pflegebericht_kernelement_der_dokumentation_7010.pdf).

Scherer, Manfred, Bad Bergzabern: 42.1, 42.2, 42.3, 42.4, 44.1, 62.1, 147.1, 164.1 (Elisabeth Patenge), 167.1 (Elisabeth Patenge).

Schulz von Thun Institut für Kommunikation, Hamburg: 71.1.

Shutterstock.com, New York: 59.3 (Monkey Business Images), 67.1 (Bessolova, Kristina), 75.1 (Glam, Yulia), 75.2 (LoopAll), 75.3 (StockBURIN), 75.4 (Glam, Yulia), 100.1 (kimshanephotos), 107.1 (Monkey Business Images), 113.1 (sciencepics), 131.1 (Jane0606), 137.1 (Lydmila, Varlamova), 137.2 (Lydmila, Varlamova), 154.1 (Photographee.eu).

Stiftung Lesen, Mainz: 150.1, 152.1, 158.1 (BMBF).

stock.adobe.com, Dublin: Titel (VadimGuzhva), 13.1 (New Africa), 13.2 (photophonie), 40.1 (fizkes), 46.1 (DURIS Guillaume), 52.2 (terovesalainen), 54.1 (PixieMe), 59.1 (Kacso, Sandor), 59.4 (Sanders, Gina), 59.6 (fizkes), 65.8 (fotodesign-jegg.de), 65.10 (Bits and Splits), 65.11 (Furtaev, Sergey), 66.6 (WavebreakmediaMicro), 74.2 (Syda Productions), 81.1 (didesign), 96.1 (Monkey Business), 112.2 (Kneschke, Robert), 122.1 (fotomek), 131.2 (sportpoint), 147.3 (DG-Studio), 170.2 (Albers, Joachim B.).

Teamentwicklung Lab, Berlin: 73.1 (Alica Schellhorn (Grafik)).

Theaterklinik Lingen, Kooperationsprojekt zwischen dem Institut für Theaterpädagogik der HS Osnabrück und dem Bonifatius Hospital Lingen: 79.1.

Verlagsgruppe Beltz, Weinheim: 159.1.

W. Zuckschwerdt Verlag GmbH, München: 156.1 (Ursula Meisinger, Papan u. Milly Orthen u. papan: Eddie Flitzefuß im Krankenhaus. Eine Erzählung für Kinder im Krankenhaus, Germering/München, 3. Aufl. 2012), 156.2 (Ursula Meisinger, Papan u. Milly Orthen u. papan: Eddie Flitzefuß im Krankenhaus. Eine Erzählung für Kinder im Krankenhaus, Germering/München, 3. Aufl. 2012), 157.1 (Ursula Meisinger, Papan u. Milly Orthen u. papan: Eddie Flitzefuß im Krankenhaus. Eine Erzählung für Kinder im Krankenhaus, Germering/München, 3. Aufl. 2012).

Wetterauer, Oliver, Stuttgart: 47.1, 51.1, 65.1, 65.2, 65.3, 65.4, 65.5, 65.6, 65.7, 66.1, 66.2, 66.3, 66.4, 69.1, 69.2, 69.3, 70.1, 79.2, 173.1, 180.1, 183.1.

YPS – York Publishing Solutions Pvt. Ltd.: 52.1, 76.1, 77.1, 78.1, 78.2, 79.3, 94.2, 104.2, 119.1, 127.1, 169.1.

Zeitblüten, www.zeitblueten.com: 125.1.

Zentrum für Qualität in der Pflege, Berlin: 94.1, 111.1.

© Nils Klinger, Kassel: Szenenfoto „Der Kontrabass“ - Staatstheater Kassel 165.1.

© Pflege-Dschungel, Bremen: 112.1.

Wir arbeiten sehr sorgfältig daran, für alle verwendeten Abbildungen die Rechteinhaberinnen und Rechteinhaber zu ermitteln. Sollte uns dies im Einzelfall nicht vollständig gelungen sein, werden berechtigte Ansprüche selbstverständlich im Rahmen der üblichen Vereinbarungen abgegolten.